根管清理与成形

Shaping and Cleaning the Root Canals

根管清理与成形

Shaping and Cleaning the Root Canals

编著　（意）詹卢卡·普洛蒂诺（Gianluca Plotino）

（意）妮古拉·玛丽亚·格朗德（Nicola Maria Grande）

主审　黄定明

主译　喻　刚

北方联合出版传媒（集团）股份有限公司
辽宁科学技术出版社

图文编辑

刘　菲　刘　娜　康　鹤　肖　艳　王静雅　纪凤薇　刘玉卿　张　浩　曹　勇　杨　洋

This edition of Shaping and Cleaning the Root Canals is published by arrangement with EDRA Publishing US LLC.
Author: Gianluca Plotino, Nicola Maria Grande

著作权合同登记号：06-2023第234号。

图书在版编目（CIP）数据

根管清理与成形 /（意）詹卢卡・普洛蒂诺（Gianluca Plotino），（意）妮古拉・玛丽亚・格朗德（Nicola Maria Grande）编著；喻刚主译. — 沈阳：辽宁科学技术出版社，2024.6

ISBN 978-7-5591-3417-2

Ⅰ. ①根… Ⅱ. ①詹… ②妮… ③喻… Ⅲ. ①牙髓病—根管疗法 Ⅳ. ①R781.305

中国国家版本馆CIP数据核字（2024）第026171号

出版发行：辽宁科学技术出版社
（地址：沈阳市和平区十一纬路 25 号　邮编：110003）
印 刷 者：凸版艺彩（东莞）印刷有限公司
经 销 者：各地新华书店
幅面尺寸：210mm × 285mm
印　　张：10.75
插　　页：4
字　　数：215 千字
出版时间：2024 年 6 月第 1 版
印刷时间：2024 年 6 月第 1 次印刷
出 品 人：陈　刚
责任编辑：张　晨
封面设计：袁　舒
版式设计：袁　舒
责任校对：李　霞

书　　号：ISBN 978-7-5591-3417-2
定　　价：198.00 元

投稿热线：024-23280336
邮购热线：024-23280336
E-mail:cyclonechen@126.com
http://www.lnkj.com.cn

作者简介

AUTHORS

（意）詹卢卡·普洛蒂诺（Gianluca Plotino）

口腔外科博士

私人执业口腔医生

（意）妮古拉·玛丽亚·格朗德（Nicola Maria Grande）

口腔外科博士

罗马圣心天主教大学牙髓病学兼职教授

卡坦扎罗麦格纳格拉西亚大学牙髓病学兼职教授

私人执业口腔医生

主审简介

REVIEWER

主　审

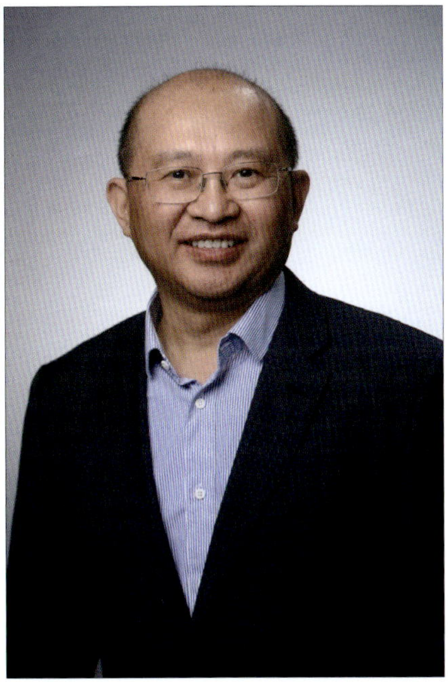

黄定明

主任医师 博士研究生导师

四川大学华西口腔医学院教授

四川大学华西口腔医院牙体牙髓病科前主任

国家口腔医学中心牙体牙髓专科联盟主任委员

中华口腔医学会牙体牙髓病学专业委员会常委

中华口腔医学会老年口腔医学专业委员会常委

四川省口腔医学会牙体牙髓病学专业委员会主任委员

本科国家级规划教材《牙体牙髓病学》(第5版)编委

研究生国家级规划教材《牙髓病学》编委

译者简介

TRANSLATORS

主　译

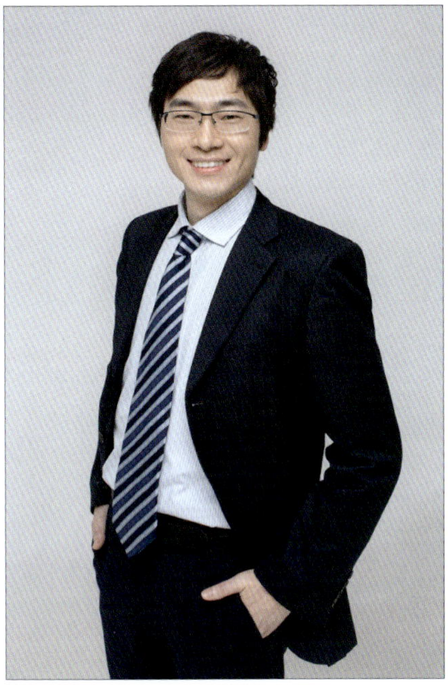

喻　刚

四川大学华西口腔医学院牙体牙髓病学硕士

重庆协尔口腔联合创始人 & 内科技术总监

重庆协尔口腔首席培训官

中国医药教育协会口腔医学委员会委员

中华口腔医学会民营口腔医疗分会青年委员

中国非公立医疗机构协会牙体牙髓病学专业委员会副秘书长

重庆市口腔医学会民营口腔医疗分会牙体牙髓病学组组长

重庆市渝中区口腔医疗质量控制中心委员

原重庆医科大学附属口腔医院牙体牙髓病科（上清寺院区）副主任

副主译

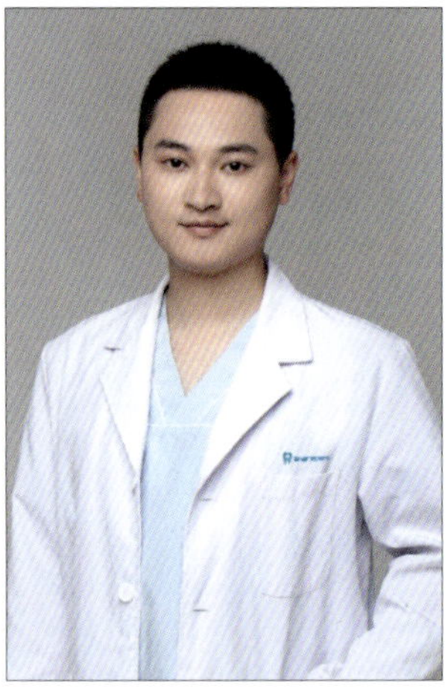

林　飞

毕业于重庆医科大学口腔医学专业

重庆市口腔医学会牙体牙髓病学专业委员会青年委员

中国非公立医疗机构协会牙体牙髓病学专业委员会委员

2024 年牙医方舟根管再治疗大赛一等奖

2023 年重庆牙体牙髓病例比赛二等奖

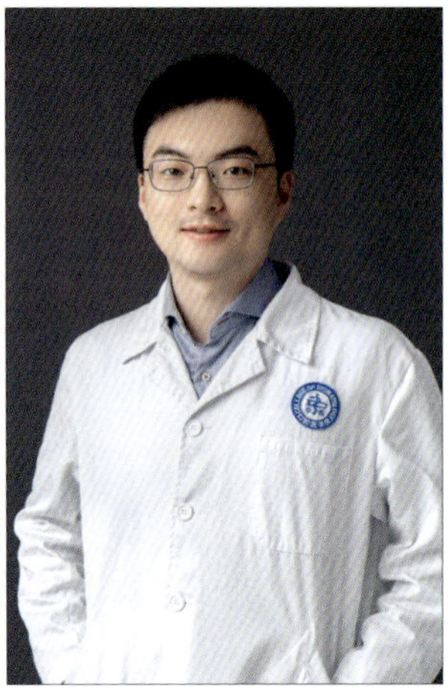

宋东哲

口腔医学博士

四川大学华西口腔医学院牙体牙髓病科副主任医师

四川省口腔医学会牙体牙髓病学专业委员会委员

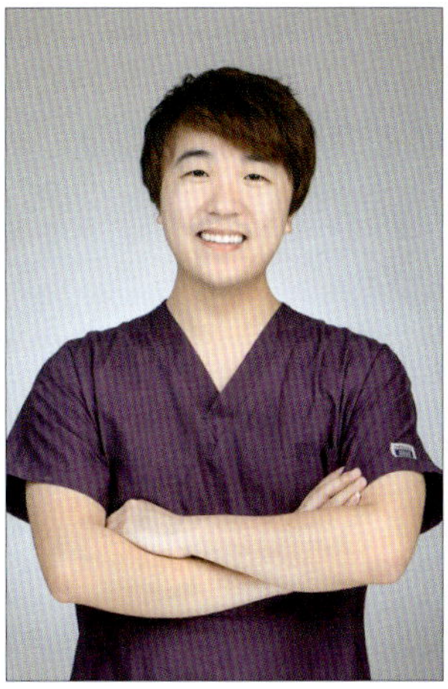

杨　磊

毕业于新西兰奥克兰理工大学、新西兰奥塔哥大学，微生物学、法医学与口腔预防学三学位

现就读于四川大学华西口腔医学院

新西兰牙科委员会注册医生（DCNZ）、澳大利亚注册健康从业者（AHPRA），中国口腔执业医师三执照

新西兰口腔美学协会（NZACD）会员

参与发表 SCI 收录论文 12 篇

参译《实用牙体修复临床操作指南》《精准缝合》

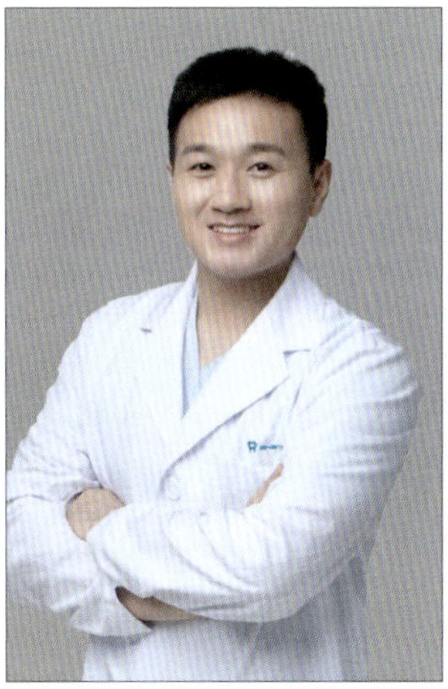

杜全高

主治医师

重庆医科大学口腔医学硕士

重庆协尔口腔修复学科技术总监

中国非公立医疗机构协会牙体牙髓病学专业委员会委员

固琦美塑示范牙医

树脂青年团联合发起人

重庆树脂美学修复小组核心成员

华人美学牙科学会会员

2023 年“医路同行”树脂堆塑大赛二等奖

2022 年固琦美塑树脂全国病例比赛季军

2021 年协尔口腔全科病例比赛三等奖

审译者名单

REVIEWER & TRANSLATORS

主　审

黄 定 明　四川大学华西口腔医学院

主　译

喻　　刚　重庆协尔口腔

副主译（以姓氏笔画为序）

林　　飞　重庆协尔口腔

宋 东 哲　四川大学华西口腔医学院

杜 全 高　重庆协尔口腔

杨　　磊　四川大学华西口腔医学院

参　译（以姓氏笔画为序）

邓 宇 迪　四川大学华西口腔医学院

闵 子 洋　四川大学华西口腔医学院

陈 俊 锴　重庆协尔口腔

李 熙 鑫　四川大学华西口腔医学院

周　　末　四川大学华西口腔医学院

黄 欣 怡　四川大学华西口腔医学院

谭武宇轩　重庆协尔口腔

中文版序
FOREWORD

根管治疗是一直备受口腔医生，特别是牙体牙髓专科医生和全科医生关注的话题。其理念和技术一直不断向前发展，特别在根管清理与成形这个环节。Gianluca Plotino和Nicola Maria Grande都是在根管治疗领域非常活跃的意大利知名学者，同时他们都是私人执业口腔医生，发表过很多文章和著作，热爱根管治疗的医生或许对他们不太陌生。2022年，一次偶然的机会我获得了两位学者共同编写的这本经典著作，品读后我产生浓厚的兴趣。相比许多生涩的“大部头”著作，它不但病例图片精美、充满意式风格，而且内容聚焦、简洁易懂，加之在临床医疗以及多年培训工作中的感悟，让我萌生了将其翻译成中文的想法。我相信它的实用性对根管医生具有很好的帮助和临床指导作用。

本书是一本实用性极强的著作，共7章，几乎涵盖了根管清理与成形相关的全部内容：根管机械-化学预备的内涵及其基本原理，根管器械的演变与创新，根管探查、疏通与扩大，根管的基本预备，根尖预备与成形，以及根管的冲洗和消毒。本书不仅以丰富的图像和精美的病例记载了临床案例的治疗全过程；而且书中讲述的每项技术都经过了临床操作的实践检验，因此具有标准、简单、实用的特点。

翻译本书的过程得到了辽宁科学技术出版社的大力支持。四川大学华西口腔医学院黄定明教授和宋东哲博士对本书进行了详细的审校，重庆协尔口腔林飞医生、杜全高医生以及四川大学华西口腔医学院杨磊医生等在本书翻译中做出了辛苦付出和重大贡献，在此对上述各位专家和同仁深表感谢。

借此，致谢我的研究生导师、四川大学华西口腔医学院黄定明教授在我从医路上给予我的指导和鼓励，引领我走到今天。也特别感谢母校四川大学华西口腔医学院和重庆医科大学附属口腔医院对我的培养及对我事业上的帮助。

最后还要感谢我的家人和协尔口腔的同事对我工作的大力支持!

在此书的翻译过程中团队成员全力以赴、反复斟酌，力求“信、达、雅”地将这本著作的内容和精华“原汁原味”地传递给每一位读者，但限于水平，书中难免有错误和遗漏，望广大读者谅解。最后真诚地祝愿每位读者通过阅读本书，能够获取您所需要的关于根管清理与成形的知识和理念。如能对根管治疗理念和技术的进步产生些许帮助，将是我莫大的欣慰。

喻刚

2024年春

前言
PREFACE

几年前，在一次牙髓病学会议上，我遇到了两位年轻的牙医，Gianluca Plotino和Nicola Maria Grande，他们的热情和出色的个性给我留下了深刻印象。当时我刚刚结束了作为意大利牙髓病学会（Accademia Italiana di Endodonzia，AIE）主席的任期，知道他们正是学会需要的那种人，所以建议他们考虑成为活跃会员。我没有弄错，这两位医生自2014年以来一直是AIE大家庭的成员。在这短短的时间里，他们为AIE的发展做出了巨大的、全新的贡献，成果也延伸到了专著的领域。我很高兴专著项目是在我担任主席期间产生的，当时由Giuseppe De Caroli、Alberto Pellegatta、Nello Mollo和Mauro Venturi组成的整个董事会决定，AIE应该出版关于牙髓病学的实用书籍，主要基于临床，但有科学证据支持。这些书籍被称为专著，由于Mauro Venturi博士在管理科学工作方面的技能，这一重要项目的合作被委托给了他。每本专著都是由AIE的一些活跃成员根据他们对要涵盖主题的了解而编写的。这就是为什么7本系列专著中的这本，关于“根管清理与成形”的主题，没有比Gianluca Plotino和Nicola Maria Grande更好的作者了，因为他们在临床领域有丰富的经验，他们的科学研究成果已经在高度评价的期刊上发表了100多篇论文。

这本专著由7章组成。第1章和第2章通过生物力学装置原理的演变，论述了根管成形的目标；第3章描述了镍钛合金器械的重要发展历程；第4章～第6章涵盖了根管预备的不同步骤；第7章涉及根管系统的冲洗和清洁。后几章特别重要，因为目前仅靠机械塑形无法充分清洁根管系统。从三维角度分析，这是一个非常复杂的系统。根管壁的一些区域，甚至在主根管的某些部分，是无法通过器械直接接触到的，而这些区域更有可能通过特定冲洗溶液的化学作用达到。因此，根据目前的技术水平和技术进步，机械和化学/物理程序之间的相互作用在根管系统的清理方面提供了最好的结果。

这本专著由Elisabetta Cotti教授巧妙地协调，这要归功于她在牙髓病学领域丰富的科学经验，她是我最尊敬的朋友和同事。

Federica Fonzar

致谢

ACKNOWLEDGEMENTS

这本专著是大约20年的临床和科研工作的成果。多年来，许多人帮助和指导我们，使我们的工作成为今天的样子。

我们要感谢所有人。

Francesco Riitano博士，我们最早的导师之一，他对我们的科学思维有很大的影响。他那取之不尽的热情、天才和奉献精神，即使在他去世后，仍然是一个无尽的、持续的灵感来源。

Vinio Malagnino教授，以他的风格、经验、智慧、无与伦比的技能和勇气在革新牙髓器械领域不断地激励着我们。他宝贵的友谊和慷慨为我们提供灵感、树立榜样，并告诉我们如何以技巧和自信开展职业生活，同时始终努力追求卓越，不断改进。

Francesco Somma教授，我们的学术“父亲”，以最好的方式“养育”了我们。

Gianluca Gambarini教授和Luca Testarelli教授，一直是我们科学教育的支柱。

Elisabetta Cotti教授，这本专著出版的协调人，一位朋友，也是知识和灵感的来源。由于她的智慧，这本专著可以使每个人有所收获。

Luca Marigo教授和Raffaella Castagnola博士，拥有无限力量和奉献精神的朋友和同事；Sandro Rengo教授和Leonzio Fortunato教授，是启发大胆、新颖方向的伟大学者；Enzo Lamorgese博士和Gaetano Calesini博士，从一开始就认识到我们的潜力。

Istituto Superiore di Sanità的Rossella Bedini博士，我们感谢他为本书提供的大量显微计算机断层扫描图像；还要感谢Ezio Bassotti先生提供了多年来我们一起收集的扫描电镜图像。

Ferruccio Torsello博士，合伙人，亲爱的朋友，在我们的工作中提供不可或缺的支持。

我们的员工、学生、实习生和来自世界各地的年轻同事，他们每天都支持我们，用他们的精力和热情鼓励我们追求扎根于日常实践的科学知识与真理。应该特别提到的是Matteo Turchi博士，感谢他在起草第3章方面提供的宝贵帮助。

还要特别感谢Mauro Venturi博士，感谢他委托我们起草这篇重要的专著，并始终相信我们。还要感谢AIE及其所有成员，感谢他们为我们提供机会。

本书是牙髓病学领域的重要著作。学会的价值观、良好的品位、优雅、激情、友谊、相互尊重和团队精神，将我们所有人联系在一起，为实现每天的目标而努力。

最后，我们必须特别和由衷地感谢我们的家人，因为我们的工作，无法长时间陪伴他们左右，但他们始终支持我们所做的一切。

Gianluca Plotino和Nicola Maria Grande

目录

TABLE OF CONTENTS

扫一扫查看
参考文献

第1章

根管系统的机械-化学预备简介

INTRODUCTION TO CHEMO-MECHANICAL SHAPING OF THE ENDODONTIC SYSTEM

根管治疗的机械－化学预备阶段

现代根管治疗可分为以下3个主要阶段：

- **根管入路及预备：**包括开髓、定位根管口、探查、“成形”根管[1]并完成根尖1/3预备。
- **清理：**包括根管冲洗和使用目前可用的所有技术与工艺，来提高根管内部的清理效果、减少细菌数量。
- **充填：**包括在成形与清理完成后对根管空间的三维填充。

本书将重点介绍前两个阶段——尽管在临床实践中，这两个阶段相互交叉，联系紧密，但为了便于阅读理解，将其分成两个独立的部分进行描述。实际上，机械-化学预备的概念基于以下事实：没有很好的化学清理，就不可能对根管进行有效的机械成形，反之亦然[2-6]。

一旦为每个临床病例建立了特定的开髓洞形，来定位所有的根管口，根管治疗的成形阶段则可以分为3个步骤（模式图1.1）。

- **初始步骤：**包括：探查阶段，即最初的根管评估，以了解每个根管的三维解剖结构（如果可能的话，应达根尖）；建立滑行通道，

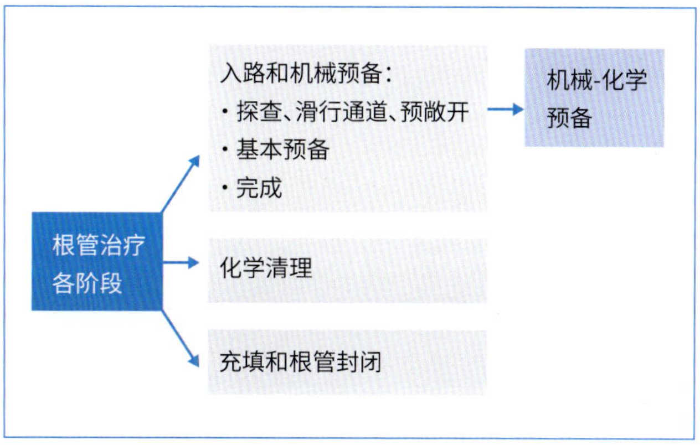

模式图1.1 现代根管治疗步骤示意图。

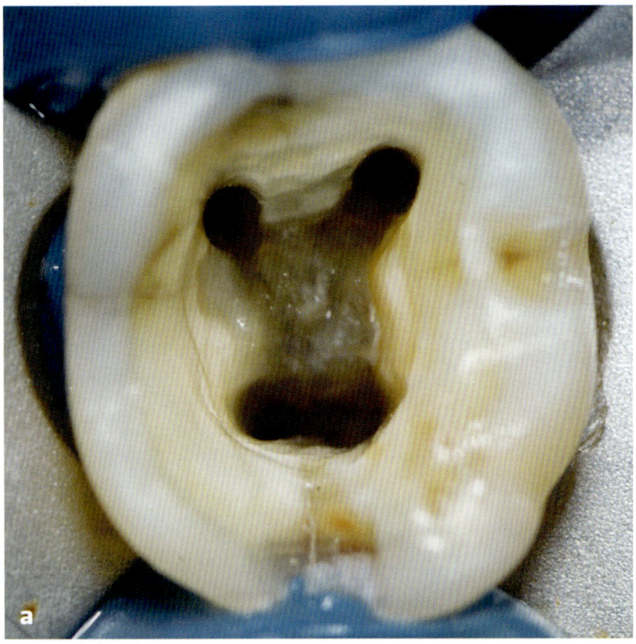

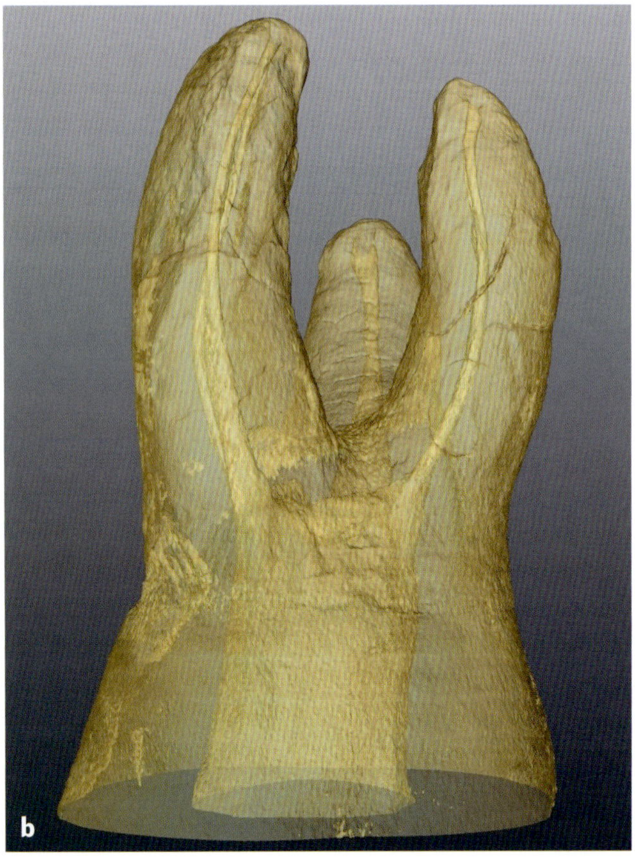

图1.1 (a) 传统开放的开髓口图像，完全去除冠方的干扰，直线进入根管。(b) 上颌磨牙的三维重建，开髓洞形更为保守，但仍能让器械不受干扰地直线进入根管。

即创造一个能轻松且可重复地从根管口到达根尖孔的通路；以及预敞开，即在使用机用器械前将滑行通道预先扩大。（此步骤将在第4章中详细描述、分析和讨论）。

- **基本预备步骤：**包括对根管系统全长进行成形，达到基本尺寸。目前最小的基本预备一般是指预备到尖端直径0.25mm，锥度0.04 ~ 0.06或可变的锥度递减的器械[7]（此步骤将在第5章中详细讨论）。
- **根尖预备步骤：**需要在解剖学指导下有选择地扩大根尖1/3的直径（此步骤将在第6章中描述）。

牙医面临的主要挑战之一是寻找根管，特别是在一些案例中，根管口被继发性牙本质或三期牙本质堵塞、因慢性牙髓炎症或维持牙髓活力的治疗（牙髓切断术、盖髓术）而钙化，甚至是因为修复材料的存在而难以辨认。在钙化的牙齿上进行任何开髓的预备，都会有穿孔或降低牙齿强度的风险。错误的开髓洞形会使后续的治疗更加复杂。缺少直线入路（图1.1）经常被视为根管器械断裂、穿孔和无法达到根尖孔的主要原因[8]。好在新的器械和治疗流程能显著提高正确开髓洞形预备的可预测性。使用显微镜[9]、特定车针和超声工作尖[8,10-11]，同时将CBCT作为诊断工具，代表了在寻求最佳临床效果中取得的、更加有效的技术进步[12]。我们想强调的是，高功率超声工作尖（图1.2）的使用应限于髓室底和深层牙本质，因为超声对牙釉质和冠部侧壁牙本质的作用可能会导致约10%的标本出现裂纹（图1.3）[13]。

在开髓的传统流程中，超声工作尖是很有效的工具（图1.4），能够充分完善开髓洞形的制备，定位上颌磨牙近中颊根的第二根管口（图1.5）和通常情况下任何类型牙齿所有隐蔽及钙化的根管

（图1.6，图1.7），以及去除髓室钙化物（图1.8）。能见度的提高和其所能提供的更好的控制，使超声工作尖成为重要的根管治疗器械。在磨牙的治疗中尤其如此，因为其根管通道的预备往往较为复杂。

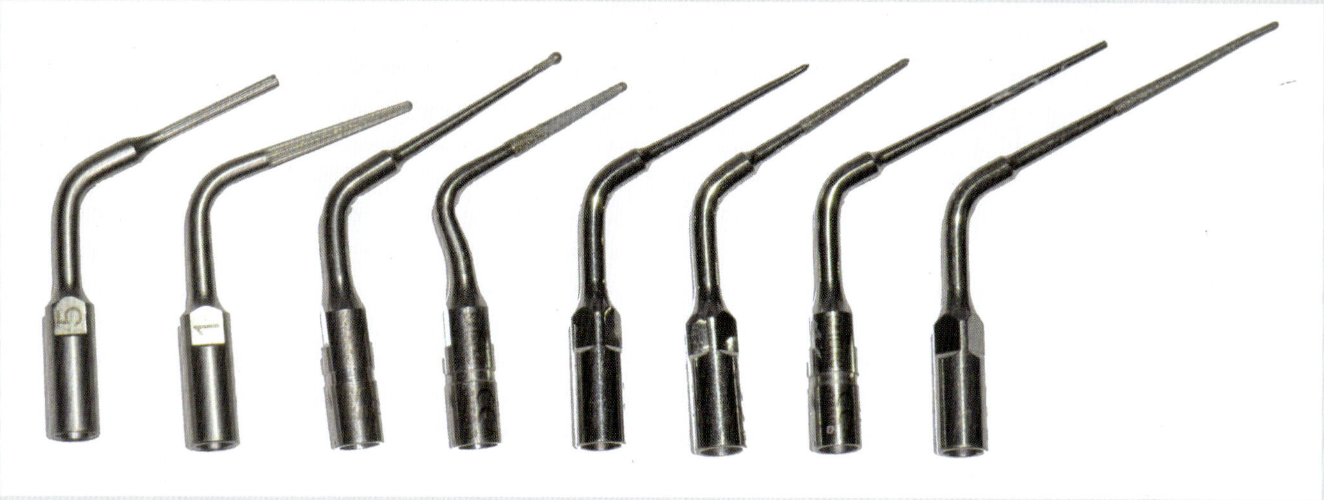

图1.2 不同类型的超声工作尖，用于精修根管治疗的开髓洞形。工作尖的主要区别在于附件，由于没有确定的生产标准，各个制造商生产的产品类型有所不同。其次，它们的尺寸、几何形状和表面特征也不同。较大的、有金刚砂涂层的工作尖是为髓腔精修而设计的，具有较高的切削效率，这也与它们适合在较高功率下使用有关。相反，较薄的、无金刚砂涂层的工作尖可用于探查根管峡部，往根尖方向更深处工作，但应特别注意这些小工作尖的使用功率，因为它们在高功率下使用时通常更容易发生断裂。

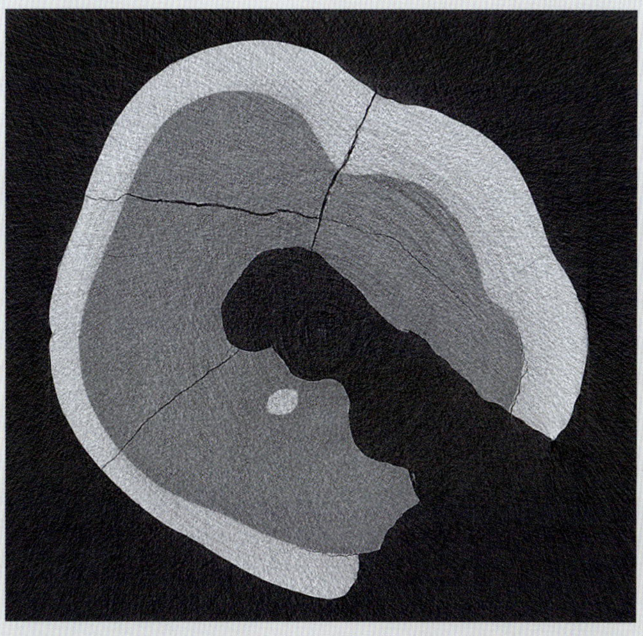

图1.3 显微计算机断层扫描标本，该标本用高功率超声工作尖精修并扩大了开髓口，能观察到釉质-牙本质内的微裂纹。

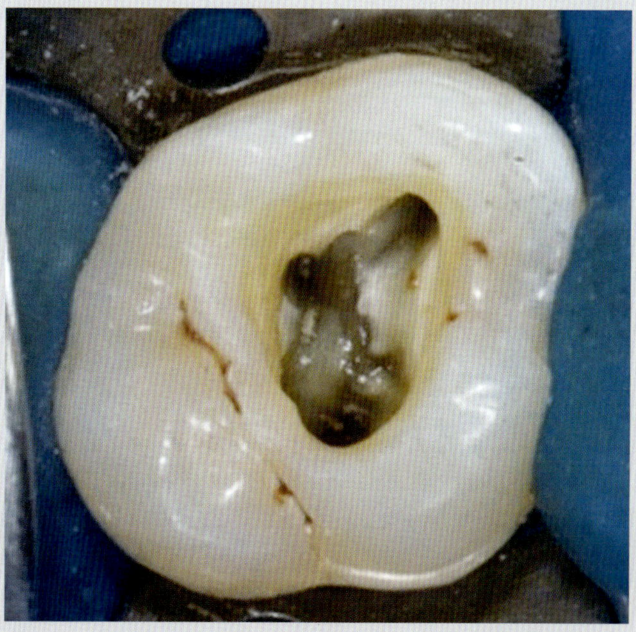

图1.4 临床上患牙完成开髓和根管口敞开的图像。

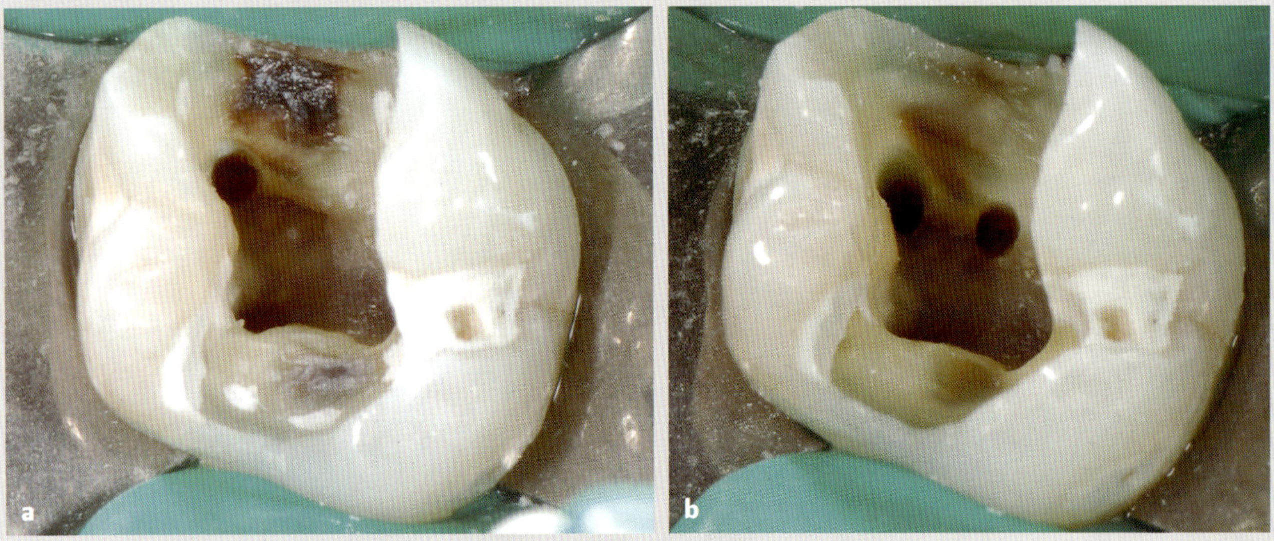

图1.5 （a）髓室钙化，上颌第一磨牙近中颊侧第二根管口被完全遮挡。（b）用超声工作尖去除钙化物，暴露根管口，后用镍钛合金旋转器械进行根管口预敞。[来源：Plotino G, Pameijer CH, Grande NM, Somma F. Ultrasonics in Endodontics: a review of the literature.J Endod 2007; 33(2):81-95，由Elsevier提供]

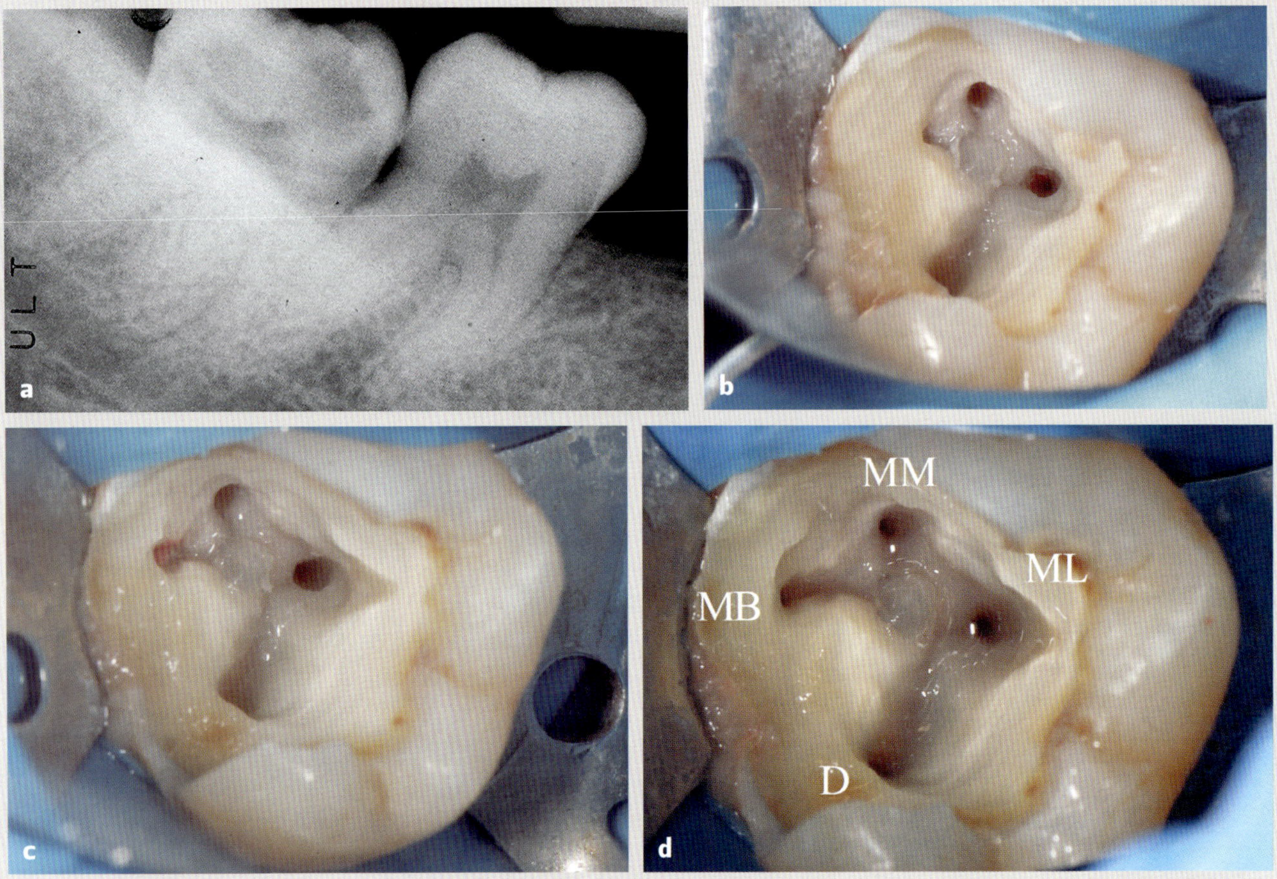

图1.6 （a）下颌第三磨牙的术前X线片，其解剖结构很特殊。（b）开髓后，可以观察到4个独立的根管口，其中3个位于牙齿的近中侧。（c，d）用超声工作尖暴露根管口的临床图像。[图a、图d来源：Plotino G Endod A Mandibular Third Molar with Three Mesial Roots: A Case Report.J Endod 2008;34:(2)224-226, permission granted by courtesy]

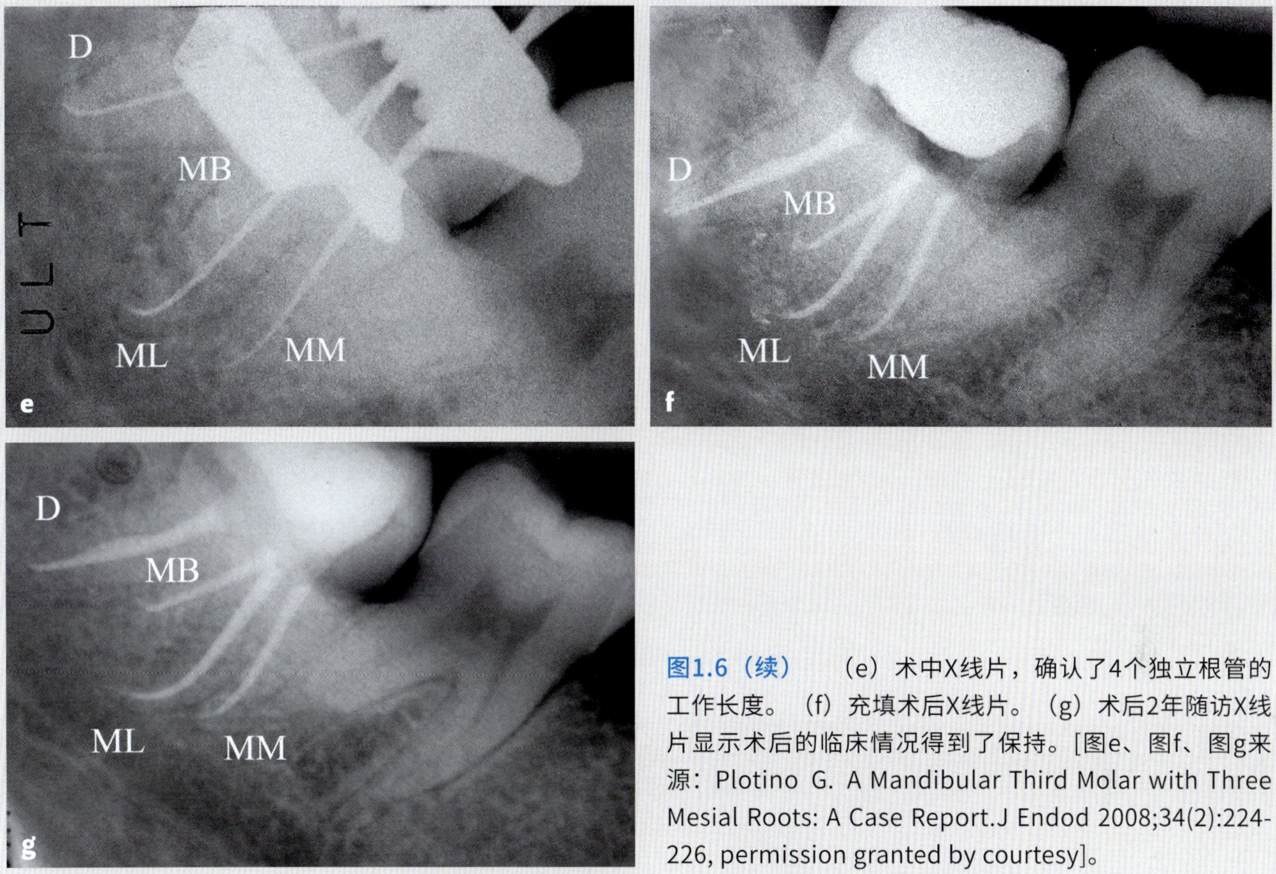

图1.6（续） （e）术中X线片，确认了4个独立根管的工作长度。（f）充填术后X线片。（g）术后2年随访X线片显示术后的临床情况得到了保持。[图e、图f、图g来源：Plotino G. A Mandibular Third Molar with Three Mesial Roots: A Case Report.J Endod 2008;34(2):224-226, permission granted by courtesy]。

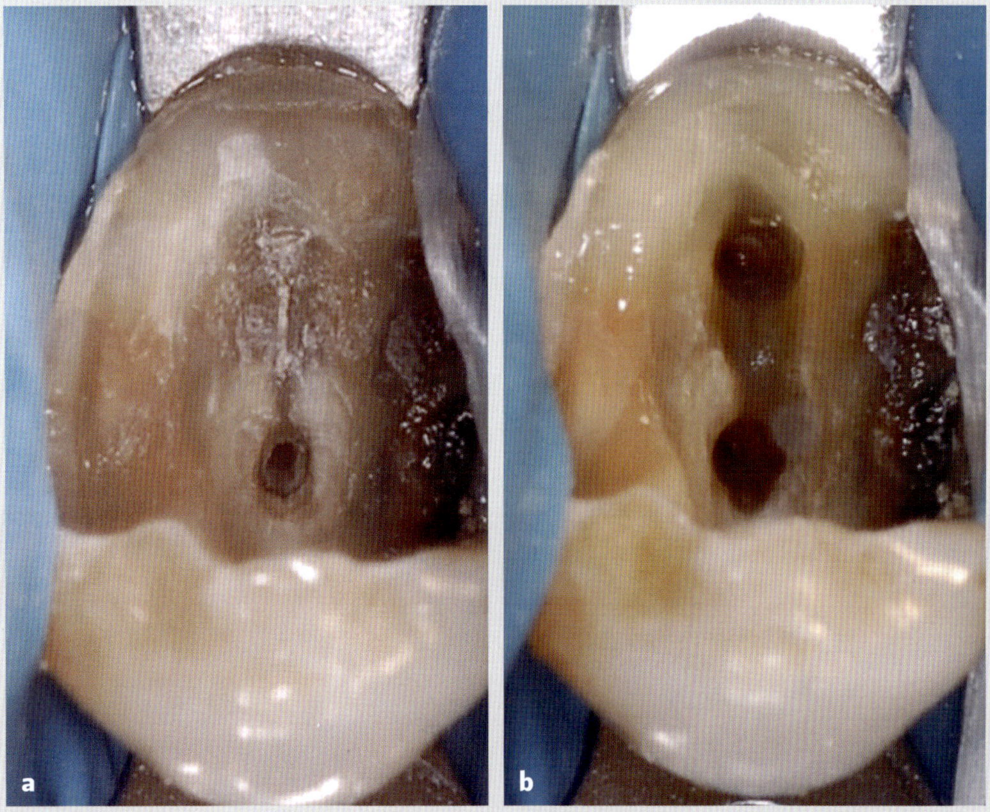

图1.7 （a）腭侧根管口钙化的上颌前磨牙，（b）使用超声工作尖去除髓室钙化物。

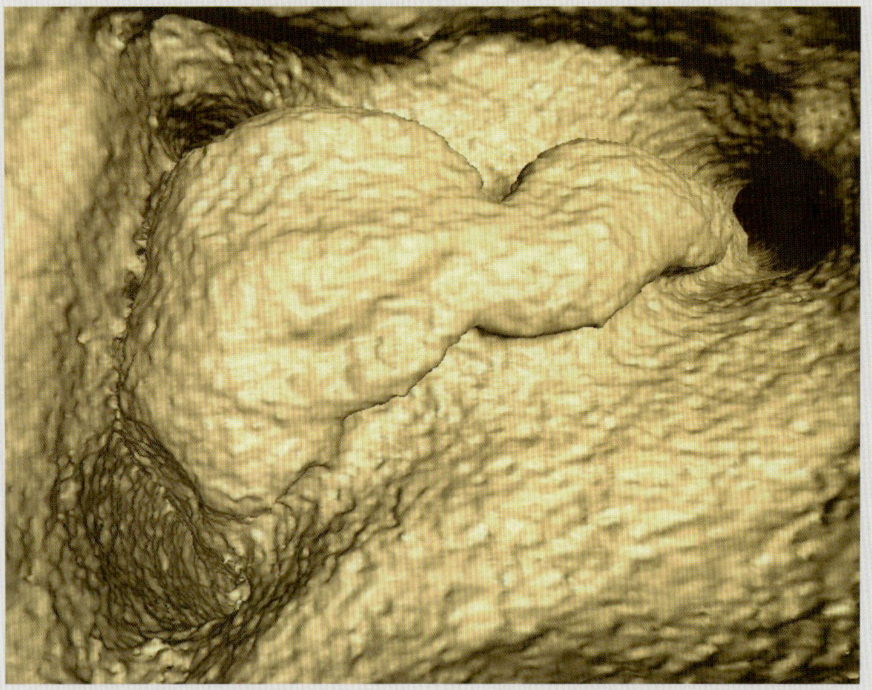

图1.8 显微计算机断层扫描的三维重建，显示1颗下颌磨牙的髓室底广泛钙化，部分根管口被阻塞。

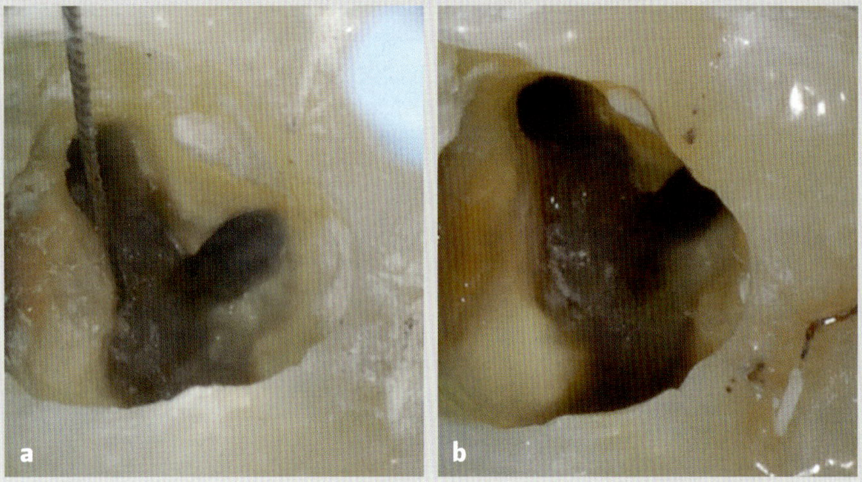

图1.9 （a）临床图像显示上颌磨牙的MB2根管口被大量牙本质覆盖，阻碍进入。（b）用超声工作尖去除牙本质后暴露根管口的临床图像。

超声技术对去除覆盖在根管口的钙化物，冠部干扰物、材料和继发性牙本质或三期牙本质效果也很好。

在此应用中，大的、有金刚砂涂层的工作尖用于治疗的早期阶段，而细长的、没有金刚砂涂层的工作尖常用于随后的根管下段区域。在寻找上颌磨牙的MB2根管时，超声技术能够很好地去除阻塞根管口的牙本质，这些牙本质常常附着在近中轴壁上（图1.9）。工作头末端是尖形的超声工作尖不适用于此目的，因为它们可能会破坏髓室底的沟槽，而这些沟槽往往是寻找根管口的重要标志（图1.10）。在寻找隐蔽的根管时，可记住以下参考：继发性牙本质一般呈白色或不透明，而髓室底则颜色较深，呈灰色（图1.11）[14]。

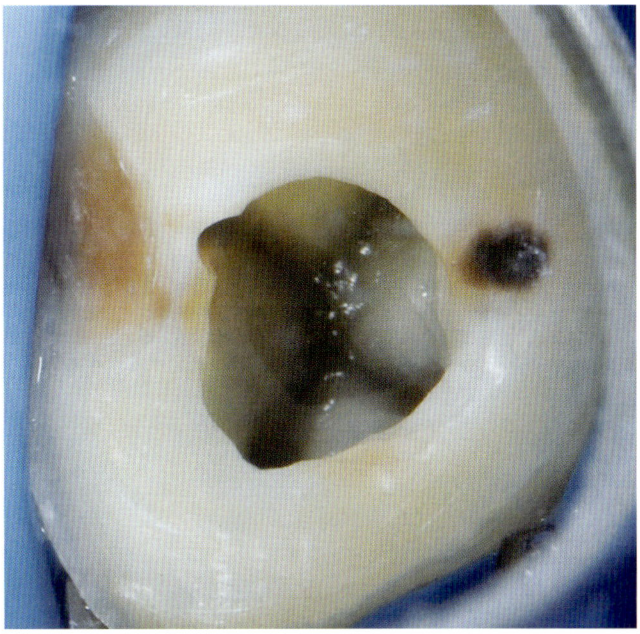

图1.10 具有特殊解剖结构的上颌磨牙髓室底（4个独立的牙根，4根管），清楚地显示出沿底部表面排列的深色沟槽，对确定根管口有提示意义。

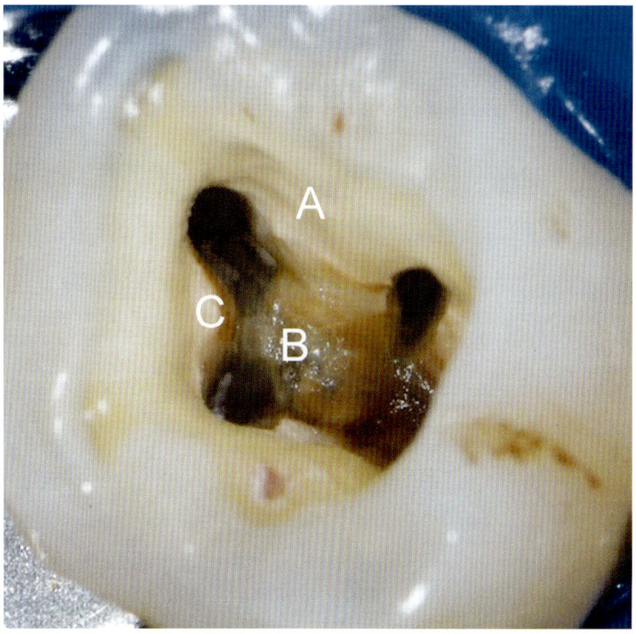

图1.11 定位并扩大根管口后的上颌第一磨牙髓室底。可以观察到不同颜色的牙本质：（A）四周侧壁的牙本质看起来清晰而均匀；（B）髓室底处的牙本质颜色较深，呈灰色，更透明；（C）病理损伤的牙本质为深棕色，不透明（三期牙本质）。覆盖在MB2根管口上的大量牙本质应被清除，以便正确使用治疗器械。

根管预备的目的

临床实践中处理的大多数牙髓和牙周疾病是由微生物的存在引起的。自20世纪六七十年代起，所有文献都指出并强调了这个问题[15-20]。这就是为什么治疗的主要目标必须是对根管进行尽可能彻底清除感染，防止其再次感染[19,21-22]。

显然，将根管系统中存在的微生物和碎屑的数量降到最低，不仅是牙髓病学的主要目标，也必须是机械预备阶段的主要目标[23]。

如今，众所周知，即使不用冲洗液，单靠机械清理也能显著减少根管内残留的微生物数量[4,6]。但同样广为人知的是，仅依靠机械预备虽然能明显减少存在的细菌比例，但仍无法彻底清除根管系统内的感染物[5]。目前，可用的机械预备技术已被证实无法清理和成形整个根管空间。事实上，器械能接触到的根管壁百分比远低于理想目标[24-25]（图1.12）。

所以，除非进行有效的化学冲洗，否则仅靠

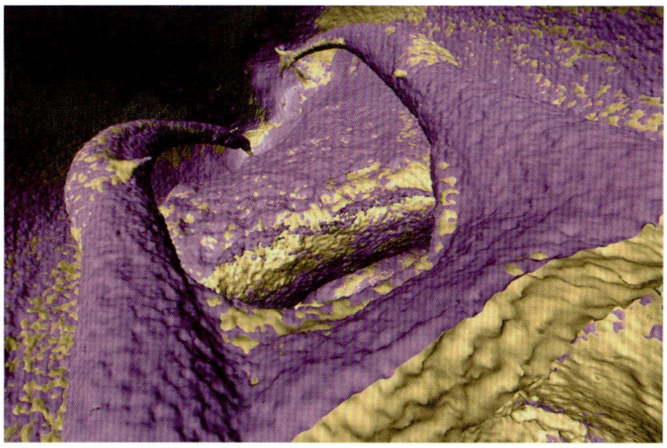

图1.12 下颌磨牙的2个近中根管在机械预备前（黄色）和预备后（紫色）的三维重建叠加扫描图。在与机械预备后的扫描叠加中，黄色的区域仍然暴露在外，表示存在器械没有接触到的区域，表明器械不能100%接触管壁。

机械预备不能保证减少根管内的细菌数量。但同样，没有进行充分机械预备的冲洗也不能有效减少根管内感染，因为此时没有达到确保良好清洁效果的阈值[2-3,5]。

因此，现有的证据表明，单独用机械或化学手段无法完全消毒根管系统。应将两者协同使用，以在机械-化学预备阶段达到最好效果[26]。

完全清除整个根管系统的感染只是理想的目标，但实际上，通过根管治疗可以达到的最佳效果是最大限度地减少感染牙齿根管内部的微生物数量，使细菌数量达到与根管周围组织的愈合相适应的水平[20]（模式图1.2）。在活髓牙和未受感染的牙齿病例中，不应改变治疗前的无菌状态，因此根管治疗的主要目标是防止原来不存在于根管内的新微生物的进入。

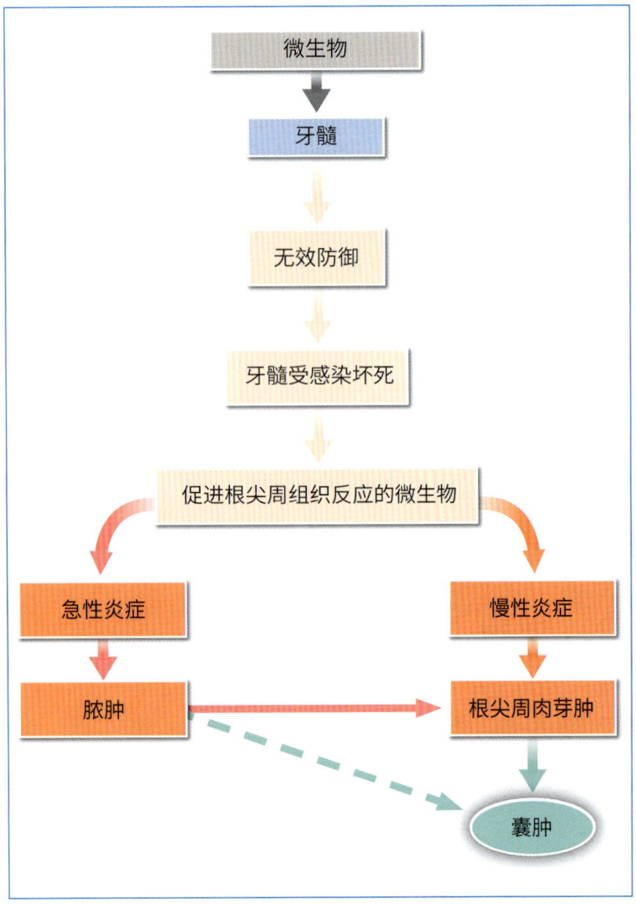

模式图1.2 微生物引起的牙髓病发病示意图，其中微生物是主要的致病因子，能够侵入牙髓组织，随后在根尖周组织中引起反应。根管治疗可以阻止疾病的发生。

在此情况下，机械预备阶段主要目的是通过器械的作用，只需清除根管内非感染性组织内容物，扩大根管空间，以便通过器械机械清除组织，并促进冲洗液的化学作用，因为后者需要足够空间才能生效。相关文献反复提及，冲洗液发挥作用需要根管扩大到一定程度，以达到完全溶解根管解剖结构中有机成分的目的[27-28]。因此，在“活髓患牙”中，需采用所有可能的策略和措施，以避免治疗过程中的细菌污染[29]，并确保适当的隔离操作区，以便将其与污染程度相对严重的口腔相隔[30-31]（图1.13）。

此外，还需要完全清空牙髓占据的空间，以防止任何治疗后的残留细菌以此为条件增殖，影响临床长期预后。同时，必须保证严密的根管封闭及冠部封闭，以防止根管系统再次感染。细菌渗透的其

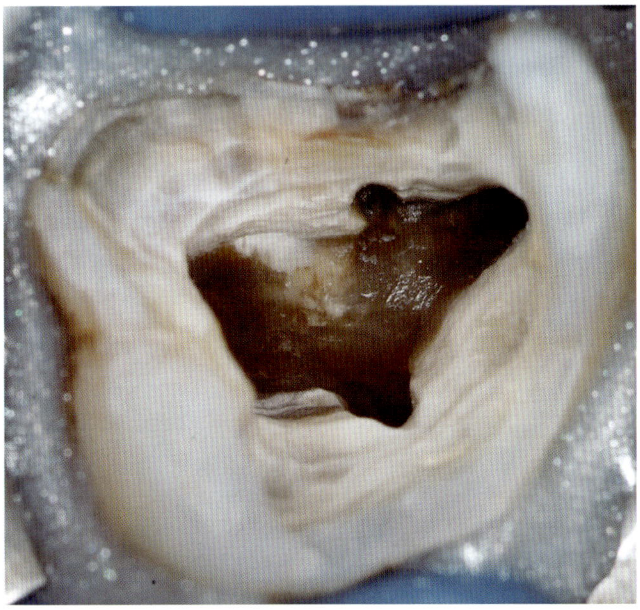

图1.13 完全隔离手术区域，是防止治疗期间根管污染的必要条件。

他可能途径在引起牙髓感染中所起的作用，例如牙本质小管[32-34]、根管修复后的渗漏区[35]或其他可能的假说，“厌氧性”感染[36]或系统来源的一过性败血症，仍有争议。

然而，很明显的是，存在有机成分的区域，尽管没有被感染，但从长远来看，可能会对治疗成功构成很大的风险[37-38]。关于这个主题的内容，相关章节中将提及，无论牙髓内的感染状态如何，根管冲洗的顺序都是非常相似的，即便这些程序的目标不同。事实上，在感染根管病例中，主要目的是清除根管中存在的细菌和微生物，而在非感染根管病例里，主要目的是防止根管系统的感染。

文献报道，非感染根管治疗成功率最高为90% ~ 95%[39]，这一事实有点令人沮丧，因为理论上这个数值应该接近100%，因为在治疗前原有牙髓空间中没有微生物。可以认为，无菌病例的失败与人为失误有关，例如对操作区域或所用器械的无菌性维护不足[29]。

根据这些观点，笔者将根管的成形定义为通过器械控制牙髓感染的一个阶段，其中感染控制是指针对致病微生物进行预防和治疗。

本书将详细介绍根管预备和成形的各个步骤。但是，在描述临床操作步骤之前，需要对如今可用的器械类型、制造这些器械的材料和技术以及使用它们可进行的治疗操作进行概述。

第2章
根管系统的机械-化学预备基本原则

BASIC PRINCIPLES OF CHEMO-MECHANICAL SHAPING OF THE ENDODONTIC SYSTEM

机械-化学预备原则的发展历史

对于现代牙髓治疗器械最恰当的使用方法，我们必须参考过去所描述和使用的根管预备技术，现代技术的变化往往只是传统技术进步的产物。目前，牙髓病学的根源可以追溯到19世纪的最后几十年，当时许多学者意识到使用手用锉来预备根管是根除细菌感染的关键[1-6]。据我们所知，Talbot在1880年《Dental Cosmos》期刊[7]中首次描述了冠-根方向（冠向下）的器械技术（图2.1）。他在期刊中写道："如果是弯曲根管，必须首先尽可能地使用大号器械；然后更换小号器械，以达到弯曲根管更深的位置"[7]。在Talbot的描述中，根向预备的基本原则很明确，即用较大和较硬的器械在根管冠段建立通路，因为冠段根管更容易进入，而且造成医源性意外的风险较低，以便后续用更小和更有效的器械，更加安全、有效地到达根管的根尖部分。

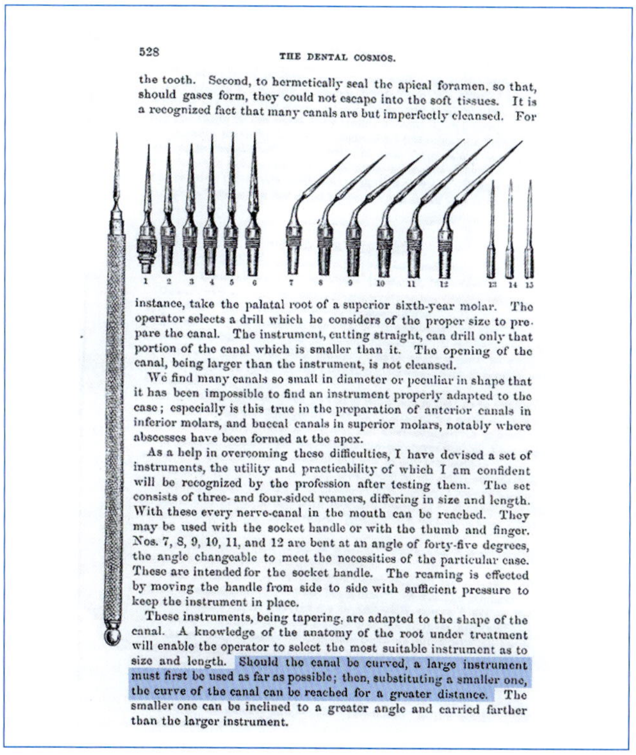
528　THE DENTAL COSMOS.

the tooth. Second, to hermetically seal the apical foramen, so that, should gases form, they could not escape into the soft tissues. It is a recognized fact that many canals are but imperfectly cleansed. For

instance, take the palatal root of a superior sixth-year molar. The operator selects a drill which he considers of the proper size to prepare the canal. The instrument, cutting straight, can drill only that portion of the canal which is smaller than it. The opening of the canal, being larger than the instrument, is not cleansed.

We find many canals so small in diameter or peculiar in shape that it has been impossible to find an instrument properly adapted to the case; especially is this true in the preparation of anterior canals in inferior molars, and buccal canals in superior molars, notably where abscesses have been formed at the apex.

As a help in overcoming these difficulties, I have devised a set of instruments, the utility and practicability of which I am confident will be recognized by the profession after testing them. The set consists of three- and four-sided reamers, differing in size and length. With these every nerve-canal in the mouth can be reached. They may be used with the socket handle or with the thumb and finger. Nos. 7, 8, 9, 10, 11, and 12 are bent at an angle of forty-five degrees, the angle changeable to meet the necessities of the particular case. These are intended for the socket handle. The reaming is effected by moving the handle from side to side with sufficient pressure to keep the instrument in place.

These instruments, being tapering, are adapted to the shape of the canal. A knowledge of the anatomy of the root under treatment will enable the operator to select the most suitable instrument as to size and length. Should the canal be curved, a large instrument must first be used as far as possible; then, substituting a smaller one, the curve of the canal can be reached for a greater distance. The smaller one can be inclined to a greater angle and carried farther than the larger instrument.

图2.1　Talbot在1880年首次描述了根向预备技术。（Preparation of nerve canals for treatment and filling. Dental Cosmos 1880; 22:527-29）

20世纪初的几十年里，“病灶感染学说”的传播很大程度上延缓了牙髓学的发展，直到20世纪下半叶，一些被誉为勇敢先驱的“牙髓病学专家”才再次提出了科学上可预测的牙髓病学[8-10]。

美国的牙髓病学专家Louis Grossman被认为是牙髓病学复兴的领军人物之一，他与同事一起为牙髓病学专业奠定了基础[11-14]。当时，根管的制备用的是钢制器械，首先是碳钢，然后才是不锈钢[15-16]。第3章将介绍各种类型钢制器械的特点及其制造工艺。

从第二次世界大战后的早期至20世纪60年代，Ingle[17]推动了根管治疗器械的标准化（将在第3章中介绍），即根管器械预备的方法须严格遵从根管壁的牙骨质-牙本质界的解剖结构，或许可将其定义为“生物学”根管预备技术。从几何学的角度来看，它反映了当时市场上钢制器械的形状。因此，根管被成形为小锥度（0.02），趋近于圆柱形，但在预备的尖端有较大的直径。与目前的概念（图2.2）相比，这个尖端看起来有些“短”。

Herbert Schilder在20世纪60年代末提出的原则，彻底改变了根管器械预备的基本概念[18]。Schilder强调了在器械操作过程中保持根管形态的重要性，并特别关注脆弱和复杂的根尖区域。最终目标是用热牙胶来封闭根管系统[19]。这些概念让牙髓病学治疗更加机械化，即更加注重器械的机械作用和牙髓腔的密闭性，而非抗菌糊剂的应用以及治疗中使用的药物和材料的生物作用。Schilder所推崇的根管预备方式是指从根尖孔朝向牙冠方向预备，根管的直径逐渐增大，根管预备后呈连续的锥形。需要特别注意保持原始的根尖孔直径，并达到其工作长度，直到影像学上的根尖顶点（图2.3）。机械预备和冲洗阶段被认为比关注根尖水平的组织更为重要。此外，Schilder是第一个强调机械预备原则的人，特别是在锥形形状下，它会促进冲洗液在根尖区和器械无法到达的区域中的清洁作用[20]。

Schilder的技术仍然需要使用手用钢制器械。这种类型的器械在中大直径（即从20号开始）具有高刚性，因此为了防止改变根尖的解剖结构，Schilder自己提出了逐步后退法。这种方法需要使用直径逐渐变大的器械，由根方向冠方逐步后退，

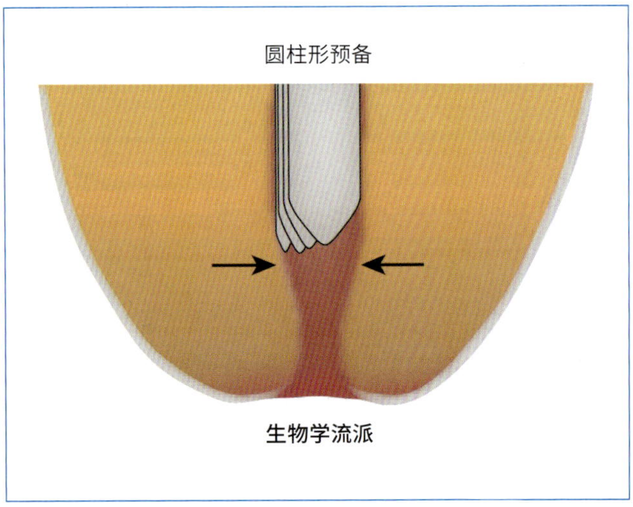

图2.2 根据生物学流派的不同原则和目的，无锥度根尖预备的概括示意图与Schilder流派预备有所不同。

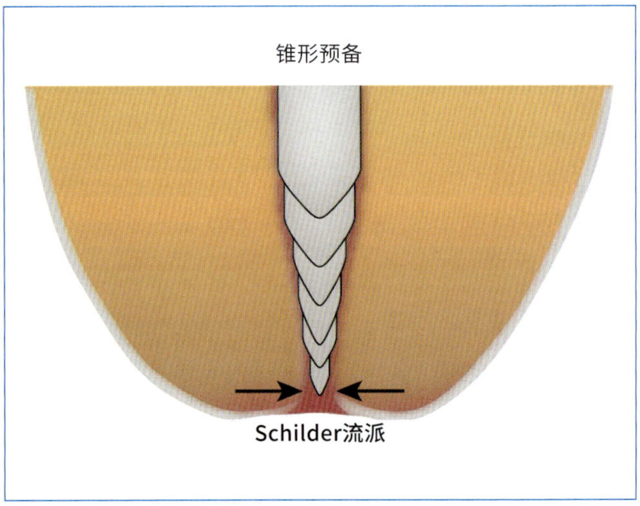

图2.3 根据Schilder流派的原则，概述了恒定锥度直至根尖孔，同时保持根尖孔尽可能小的根尖预备示意图。

以达到理想的锥形形状。该技术还需要保持根尖的通畅性，因此需要用最小号的锉，在根管至影像学根尖之间反复回锉，以保持整个根管和根尖孔的通畅性。

目前，Schilder介绍的根-冠向预备法，仍然是使用手用锉进行根管预备的一种有效的技术。

在20世纪80年代，基于Schilder的理论，混合技术被提出。该技术在根管预备的初始阶段之后，沿着牙齿的冠-根方向从冠1/3到中1/3处扩大根管（向根部扩张），以快速去除可能存在的冠方干扰。接下来是使用逐步后退法，但这一阶段的操作仅限于根管最末梢的几毫米区域内，以完成对根尖部分的精细预备。

其中一项技术最初由Goerig等[21]发表，随后在20世纪90年代由Scianamblo和Ruddle推广；我们可以将其归于逐步深入技术[22-24]。这种技术首先需要使用旋转和手动的钢制器械进行主要的被动操作，在尽可能深的疏通根管后，使用Gates Glidden钻头（GG钻）进行或通过使用一系列手用器械，以被动的方式尽可能地扩大根管，以便打开机用器械操作所需的通路。在这种技术中，手用器械和钻头必须向外侧壁施加力，去除中1/3和冠1/3的干扰，以便能够无阻碍地进入根管深部。然后，按照Schilder（模式图2.1）的方法，只使用手用器械，以逐步后退的方式扩大根尖的最后1/3区域。

如前所述，冠-根方向预备法在一个多世纪前就已经实施了[7]，然而还是要感谢Riitano博士首次提出了完全机械化的冠-根方向预备法[25-28]。这种“三步法”技术需要使用逐渐增大的锥形器械：Rispi（图2.4）。这些钢制器械由一个交替运动的手柄操作[29,30]，并遵循去除冠方阻碍以促进后续器械穿过根管深部的概念。因此，根尖区的圆形扩大预备概念与目前在这个阶段所遵循的原则非常接近，这些概念将在第6章中详细描述。

在20世纪80年代末，镍钛合金（NiTi）器械的引入彻底改变了牙髓病学领域的现状和可能性，被认为是牙髓治疗器械的一场真正革命[31]。这种合金最初是由3位学者提出的，他们几乎同时认识到它在牙髓病学领域的惊人潜力。在Walia等[32]的科学研究之后，著名美国牙髓病学家Steve Senia、John McSpadden和Ben Johnson构思了使用镍钛合金制造牙髓治疗器械的想法。这导致了一系列不同且特别的发展，首先面向根管治疗市场推出的根管治疗器械是McSpadden设计的McXim，后来发展成Quantec（图2.5）。由Senia设计的LightSpeed（图2.6）器械与后来出现的其他器械完全不同，因为它们是根据GG钻的原理塑造而成的。最后，出现了Ben Johnson设计的ProFile仪器（图2.7），至今仍在使用，是镍钛合金旋转器械的跨时代设计的代表之一，即所谓的“U型”设计。这些器械的引入导致了根管预备概念的巨大改变，这得益于制造牙髓治疗器械的镍钛合金在适当尺寸下的机械特性。正如在大量的文献研究中进行的调查[33-34]，镍钛合金的性能使其可以在根管预备中“雕刻”出与器械相似的几何形状，因此倾向于根据其设计来“成形”根管，这要归功于锥度增大器械的引入。

这种方法对于不锈钢器械来说是不可能的，因为不锈钢器械太过坚硬，其形状和尺寸无法与理想的锥形根管形状相匹配。事实上，在引入镍钛合金之前，器械被用来在根管预备中“雕刻”，不断变换器械的尺寸和使用深度，目的是用理想的根管预备来成形根管。根管成形概念的颠覆是这类器械取得巨大成功和极快普及的主要原因，这首先要归功于它们的主要优势：简单易用，使用镍钛合金器械有许多优点，特别是更有可能在根管内形成更加“居中”的根管预备，从而保持根管原有的解剖结构[34-35]；减少要使用的器械数量，操作过程更加简单，有效地减少了工作时间；有可能简化以前被认为只有专家才能驾驭的治疗。所有这些优点让镍钛合金器械成为牙髓治疗日常临床工作的一部分。

改良逐步深入技术（Scianamblo和Ruddle）

步骤:

1. 根管预敞
2. 早期冠段根管扩大
3. 根尖探查
4. 中1/3根管预备
5. 中下1/3根管预备
6. 连接
7. 根尖区根管成形

在使用钢制器械的手用技术时，必须严格遵守直线通路和早期去除阻碍的原则。手用钢制器械在机械抗力方面是“安全的”，因为它们不是连续旋转使用的，而是采用效率更低但更易控制的运动。同时，由于手用器械的可塑性，通常在其断裂前，就可以看到变形。

然而，与镍钛合金器械相比，手用器械的高刚性更容易导致医源性损伤，例如台阶、根尖穿孔和根管通畅性丧失。碎屑的大量累积意味着必须进行大量且频繁的根管冲洗，同时需要用小号锉进行频繁的回锉，以确保在每个预备阶段均保持根尖通畅。

1. 根管预敞

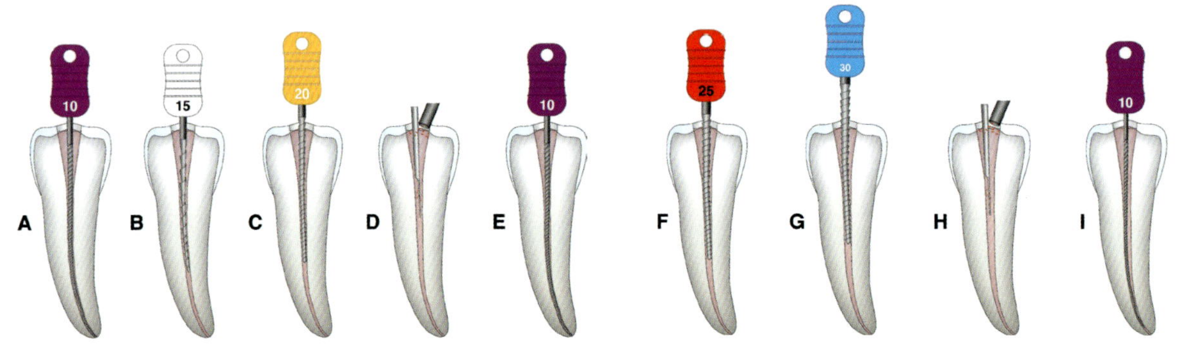

传统打开髓腔并找到根管口后，可以进行第一步的预扩，无须担心是否可直接疏通到根尖1/3处。手用钢制器械按逐渐增大的号数，被动地朝根尖方向操作，直到遇到轻微的阻力（A～C）。然后，朝冠方运用这些器械在侧壁进行切削运动（上下提拉）。在这个阶段，根据初始根管大小，选用10号到30号、35号或40号K锉（或类似的器械）（F，G）。在使用每个号数逐渐增大的锉之后，使用次氯酸钠进行大量冲洗（D，H），然后使用初尖锉（通常是10号K锉）被动地返回到最初的接触点（E，I）。在这个阶段也可以使用H锉。如果是钙化严重的根管，则推荐使用EDTA溶液（或凝胶）作为冲洗液

模式图2.1 Scianamblo和Ruddle的根管预备技术是引入镍钛合金器械之前最先进的根管成形与清理技术之一。

2. 早期冠段根管扩大

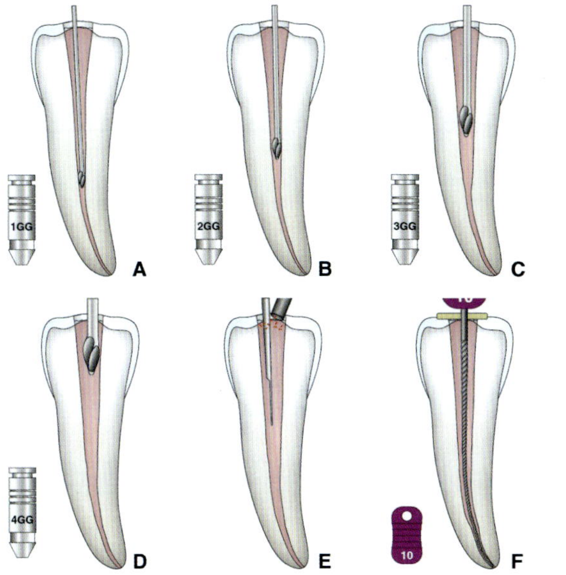

GG钻要顺着根-冠方向，由小号到大号使用（A～D）。这种冠方逐步后退技术伴随大量的冲洗（E）和反复使用小号锉回锉（F）

4. 中1/3根管预备

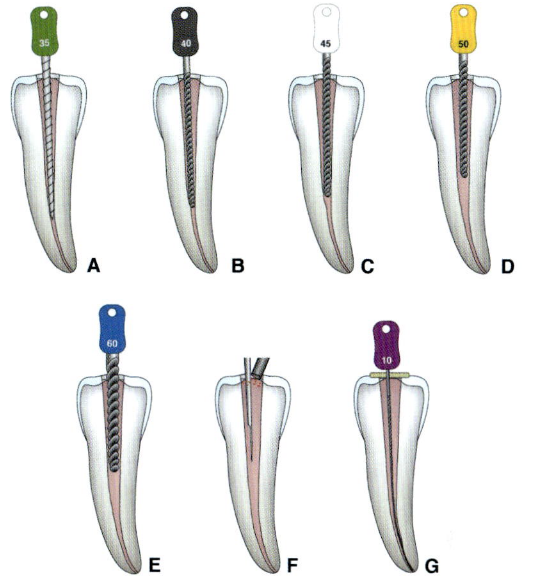

在确定工作长度后，使用大号的K锉，再次采用逐步后退动作同时向外侧被动切削，旨在扩大根管的中1/3区域（A～E）。这个阶段也需要伴随大量的冲洗（F）和反复的回锉（G）

3. 根尖探查

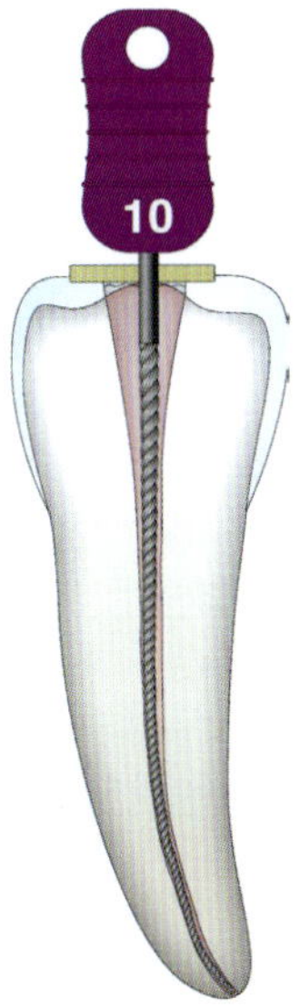

工作长度和根尖通畅度是用小号钢制K锉（0.08、0.10）来确定的，操作时要轻柔，犹如给手表上发条般的动作和力度

5. 中下1/3根管预备

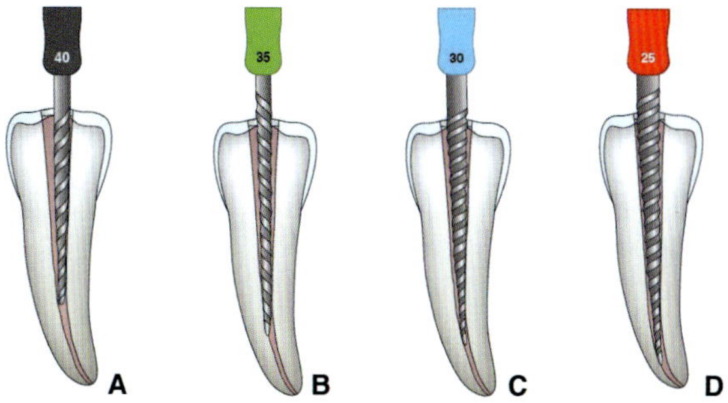

（A～D）根向扩大预备需使用比之前更小号的K锉（<35号），主动切削工作长度附近的区域。在这个阶段，目的不是为了获得最终的锥形形状，而是通过这种扩大为最后一步做准备，其目的是对紧邻工作长度的区域进行深层成形

模式图2.1（续）

6. 连接

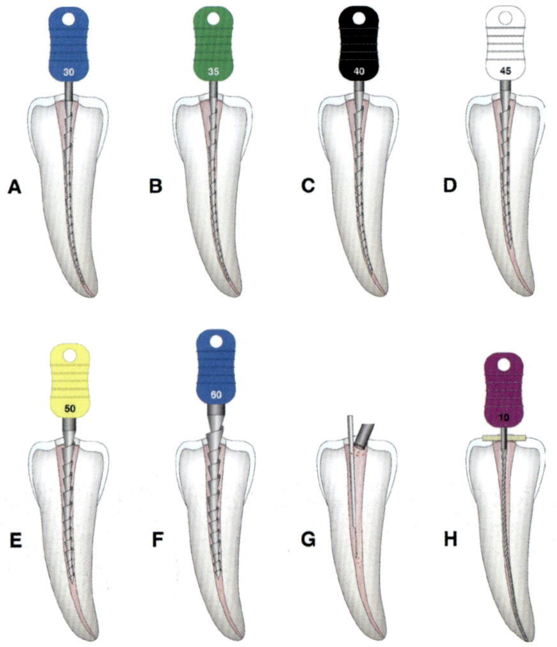

（A～H）通过使用中、大号H锉（30～60号及以上），将之前进行的两种预备工作连接起来，尽可能使根管的形状流畅和规则，以便在下一步中完成最脆弱的区域——根尖1/3的预备和成形。在这个阶段，大量的冲洗和回挫对保持根管通畅、确保有效清洁是非常重要的

▶ 参考资料

[1] Scianamblo M.J.: Principales causes d'echecs endodontiques. Rev. Odont. Stomat., 17:49, 1988.

[2] Scianamblo M.J.: La preparation dela cauité endodontique. Real Clin., 4:9, 1993.

7. 根尖区根管成形

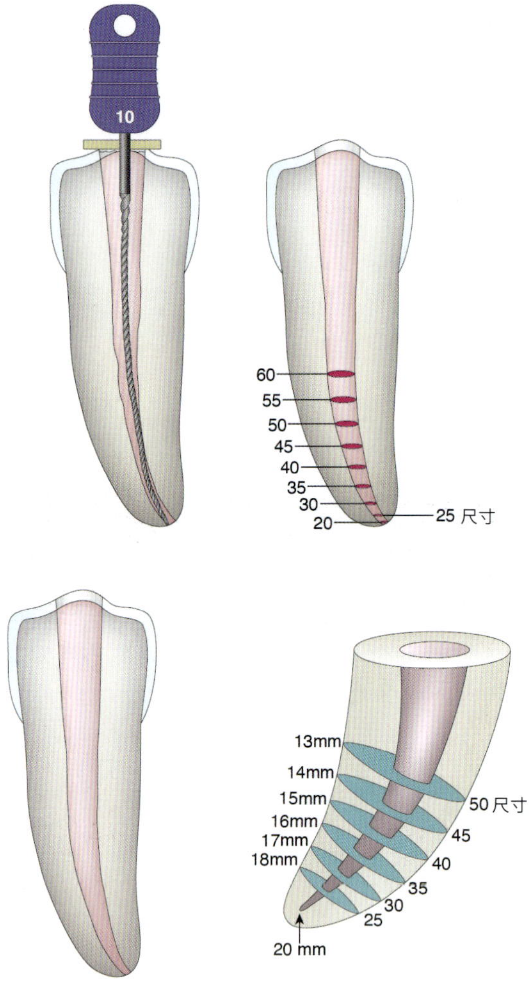

在成形的最后一个步骤中，在预备好的根管末端（即影像工作长度）获得最终直径，然后从此处开始，向冠方进行逐步增加直径的预备（逐步后退法）。之前对冠1/3和中1/3根管的扩大确保了在此阶段以“半主动”方式使用不锈钢K锉能够自由且安全地操作。再次强调，大量的且仔细的冲洗，配合反复回锉，对于技术成功至关重要

模式图2.1（续）

镍钛合金器械虽然历史较短，但由于其生产与市场关系，仍在不断发展。到2010年前后，镍钛合金器械的主要变化是其形状和设计的进化，切削效率和柔韧性得以提高（图2.8）。这两个显著特征随后促使其使用在操作顺序上发生了改变[36]。

镍钛合金器械的横截面切削能力更强、金属质量更少、柔韧性更好。这些特点使得开发日益简单的操作顺序成为可能，进一步减少了完成根管预备所需的器械数量，使根管成形变得更简单、更可预测[37]。

经典的“根向预备法”中，就有镍钛合金器械使用的特征，表现为在冠方使用较大的器械，为小器械在根管下段使用开辟空间。这种方法已经经历了明显的演变。与前面提到的Talbot[7]的开创性文章相比，可以说，这种预备方法对于使用比不锈钢更柔韧但仍相对较硬的器械至关重要，尤其是具有低切削效率的器械，这与100年前Talbot所经历的情形相似。在这两种情况下，该技术要求将切削

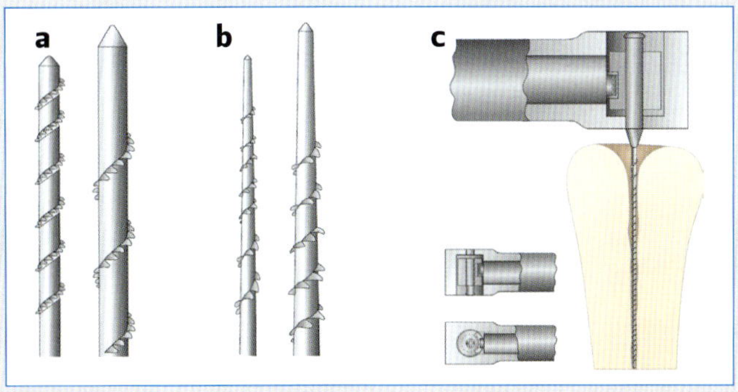

图2.4　与“Laurichesse修整器”（a）相似，由Riitano博士和Spina博士设计的Rispi器械（b）锥度逐渐增大，尖端直径则是固定大小，可被认为是第一个进行根向机械预备的器械。

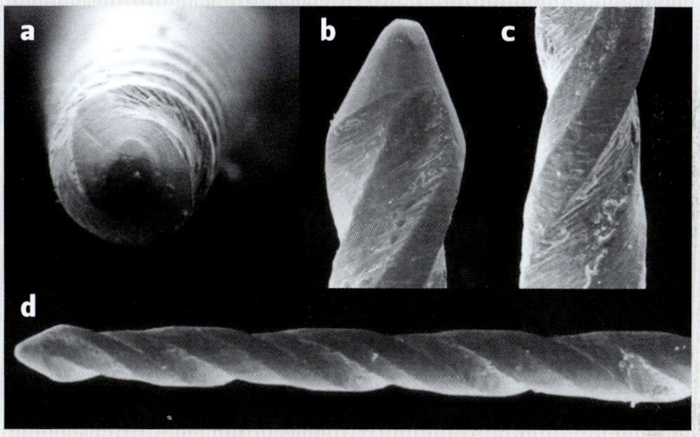

图2.5　Quantec仪器的轴向（a）和侧面（d）视图以及尖端（b）和刀片（c）的细节，用扫描电镜在60～500倍间观察。

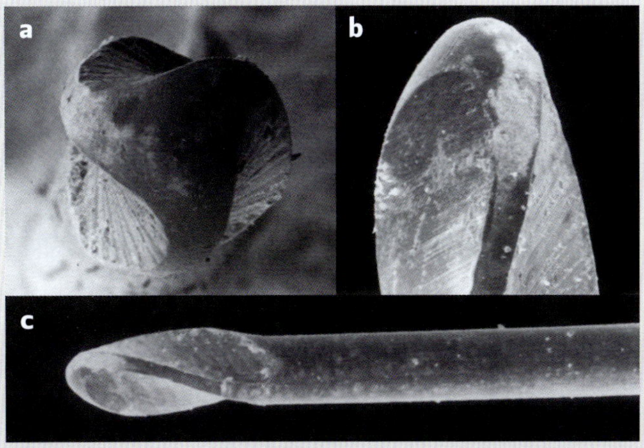

图2.6　LightSpeed仪器的轴向（a）和侧面（c）视图以及尖端和刀片（b）的细节，用扫描电镜在60倍和500倍间观察。

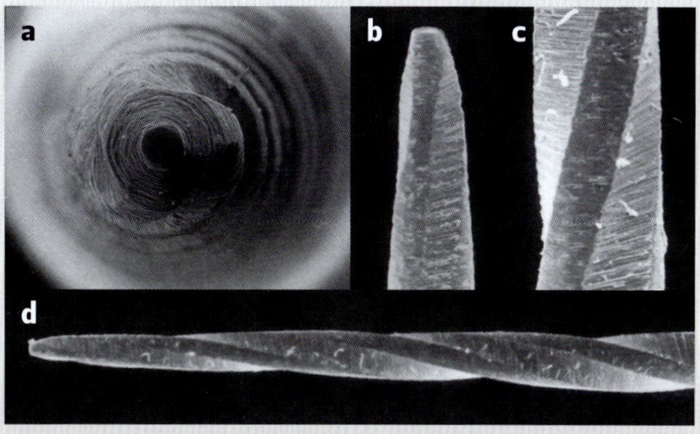

图2.7　ProFile仪器的轴向（a）和侧面（d）视图以及尖端（b）与刀片（c）的细节，用扫描电镜在60～500倍间观察。

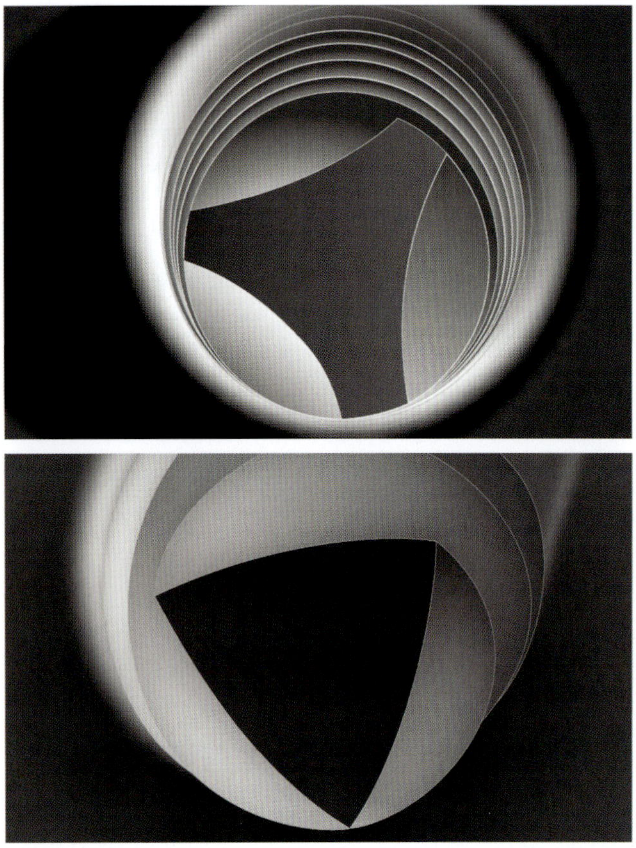

图2.8 用于镍钛合金旋转器械的两种类型的三角形截面。上面是带切削平面的三角形部分，下面是带切削刀片的三角形部分。器械断面的变化使得切削牙本质的设计越来越有效，简化了器械操作的顺序。

区域划分为若干区段，以减少刀刃对牙本质表面的影响面积。随着镍钛合金器械的引入，可以通过交替使用不同的锥度和尖端直径来进行冠-根方向的切削。

当切削效率低的器械在较宽的表面工作时，去除牙本质的能力较低，因此需要较高的旋转扭矩。当这个力超过了锉的轴向扭转阻力时，它可能会锁死在根管中（锥形锁定），并发生变形，如果旋转力没有及时终止，就会导致器械折断。这也是为什么Talbot提出的使用具有基本刚性且效率低下的钢制锉技术以及应用在第一代镍钛合金锉的技术，旨在将切削区域分为不同的区段，并逐步从冠部最顶端预备至根尖最末端。这需要频繁更换锉的大小和锥度，以适当地调节与根管壁的接触面积。大尺寸和锥度的器械，例如开口成形器械（图2.9），适用于处理冠部和中部区域；这些器械通常比用于工作长度的器械短，旨在根管扩大的初始阶段执行传统GG钻的工作。然而，这些器械尽管是由镍钛合金制成，仍具有一定程度的刚性，并且由于“原始”的设计，它们有着低切削力的缺点，因此在某些案例中难以向工作长度方向推进。这通常迫使临床医生向根尖方向施加压力，最终可能导致器械变形、折断或造成医源性损伤，例如台阶或侧穿。

通过设计的更新迭代，更薄、更高效的镍钛合金器械能够在根管中承受更大面积的接触。实际上，当纤细的器械在根管内推进时，能够维持根管通路，保持管内通畅，同时在冠部形成一个扩大的区域，由于器械的锥度增加，冠部的截面也会增加。第5章将详细描述这种由意大利牙髓病学专家Vinio Malagnino教授发明并推广的预备方法。Vinio Malagnino教授的机用器械使用经验使他在21世纪初设计了一套与主流器械不同的系统，这彻底改变了全球根管治疗以及随后镍钛合金器械的设计方式。这些器械采用更薄、更灵活的设计，具有更高的切削效率，使得它们可以使用一种被发明者定义为“同步”的技术，在国际上被称为单一长度技术[38-39]。这种预备顺序包括在开始预备工作时使用较小的器械，逐渐推进到工作长度。在这个过程中，器械的尖端尺寸和锥度逐渐增加，这意味着每个后续器械的刀刃对牙本质壁的影响都是有限的，从而导致每个器械受到较低的扭转力。直观地看，在一个尺寸“小”的根管内，“小号”器械比“大号”器械承受的压力要小。通过所谓的提拉运动，这些器械在旋转和侧向运动中，都具有显著的切削能力[40-41]。提拉运动的可能性

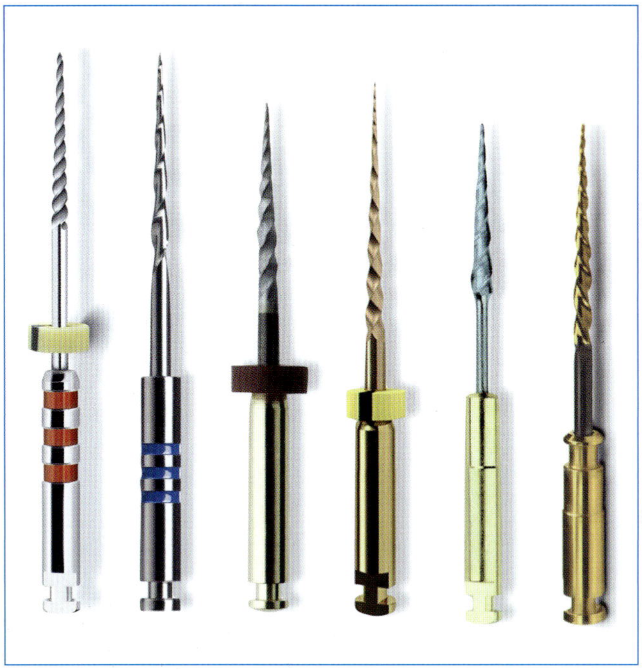

图2.9 用于开口的不同类型的器械通常具有很大的锥度，与ISO标准相比，工作端缩短，总长度较短。

也与器械的设计革新有关[42]。如前所述，切削效率低的器械不能承受侧向压力，必须在有限的接触面使用，因此只能使用啄击般的手法，即在机械运动中，由操作者对手机施加轴向压力，使得旋转刀刃产生接触，这些刀刃在接触根管内部分和自由旋转部分之间的过渡点处承受扭转应力。当切削牙本质时，与旋转的刀刃接合的部分会导致根管扩大，即根管的圆形扩大。

在过去，建议操作者只进行轴向的“前后”运动，以此来避免侧向压力[43]。但是，得益于器械切削效率的提升以及Malagnino教授的研究，最新的技术是基于从根管内向外运动进行横向切削的可能性，确切地说是提刷。提刷动作的最大优点是在没有任何扭转应力作用于器械轴线的情况下进行根管扩大，因为它是通过向外的提刷动作来完成的，在这个阶段没有接触到根管。事实上，由于操作者在侧向施加的压力，刀刃会切削牙本质，即使器械比根管小，也几乎没有扭曲变形的风险。

在旋转器械领域，当前趋势几乎都是在治疗的初步采用小号器械，然后逐渐增加尖端的尺寸和锥度。使用纯根向预备技术操作顺序的系统越来越少。第5章将在逐步描述镍钛合金器械的基础预备时，讨论这个话题。然而，必须意识到，使用相同材料的器械在设计上的革新显著提升了安全性，以改善愈合和缩短治疗需要的时间。

除了镍钛合金器械设计上的重大变革提供了上述讨论的优势外，在过去20年中，研究和开发工作主要集中在另外2个主要领域，即镍钛合金的冶金学与热处理以及器械在根管中使用时的机械运动类型。这些问题将在第3章中详细描述。以下各章将根据作者的批判性和科学性观点，分析市场上各种系统的优点和缺点及其临床应用，使读者有能力针对多种临床需求和治疗适应证灵活调整技术方法与器械的使用。

第 3 章
根管器械的冶金学及器械生产中的演变与创新

METALLURGY OF ENDODONTIC INSTRUMENTS, EVOLUTION AND INNOVATION IN THE PRODUCTION

不锈钢根管治疗器械的生产与特征

根管成形器械的生产是一个工业化的流程，不仅需要高精度的铣削技术和冶金工艺，对金属的质量也提出了更高的要求。目前，主要有两种金属用于制作根管器械，分别是不锈钢（SS）和镍钛合金（NiTi）（模式图 3.1）。

这两种金属材料的机械性能差异较大。因此，相应的根管器械也有不同的生产方式。

不锈钢历来是根管器械生产中使用最广泛的金属材料，对于牙髓病学领域有效和可靠的临床实践仍然具有重要意义。不锈钢的特点是众所周知的，使其成为诸多生产领域中用途最广、使用最频繁的材料之一。

不锈钢具有高延展性、良好可塑性和超弹性模量，这意味着与镍钛合金相比，只要不锈钢处于正常的热力范围内，无论应用温度（T°）如何，它都是刚性且稳定的。镍钛合金则会受到应用温度和热处理过程的影响，可能以不同的物理形态存在，并可以随着时间的推移而进行改性，这取决于它所经受的处理方式。

目前，用于根管成形的器械分为以下3类：

- 手用不锈钢器械，例如K锉、H锉和扩孔钻
- 机用不锈钢器械，通常在高转速下使用（>1000r/min）：例如GG钻和Largo钻。这种类型的器械通常用于预备冠方根管
- 低速机用器械，通常用于完整根管的预备；过去也用不锈钢制作，但现在主要用镍钛合金制作

模式图3.1　目前用于根管成形的不同类别器械。

通常用于生产根管器械的镍钛合金弹性远大于

不锈钢，常被视为具有低可塑性属性的金属间合金。镍钛合金特有的超弹性特征显著地影响了加工和批量制作根管器械所需的程序，通常把这类根管器械称为锉。镍钛合金的表面硬度低于不锈钢，并且对相变敏感度更高。

目前使用的大多数根管治疗器械仍然是由不锈钢制成的，然而市场上也有一些用碳-不锈钢制作的锉[1]。由于不锈钢具有卓越的机械性能和抗氧化性能，它被普遍用于所有中、小型根管器械的生产。事实上，历史上最早生产的根管器械就是用碳-不锈钢制造的，但其只包含钢的基本成分：铁和碳[2-4]。不锈钢是通过在钢中加入各种原子成分（主要是铬和镍）而产生的。当铬的含量百分比高于13%时，钢被认为是不锈钢。这种类型的合金在暴露于潮湿的环境时更耐腐蚀，而且往往比碳钢具有更强的抗机械应力性能。然而，这种合金直到1913年才被发现，并在相对较近的时期才开始被用于制作根管器械。碳钢仅由铁和碳组成，后者的含量百分比不超过2.11%。合金中的碳含量越高，其硬度就越高；然而，这也降低了其机械性能。高碳含量为根管器械提供了更大的刚性，这对小尺寸的器械特别重要，但也致使器械在受到较大扭转应力时更易出现折断。一些制造商在他们的器械目录中包括了高碳成分的、专门为根管探查而设计的器械[1]（Pathfinder CS，Kerr SybronEndo-MMC锉、MME锉、MicroMega锉）（图3.1），这确实增加了易受轴向应力的小号器械的抗力。需要强调的是，因为消毒程序和治疗期间的环境变化可能会改变其机械性能，所以这些器械均被视为一次性使用器械[5-7]。

根据不断发展的国际标准（ISO/FDI和ANSI/ADA）（模式图3.2），根管器械的生产应当符合ISO标准，但也不必完全遵从这些标准。尽管某些特性在设计演变和人体工程学方面可能已经过时，但标准的ISO器械仍然是参考基准，至少在基本的手用器械领域是这样的。

牙髓病学常用的3种不锈钢器械包括：K锉（K-files）、K-扩孔钻（K-reamers）和H锉（H-files）。K锉的名字源于其第一个制造商（Kerr制造公司），该公司自20世纪初就开始生产碳钢制的K锉和K-扩孔钻。这些器械的制造方法是将钢丝雕刻成三角形或四边形的金字塔形状，随后通过固定尖端，沿着其长轴进行扭曲，直到拧制成一个螺旋形的轮廓（图3.2）。这种生产是基于钢的可塑性实现的。

在镍钛合金器械上采用同样的工艺是不可能的，因为一旦产生扭转的角动量消除，受到扭转的金字塔结构将自动恢复到原来的形状。但在一些特殊的生产制备中，这是可能实现的，如后文所述，通过使用特殊的处理程序可使镍钛合金达到可塑性阶段，随后通过进一步的热处理回到超弹性阶段。

无论是扩孔锉还是扩孔钻，都是由扭曲过程中

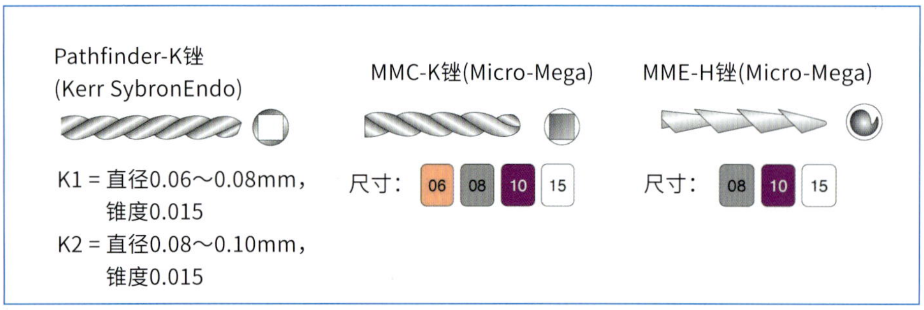

图3.1 用碳钢制造的某些类型的手用器械。可以利用这种金属的硬度优势，使用这些器械来探查根管。

ISO标准化

根管器械通常以尖端直径和锥度为特征。目前的生产方法在国际标准化组织（ISO）与国际牙科联合会（FDI）联合发布的标准中有所描述，此外，这两个机构在技术委员会TC-106 JWG-I的一个工作组中协同运作。这些标准以ISO编号为标识，并由美国牙科协会（ADA）与美国国家标准协会（ANSI）联合采用。ISO No. 3630-1:2008（牙科-根管器械-第1部分：一般要求和测试方法）包括了由标准锥度0.02的不锈钢制成的根管治疗器械，特别是K锉（ANSI No. 28）、H锉（ANSI No. 58）和拔髓针（ANSI No. 71）。最近，ISO No. 3630-2:2013（牙科-根管器械-第2部分：扩大器械）和ISO No. 3630-5:2011（牙科-牙髓病器械-第5部分：成形和清理器械）也被同时引入。持续的修订确保了这些标准自50多年前推出以来一直得到审查。然而一个针对镍钛合金根管器械新要求的标准亟待出现。

在目前的ISO标准中，尺寸可参考尖端的直径，其以1/100mm表示（图1）。几何学上的尖端（即器械的末端）被称为D0，但直径是在刃部的第一个可测量部分（D1段）被测得，单位为1/100mm，直径也定义了器械编号（图1a）。

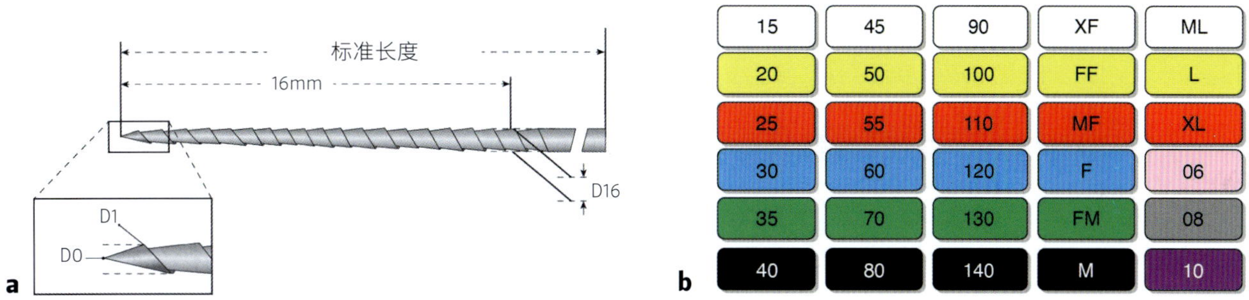

图1 （a）ISO编码设定了一个D1直径，是器械的名义尺寸。D1是器械尖端附近的第一个可测量的直径。D16是距离尖端16mm处的直径，即器械的最大直径，根据标准器械必须有16mm的刃部。（b）ISO标准中的器械尺寸和相应的颜色代码。

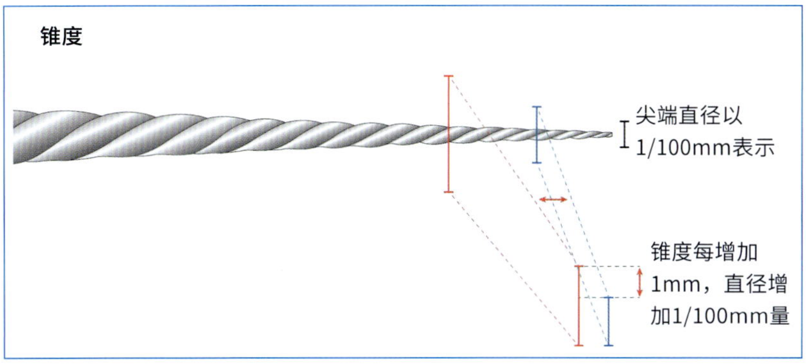

图2 器械的锥度是指其从尖端至末端每增加1mm直径的增加量。

模式图3.2 ISO标准化。

标准器械的刃部长16mm，而ISO标准器械从尖端到手柄整体长度，有3种长度：短，21mm；标准，25mm；长，31mm。锉的编号系统从06到140不等，并使用颜色代码（着色部位通常在手柄或器械其他可视区域）（图1b）。

锥度表示器械每毫米的直径增加量。在符合ISO标准的器械中，轴向每增加1mm直径规定增加0.02mm。一般来说，锥度是以百分比（2%）或直径每毫米增加量（0.02）来表示的（图2）。在符合ISO标准的器械中，尺寸的增加不是恒定的，即小号器械增加的百分比较高，大号器械增加的百分比较低（图3）。

为了弥补某些器械型号方面的不足，引入了中间型号，但这类型号的器械不再符合ISO标准，例如12.5号、13号、17号锉。为了弥补器械尺寸不恒定增加的现状，Schilder（Schilder, 1993）开发了一套称为“Series 29”，即尺寸以29%恒定增加的器械（图3，图4）。

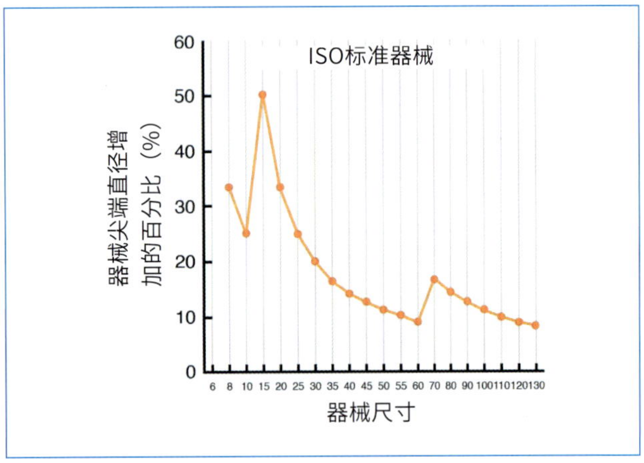

图3 ISO标准器械的尖端直径增加百分比。

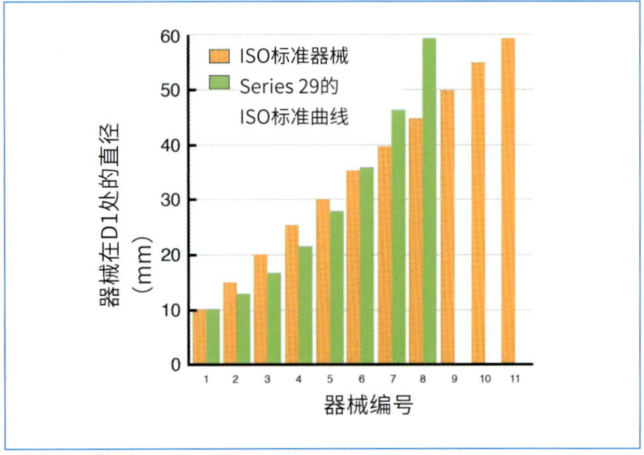

图4 Series 29器械尖端直径增加百分比。

▶ 参考资料
[1] Schilder H (1993) Revolutionary new concepts in endodontic instruments sizing. Giornale Italiano Endodonzia 7(4), 166–172.

模式图3.2（续）

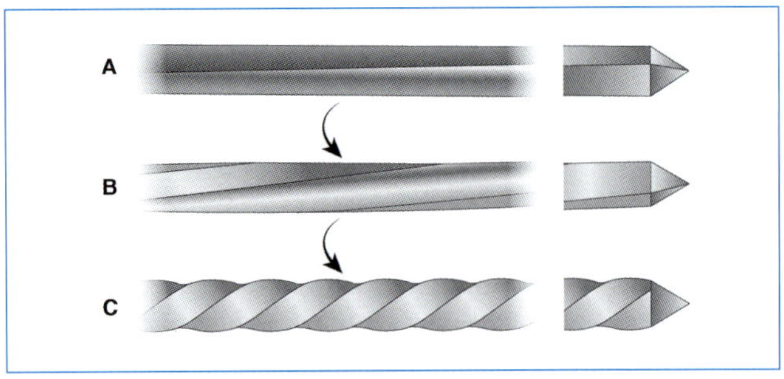

图3.2 扭曲拧制不锈钢器械的方法。通过磨削成型，随后沿轴线扭曲器械形成螺旋槽。

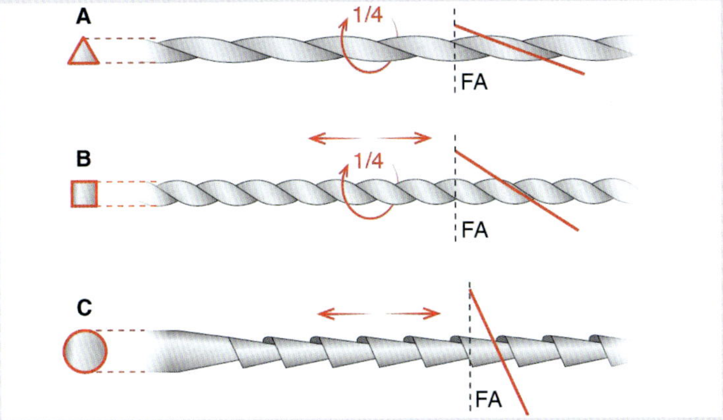

图3.3 （A）扩孔钻，低密度螺旋槽手用器械（较大的螺旋角，FA），做旋转运动时切削效率高。（B）K锉，高密度螺旋槽手用器械（较小的螺旋角，FA），旋转角度1/4圈，手表上发条式旋转动作切削效率高。（C）H锉，水平刀刃磨削制作而成的手用器械（极小的螺旋角，FA），提拉运动切削效率高。

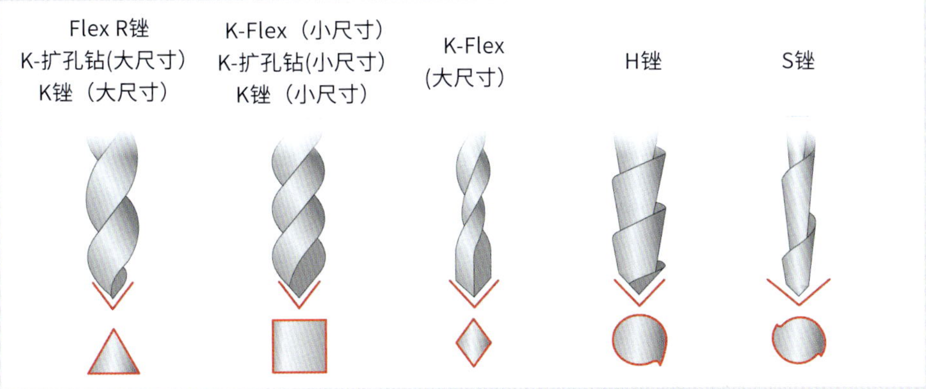

图3.4 不同类型的不锈钢手用器械及其横截面。K-扩孔钻、K锉、H锉、S锉。螺旋槽的横截面和数量都是通过沿金属丝轴线扭曲拧制而成的，决定锉的形态、几何特征，从而影响其切削性能、挠曲强度和柔韧性。

形成的螺旋槽数量（图3.3）和横截面（图3.4）确定的：K锉的螺旋槽密度高，因此其螺旋角较小，横截面为方形。两种类型器械的几何形态不同，其功能也不同：K锉具有较大的抗折性能，可用来穿透进入狭窄的根管内，因为它主要是沿根管的轴向做提拉动作发挥切削作用。K-扩孔钻具有较高的柔韧性，较低的抗折性能，适用于通过旋转动作扩宽根管（扩大作用）[8-12]。关于K型不锈钢器械的机械特征很重要的一个细节是，做顺时针或逆时针两种旋转动作时，器械发生断裂所需要的力量几乎是相同的。然而，顺时针方向旋转切削时达到断裂所需要的转数几乎是逆时针方向的一半[8-10]。这可能对临床中使用这些器械探查根管具有巨大的实际意义。如今，扩孔钻的功能几乎完全被镍钛合金器械所取代。在根管探查阶段以及根管比较细小时，K锉改良器械仍然作为一种可选的治疗器械。

还应说明的是，在20世纪，人们提出了许多以K锉为基准的改良器械。混合型器械，例如K-flexo锉，它的截面为菱形或三角形（基于尺寸大小：四边形对应小尺寸器械，具有更好的抗折性能；三角形对应大尺寸器械，具有更好的柔韧性），虽然螺纹密度与K锉相似，但是尖端形状和截面不同，其柔韧性较K锉更佳。三角形器械，例如Roane提出设计的Flex-R锉，减少了金属质量，但不会减少器械抗折性能（图3.5）或改变其形态。此外，还提出了通过磨削而成的K型改良锉（Flexo锉，Dentsply-Maillefer）。

Hedström型锉（H锉）的生产制造过程与上

述的K型锉不同；事实上，由于其特殊的几何形状，即单刃，圆形截面，H锉只能通过磨削光滑的圆锥体不锈钢钢丝制作而成。这种工艺与用于制造超弹性镍钛合金器械的工艺非常相似，可以获得更多具有极小螺旋角的水平刀刃（图3.3）以及切刃非常正的前倾角（图3.6），因此这种结构提高了器械的切削能力，并意味着操作时该器械几乎只能沿根管轴向做提拉动作。事实上，使用的金属质量较小以及磨削成形方式（图3.7），使这类器械在承受弯曲和扭转应力时，更容易发生断裂[13]。

如今，不锈钢手用器械的功能主要局限于根管治疗的早期阶段，例如探查根管、建立根管滑行通道、根管预敞开及探查不规则的根尖、绕台阶等解剖异常结构和牙髓再治疗。因此，我们根管器械中

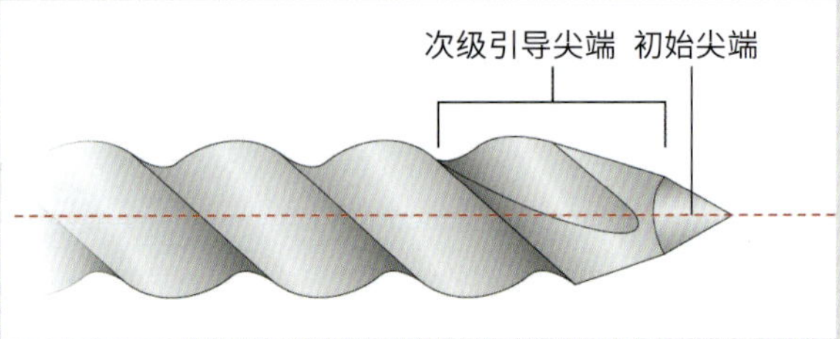

图3.5 Roane提出设计的Flex-R锉，对尖端进行了改良，通过减小刃部尖端的过渡角，改变尖端的形态，降低尖端的切削效率。

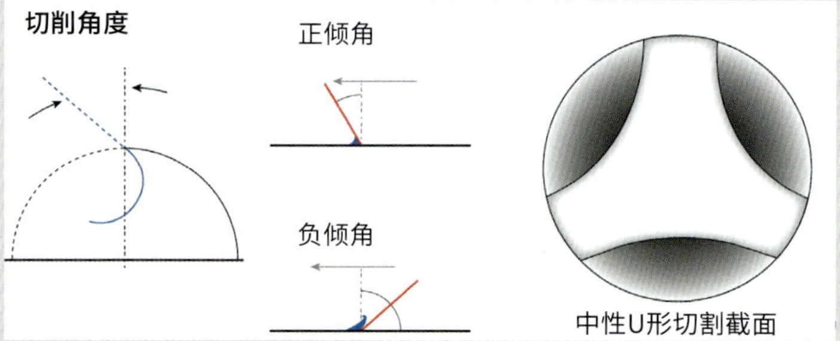

图3.6 通过计算根管锉横截面上的倾角与根管内壁理想圆周切线的垂直线之间的夹角，这个夹角即为根管锉的切刃对根管壁的切削角度。例如，正倾角有更高效的切削作用，而负倾角切削效率更低，更多的作用是整平根管牙本质壁，而不是切削作用。如图右边所示，中性倾角的典型U形截面。

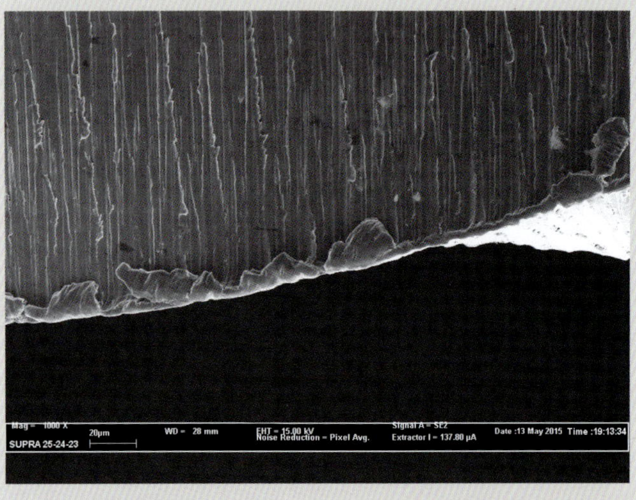

图3.7 新型根管器械的刃部细节。可以观察到加工过程中的残留缺陷，这肯定会影响到器械的性能。目前不锈钢和镍钛合金器械的生产制造都表现出极高的质量标准，然而由于这些器械的尺寸很小，一些如图所示的不理想结构可能仍然存在。

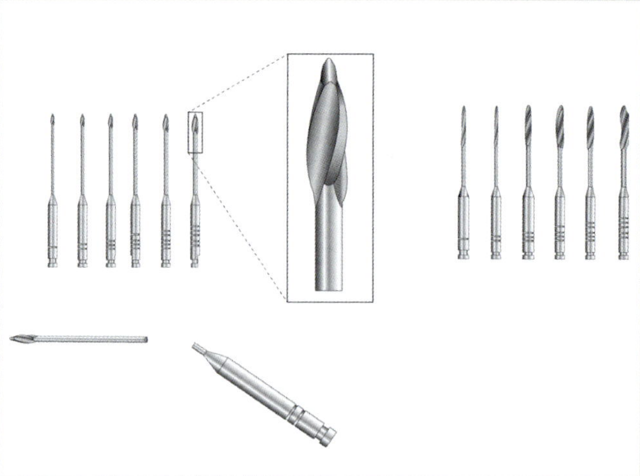

图3.8 用于低速手机GG钻和P钻（Largo）套装；这两种钢钻头都是以6000r/min/20000r/min的转速专门用于根管的冠方以及直线通路的预备。自我保护机制可确保根管器械在过度弯曲的情况下，钻头在抗力薄弱的柄部起始部位发生断裂。

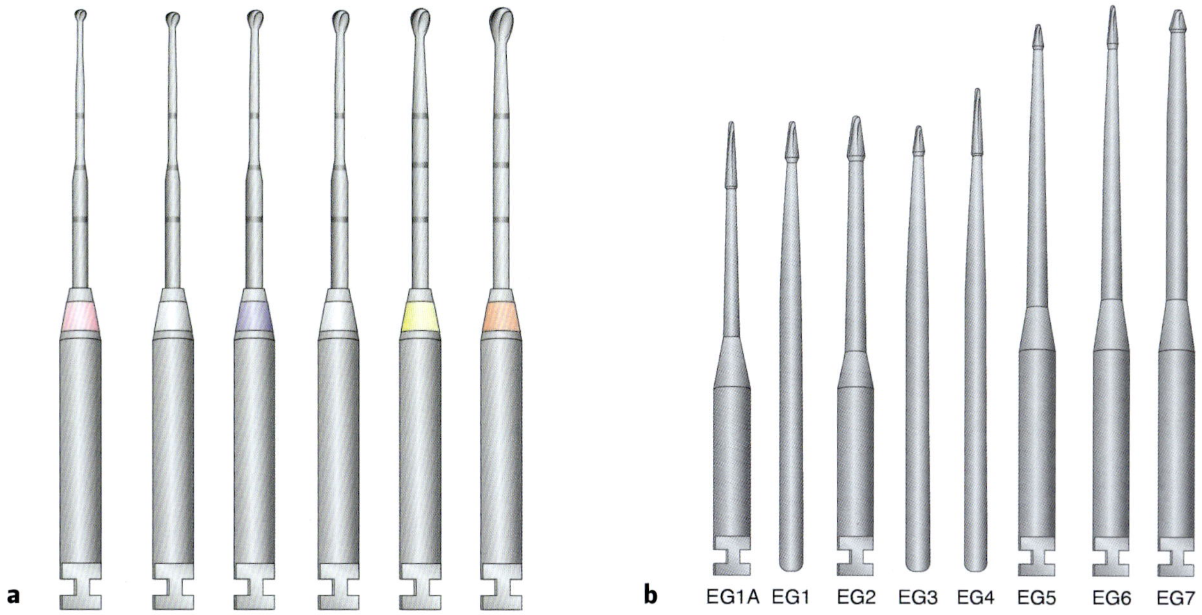

图3.9 用于低速手机的Munce车针（a）和Clark车针（b），可用于清理髓腔入路、定位根管和需要深入根管内工作的情况。

的型号和设计只包括小号的和变化最少的，来提高治疗的效率和工效。

根管治疗的高速机用不锈钢器械（>1000r/min）几乎被低速镍钛合金器械（平均250 ~ 500r/min）所取代，这类器械在根管预备中更加安全，尤其是对根管口的敞口以及根管中上段的预备。然而，诸如GG钻和P钻（Largo钻）（图3.8）等器械，是镍钛合金器械根管预备前的重要部分，仍然在完成根管入路中起着重要的作用，同时在一些特殊的临床情况下，例如根管再治疗清除原有充填材料也起着重要作用。GG钻和P钻的横截面是切削器械的传统截面，生产低速镍钛合金器械最初也是采用这种截面。事实上，U型截面具有很高的耐磨损性（图3.6），从而保证这类器械在经过多次使用后仍然保持它们的切削效率以及高效的中性前倾角（图3.6），更有利于狭窄或弯曲根管的预备。

以上这些特点，加之钝化的尖端，意味着过去几十年来，这两种器械一直是预备根管中上段的金标准。另外一个重要特点是，在靠近手柄基部设计了一个抗折薄弱区（图3.8），可以防止尖端断裂。事实上，在过度弯曲或扭转应力的情况下，钻的柄部会先于尖端折断。

根管器械选择序列中保留了一些GG钻（主要为2号和3号），以及其他旋转式的不锈钢根管器械，例如小号、低速的长颈球钻（图3.9），用于修整开髓洞形。

值得注意的是，正如将在后文阐述，往复运动器械的出现使不锈钢器械重新成为市场上的焦点，主要用于根管探查阶段根管的根尖部分（仅使用小号器械）[1,14-15]。

镍钛合金根管器械的生产与特征

背景

在20世纪60年代初，Buehler研发出一种金属间合金，即镍钛合金，对医学和牙科领域具有重大意义（生产成钛板、具有骨整合性能的种植体、正畸丝）[16-19]。

在牙髓病学领域，Walia在1988年报道了关于新型镍钛合金锉的柔韧性、抗折性能和切削效率的首次测验[20]。然而在20世纪90年代，市场营销和临床应用上的成功，要感谢Johnson、Senia和McSpadden这3位美国牙髓医生，是他们首次将镍钛合金器械应用并推向市场。

镍钛合金也被称为Nitinol，这是一个缩写，代表了它所组成的元素："ni"代表镍，"ti"代表钛；"nol"来自海军军械实验室，代表由美国政府研究机构开发[21]。

镍钛合金的一般特征

镍钛合金的主要特征可以列举如下：

生物相容性和耐腐蚀性：尽管也发现了其他的超弹性合金，例如铜锌合金、铜铝合金或金镉合金[17]，由于其出色的环境稳定性[23-24]，镍钛合金仍然是生物相容性和耐腐蚀性最好的材料[22]。

抗疲劳、抗弯曲和抗扭转：引入钛作为合金成分，造成高力重比，确保器械具有较高的弹性极限[20,25]。

同时，这类器械由于扭转力导致的抗断裂性同样较高[26]，因为扭转力会被吸收和分散，以便在临床使用器械时不产生负载过载区，特别是在器械最薄弱的区域尖端。当然，这并不意味着镍钛合金在承受过大的负载和/或扭转时不会断裂。然而，在临床使用条件下，镍钛合金的抗断裂性似乎不受消毒流程的影响[27-29]。

镍钛合金的冶金学原理

用于根管治疗的镍钛合金具有等原子成分，两种主要成分在化学计量学上比例为1 ∶ 1。它包含大约56%的镍和44%的钛，在某些情况下，百分比小于2%的镍可以被钴、铜或其他金属取代。因此，更准确的名称是55-Nitinol，通常指这类合金。

镍钛合金是一种金属间化合物，具有改变其原子键的内在能力，这将导致合金晶体结构的变化，从而导致机械性能的变化。这种现象可根据温度、应力，或这两个因素共同变化而发生[30-32]。

在固态下，根据其特定的温度范围，合金可以以3种不同的结晶相存在：奥氏体相、马氏体相和中间的R相。

奥氏体相具有体心立方的微观结构（图3.10），在高温下是稳定的；在这个阶段，材料是刚性，超弹性的，几乎不形变，具有非常低的可塑性。标准的镍钛合金器械在室温下处于奥氏体相。

马氏体相的特点是具有面心立方的微观结构（图3.10），在低温下较稳定。在这个阶段，材料有高柔韧性，很容易发生形变，具有很高的可塑性，然而这种形变不一定是永久性的。新的工艺流程可在室温下制备马氏体相的器械（称为马氏体器械）。

中间的R相没有确切的晶体结构，而是奥氏体相和马氏体相的混合体，其中原子可以在相反和平行的平面上自由移动，并且能够在两个相之中重新排列[31-33]。新的工艺流程也能够在室温下生产R相的器械。

从一个相到另一个相的转变可能在几种机制下发生，有些与温度的变化有关，有些是在固定温度下由机械应力引发的转变，还有一些是应力和温度同时作用下导致的类型的转变如下：

① 热诱导奥氏体向非形变马氏体的转变。

② 应力诱导非形变马氏体向形变马氏体的转变。

③ 奥氏体向形变马氏体的转变。

④ 应力诱导奥氏体向马氏体的转变。

（1）热诱导奥氏体向非形变马氏体的转变

当镍钛合金冷却时，在无应力的情况下，通过一个处于马氏体起始值（M_s）和马氏体终止值（M_f）之间的转变温度范围（TTR）时，合金经历了一个被称为孪晶形成的过程（图3.10，图3.11）。这个过程导致奥氏体(在较高温度下)向马氏体的转变(在较低温度下)。在这种情况下，转变只与环境温度的变化有关；因此，以这种方式形成的马氏体被称为热诱导马氏体（TIM）。

这种转变是由一定数量的结晶平面的空间定向变化所致，是一种完全可逆的现象。在分子水平上，这种冷却产出了一个称为孪晶马氏体的相，表现为以人字形排列的交变原子平面，经历这种转变的物体形状和大小保持不变。

可以看到，这种转变发生在一个温度范围内，低于这个温度范围（M_fT°），合金处于完全的马氏体状态，而高于这个温度范围，它处于完全的奥氏体相（M_sT°），额外有一个两种形式共存的中间相，即中间的R相。如图3.11所示，冷却阶段的马氏体起始温度（M_sT°）和加热阶段的奥氏体终末温度（A_fT°）并不一致，而是遵循一个滞后机制；正如冷却阶段的马氏体终末相（M_fT°）和加热阶段的奥氏体起始相（A_sT°）。

2）应力诱导非形变马氏体向形变马氏体的转变

在低于TTR的条件下使合金转变为孪晶相的非形变马氏体后，如果对合金施加机械应力，应变将导致原子平面的移动，从而导致称为去孪晶马氏体的新结构形成。

在这种情况下，合金屈服于外界应力，加之其可塑性，通过形变而改变形状。在这一阶段，合金

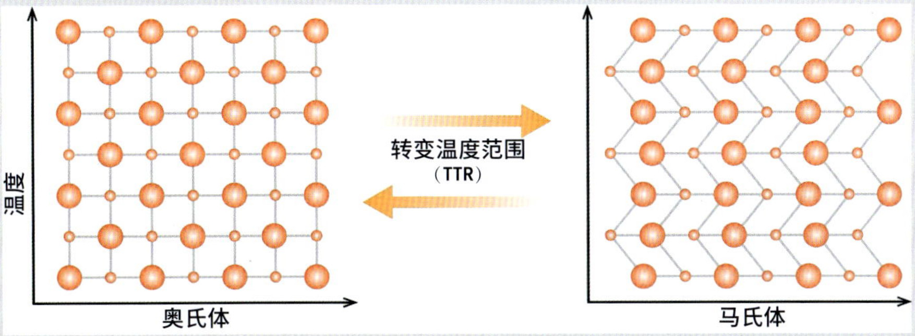

图3.10　奥氏体-马氏体通过温度变化转变的示意图。

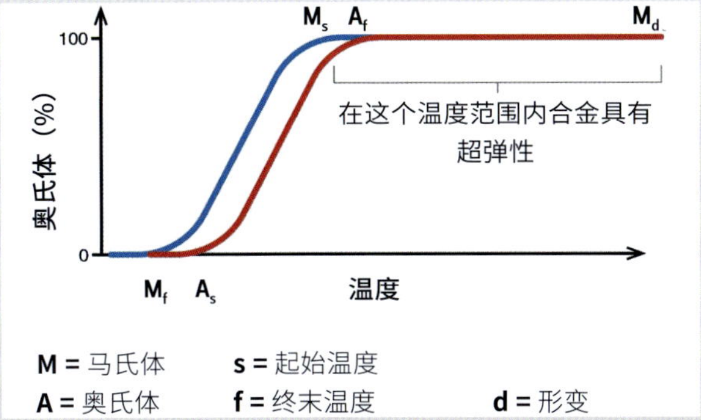

图3.11　马氏体转变的滞后性。

具有明显的弹性和可塑性特征，即能够发生稳定的形变，从孪晶马氏体转变为去孪晶马氏体。与奥氏体相相比，这种结构有不同的形状，一般也有不同的体积，但这种转变的化学成分和结晶平面的原子结构并无不同。在这种状态下，通过增加温度超越TTR范围上限，结构会恢复到最初的形状，这是该合金的一个特征，即形状记忆。

在这个过程中，晶体结构中相邻的原子平面之间发生了运动，因为它们回到了具有更强电子键的原始位置。不论它在马氏体相中受到任何形变，这个过程允许镍钛合金重新获得它在奥氏体相中的形状，即一个体心立方的微观结构，同时具有较高温度下的特征性能。形状记忆效应（SME）[34]（图3.12），是区分镍钛合金与钢和其他金属[35-37]的一个独有特征。这种特性最近才被用于牙髓治疗领域，市场上出现了用镍钛合金制造的器械，这种器械在使用温度下处于马氏体相，因此如果它们在预备根管的过程中发生形变，可以通过提高温度来恢复其初始状态，也可以进行高压蒸汽灭菌[38,39]。

（3）奥氏体向形变马氏体的转变

马氏体相的转变。当材料的温度提高到A_f以上时，它将恢复其原始形状。在这种类型的相变中，TTR是所施加应力的相关函数这一观点已经得到认可，同时，更高的负载意味着更高的转变温度[40]。

（4）应力诱导奥氏体向马氏体的转变

触发从奥氏体到马氏体阶段过渡的最后一种方法是通过施加机械应力而不改变温度。事实上，可以看到，在没有应力的情况下，处于冷却阶段的马氏体在一定的M_s温度下开始形成。然而，在同一材料中，如果对材料施加器械负载，马氏体相甚至可能在高于A_f的温度下出现，即在TTR范围之外的温度（图3.11）。以这种方式形成的马氏体被称为应力诱导马氏体（SIM）。因此，机械作用取代了与冷却有关的、典型的上述热诱导马氏体（TIM）的热力学效应。

机械应力在材料中引起形变，这种形变一直持续到负载释放，此时SIM相变得不稳定，材料随后恢复其原始形状[41]。与形状记忆现象不同的是，这种情况的发生不需要增加温度。这种材料表现为有弹性的、不会发生任何永久性的可塑性形变，这也是为什么使用“超弹性”这一术语。通过分析奥氏体相的镍钛合金的应力-应变曲线（图3.13），可

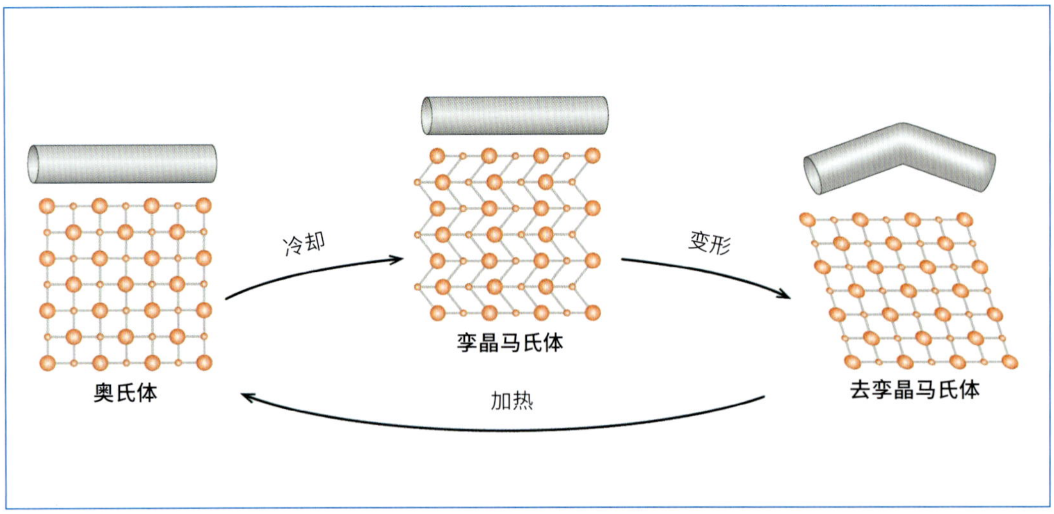

图3.12 镍钛合金的形状记忆效应示意图。

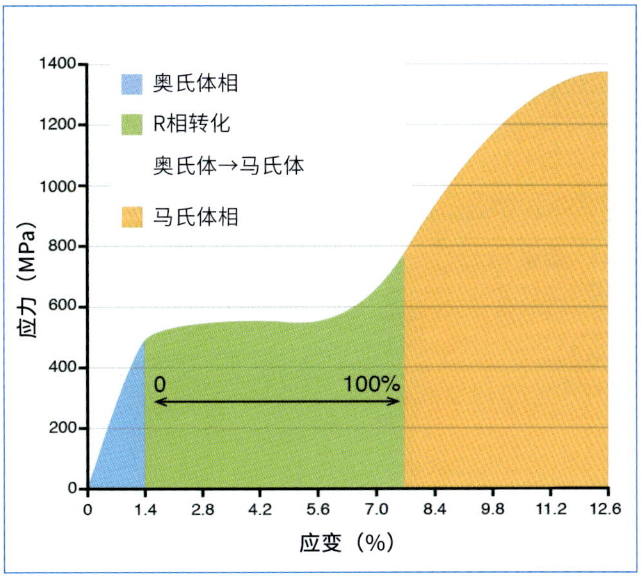

图3.13 恒定温度下镍钛合金器械的相变。在转变范围内，形变发生在几乎零负载的情况下，并获得了超弹性的特性。

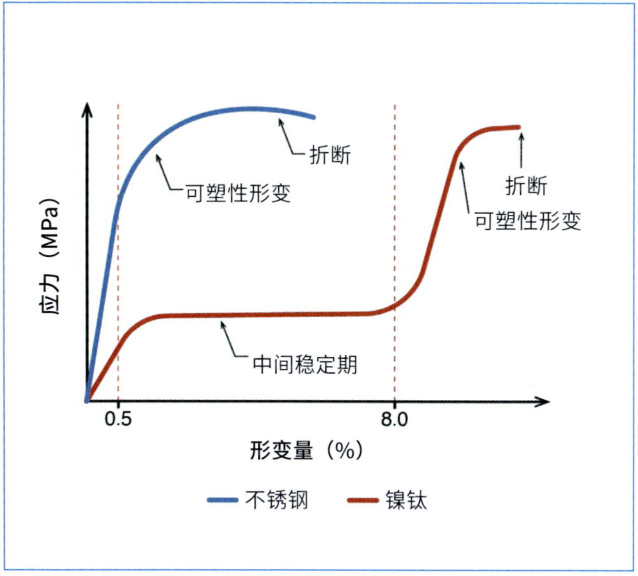

图3.14 镍钛合金和不锈钢的应力-应变曲线。

以看到该合金不具有常见于金属材料的线性力学行为，例如一般金属可以建立的应力（MPa）和应变（%）的比例关系应力-应变曲线可以分析材料在负载下的力学反应，测量其弹性系数（杨氏模量）、弹性极限（材料发生永久形变的应力值）和可塑性或断裂极限。在这种情况下，奥氏体相的镍钛合金（图3.14）因3种相变（奥氏体相、中间R相和马氏体相）被分为3个部分。在第一部分，可以观察到合金对机械应力反应呈线性趋势：材料似乎是有弹性的，并可以通过第一部分曲线斜率来计算回弹力。

超过一定比例的弹性形变，曲线将趋于水平：在这个平台阶段，材料在负载下将发生形变而不做任何回弹。应力-应变曲线的这一部分对应从奥氏体相到马氏体相的转变，同时也有R相成分的参与。在这个范围内引起的形变仍然是可逆的，因此合金可以在不施加任何回弹力和不发生可塑性形变的情况下发生明显形变（7%～8%）[42]。应该强调的是，相变温度是一个奥氏体相、马氏体相和R相共同存在的范围，而且各种相的百分比会根据合金所处的环境温度而变化。

马氏体相的百分比越高，材料的柔韧性就越强（因此第一阶段弹性形变的曲线斜率就越低），同时，在比奥氏体相所需更小的负载（甚至低10倍）下，合金发生可塑性形变的可能性也越大[43-45]。事实上，马氏体相中的中间段的平直曲线将趋于消失，同时合金开始显示出可塑性，并在施加负载后保持形变（图3.15）。当合金处于这个平直曲线期时，抗形变和超弹性的特点可能会结合起来，成为根管治疗中器械材料的理想选择。这种类型的马氏体转变已被用于传统的镍钛合金根管治疗。在室温（20℃）和口腔温度（35℃）下，材料都处于奥氏体状态。

通过比较镍钛合金函数的应力-应变曲线（图3.14）和不锈钢函数的应力-应变曲线，可以注意到，钢（更刚性的材料）的曲线斜率要大得多。同时，它的变化形式是在给定负载下发生可塑性形变（类似于镍钛合金），但应变百分比要低得多（大

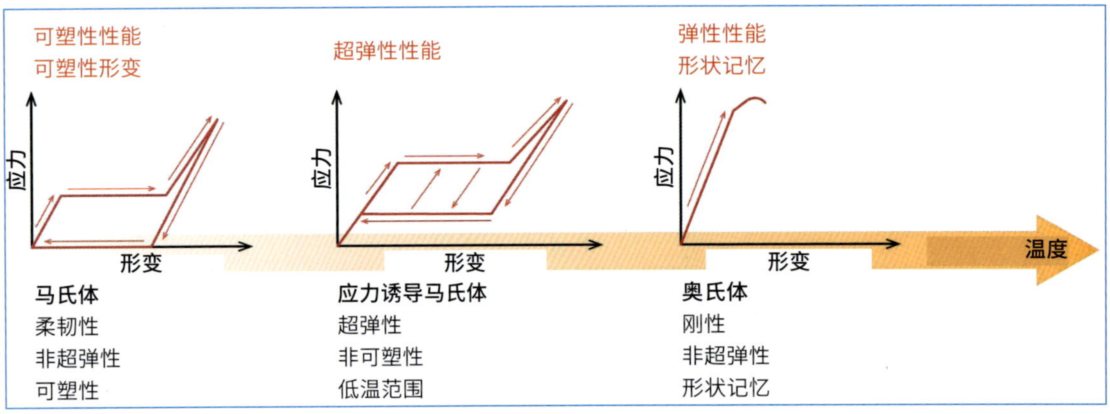

图3.15 马氏体相、中间R相和奥氏体相的应力-应变曲线形状随温度变化而变化的示意图。

约0.5%），然后再承受一个低于镍钛合金断裂所需的负载直到其达到断裂极限。

同样明显的是，不锈钢的机械性能与“正常”金属的相似，没有中间的平直阶段。后者是形状记忆金属间合金（例如镍钛合金）的一个独有特征。

应该说明的是，超弹性性能是形状记忆合金，如镍钛合金的典型特征，但这些性能在超过一定温度时就会消失。超弹性只出现在镍钛合金的温度范围在A_f和M_d之间（图3.11，图3.15）。M_d通常比A_f[46]高50℃，是马氏体像不锈钢[47]一样形变的阈值（图3.11）。

镍钛合金：从冶金学到临床实践

热弹性马氏体的转化可以通过利用温度变化（TIM）或机械应力（SIM）来触发，从而实现高形变和计划形状的改变。随着时间的推移，SIM已被证明对根管治疗更适用，而TIM被更广泛地应用于正畸和其他医学领域[48-49]。例如，正畸钢丝被赋予了形状记忆，这种记忆是由发生在患者体温以下的转变温度触发的，因此一旦被放置在口腔中，它们就会对牙齿施加特定的力，这很难在其他金属中实现。

在牙髓病学领域，超弹性意味着回复力的减少，即在这种力作用下器械主要倾向于对根管弯曲外壁预备，这是不锈钢器械的特性[48]。镍钛合金的超弹性意味着与不锈钢相比，这类器械更易于维持在根管的中央[50-51]。

然而，尽管有这样的特点，即使是镍钛合金也存在弹性极限，在过高应力下，它依旧会发生不可逆的形变（可塑性形变）随后断裂。这些值比同样大小和形状的不锈钢器械要高得多[20]。过去，人们强调了在临床实践中，应力诱导的马氏体转变正确实现的基本要求之一是恒定的应力，通过手机对器械施加预设和恒定的速度与扭矩而获得。然而，影响器械的应力水平受到各种变量的影响，例如根管解剖的复杂性、操作者的技巧和器械本身曾经所受应力损伤情况[52-54]。因此，尽管机械应力是恒定的，但有时还是会超过超弹性的理想极限，所以折断的风险仍然存在[55-56]。此外，在器械的往复运动时，这种运动对器械的影响远非恒定应力所能比。尽管如此，使用过程中还没有观察到较高的器械折断率[57]。正如将在后文提及的，扭矩控制是防止旋转器械通过扭转造成器械折断的首选机制。

镍钛合金器械的制造

由于镍钛合金的冶金特性（弹性和形状记忆）在制造工艺方面，小型精密器械的制造（如根管锉比不锈钢器械更复杂。除非在特殊情况下，否则不可能像不锈钢器械）那样通过扭转来制造镍钛合金器械，这意味着这类器械必须通过铣削来生产，这是一个更为复杂的工艺程序。

目前的制造方法涉及以下一系列的流程[42]：

① 真空熔融/铸造：使用真空诱导熔融室确保各成分（钛和镍）混合，但这也会导致轻微的钛污染，从而形成TiC。

② 压锻和旋锻：铸件在进入下一个阶段之前，在旋转和压力下于圆柱形压力机中进行锻造，目的是在张力下产生拉伸的线材。

③ 棒材/线材轧制：线材经过一系列施加在线材上的滚轴轧制获得锥形的形状。

在制造过程中，还对产品进行了其他处理，包括：

① 拉丝：这种工艺使材料呈锥形，但可能形成小的缺陷（例如划痕），这是由工艺中的内应力造成的。

② 退火和除锈：在轧制状态下对金属进行热处理，随后消除任何杂质。

③ 细线拉制：进一步的、更高精度的拉制，然后进行第二次烧制，生产出的产品为传统的直线形。

④ 轮廓制备：塑造器械的实际轮廓和横截面，使其具有圆形、方形或矩形的形状。

⑤ 清洗和调节：成品线材经过清洗和处理，然后被储存在线圈中以待加工。

⑥ 机械加工和铣削：具有精确形状和尺寸的最终产品是通过铣削实体部分获得的。

热制造工艺（锻造和轧制）与冷制造工艺（拉丝）相结合，可与热处理相结合，从而形成最终产品。

镍钛合金器械的制造比不锈钢器械复杂得多，因为这类锉不经过扭转，而是从固体中直接铣削和加工来获得器械的最终轮廓与设计。最近，通过将合金的热处理和生产制造流程相结合，已经可通过扭转（Twisted File，Kerr Sybron Endo，USA）或放电加工（Hyflex EDM，Coltene，Germany）来制造镍钛合金器械。

在上述复杂的制造过程之后，可能会留下相当多的表面缺陷，例如微腔隙和铣槽。这可能会降低器械的切削效率，并有可能介导锈蚀现象的发生、发展[42]，不理想的情况下甚至会断裂[58-59]。这些缺陷被一些学者认为是微裂纹的起点[60-61]。然而，也有其他学者认为这些缺陷与临床操作并无关联[62]。

了解到微裂纹可能从表面缺陷发展而来，进而引起更严重的折裂后，制造商开始通过某些特定的表面处理来提高器械的质量。

镍钛合金器械的表面处理

镍钛合金器械的表面不仅由镍和钛组成，还包括几种不同的成分，例如碳（C）、氧（O）、硅（Si）、钙（Ca）和镁（Mg）[63]。

当合金表面暴露在环境中时，其表面成分发生改变，镍和钛的原始比例有所改变。因此，通常可以发现各种成分的比例如下：碳（62%）、氧（30%）、镍（2%）和钛（5%）[64]。

合金表面主要由氧、碳和氧化钛（TiO_2）以及少量的镍氧化物（NiO和Ni_2O_3）组成[65-67]，它们共同形成2 ~ 20nm厚的表面层。

然而，在合金制造过程中形成的结晶性微缺陷，例如沉淀物、位错和夹杂物或微裂纹似乎是不可避免的[68-69]。这些微缺陷的大小、组成、分布和位置可能对合金的性能产生严重影响[70]。

Martins等（2002）[71]证明，由于器械制造过程中的润滑工艺，存在着含有碳和硫的沉淀物。在临床使用过程中，这些沉积物部位会成为碎屑的滞纳区，从而增加器械对牙本质壁的摩擦力。

由于这些原因，制造商尝试设计并实施新的表面处理，以尽量减少或消除这些缺陷，同时寻求增强器械的表面刚性和柔韧性，以及其切削能力与抗循环疲劳能力[72]。

表面处理可以描述如下：

① 等离子体浸入式离子植入法。该程序[73-74]需要用氮化钛覆盖表面，而这又需要植入离子以确保结合[75]。离子植入的优点是增加了材料的抗循环疲劳能力[76]。据报道，与氩离子（Ar）的植入相比，由于氮离子在金属晶格内的扩散，氮离子的植入在提高材料机械性能方面的效果较差[77-78]。根据Rapisarda等[79]的研究，氮离子植入也能提高耐磨性和切削能力。

② 热氮化在材料最外层产生一个薄镍钛合金层和内部较厚的、可与表层结合的镍化二钛（Ti_2Ni）层[80,81]，进而提高材料的耐腐蚀性[79,82]（也由于与次氯酸钠的接触）和切削效率[83]。

③ 冷冻处理。金属制造过程中需要冷冻处理（最佳温度范围-80 ~ -60℃），以提高表面硬度和热稳定性[84]。冷冻处理是将金属浸泡在-196℃的液氮槽中，然后加热到室温。与冷处理（-80℃和-60℃）相比，冷冻处理在切削效率以及整体的合金抗性方面具有更多的优势[82]，还因为它不仅影响材料表面而且影响深达器械全层[85]。George等[86]对K3、RaCe和Hero Shaper器械进行了冷冻处理，并报道了器械抗循环疲劳能力的增加。

④ 电解抛光包括一个用于去除合金表面加工残余物的电化学过程。目前，它被认为是表面精加工的最后一步，总结了根管器械加工的标准加工步骤。器械被浸泡在温度可控的电解槽中，并与电流发生器的正极相连接。当电流被打开时，金属的表面就会氧化，并发生电离溶解至电解液中，进而去除材料表面的微痕。

电解除去了固有的氧化层，合成了来自钛氧化更均匀和稳定的二氧化钛（TiO_2），保护底层合金不受任何腐蚀现象的影响[87]。此外，材料表面的镍含量减少了[88-89]。

然而，关于锉的物理和机械性能的是有争议的。与Anderson等[88]相比，其他学者不承认电解抛光在减少材料表面缺陷方面具有优势，其反而可能成为应力集中和裂纹起始处[90]。与其他学者相同，Bui等[91]也没有观察到电解抛光对抗循环疲劳能力的积极结果。相反的是，电解抛光似乎对切削效率和抗扭转应力没有任何负面的影响。

此外，研磨器械刃部也可能导致器械表面形成小的划痕和沟槽[92-93]。这就是为什么一些学者建议在临床使用前用超声波浴处理器械并进行消毒，以去除金属制造残留的表面缺陷[94-95]。

镍钛合金的热处理

传统的镍钛合金器械是在临床使用温度下以奥氏体相生产的，其TTR低于人们认为的平均室温（20℃），这使得合金的超弹性得到充分的利用。当器械在根管内受到弯曲应力时，它经历了上述仅由机械应力诱导的奥氏体-马氏体的转变。然而，最近出现了在器械制造过程中进行热处理的创新。形状记忆合金（SMA）的一个基本特征是，发生相转变的TTR不是一个固定的温度，而是根据合金的热-机械处理情况不同而变化。换句话说，TTR可以随着合金在生产过程中经历的温度和压力处理而改变。这样，在平均使用温度下[即体温（37℃）和室温（20℃）之间]，可以拥有具有完全不同机械特征和临床表现的奥氏体相、马氏体相或中间R相的器械。

在临床实践中，了解A_f很重要，它被定义为奥氏体转变现象完成和合金超弹性完全获得的温度[17,42]。如前所述，A_f可以通过热处理来改变。Brantley等[96]率先使用DSC研究(差示扫描量热法）证明了常规镍钛合金的A_f温度约为25℃。研究中分析的器械（Lightspeed和ProFile）在临床使用过程中表现出超弹性行为。许多文献[97-100]表明热处理对提高镍钛合金的柔韧性有巨大作用。这些热力学处理结合在一个单一和复杂的过程中，即合金的淬火阶段及其热处理阶段。

可选的热处理类型是多种多样的[101]，并包括一个非常精细的过程，即使是几摄氏度或几分钟的处理差异也会对金属的最终机械特性产生完全不同的影响[102]。一些文章[103-104]表明，在400℃、500℃和600℃的热处理中，ProFiles的A_f提高到45 ~ 50℃，而在850℃以上的温度下进行热处理，该合金将失去其超弹性性能。到目前为止，我们已经看到各种类型的热处理和合金在市场上推出，未来肯定会有进一步的完善和创新。

热处理可以在器械制造的各个阶段进行（M-丝合金、TF合金），也可以在锉制造完成后进行（金丝合金、蓝丝合金、CM-丝合金）。通过了解基本的冶金原理，可以合理选择在不同的临床阶段应该使用哪种类型的器械。M-丝是首批引入热处理的材料之一，它是在最终的器械生产前用508镍钛合金制造的。原材料在特定张力下的初始拉伸后，这种合金在一定的温度范围内进行有专利的热处理。这样得到的材料包括马氏体相和前马氏体R相，既保留了其伪弹性性能，又在使用温度下形成了与奥氏体相的传统镍钛合金相似的主要特征，即超弹性、高抗扭负载、柔韧性和低可塑性。孪晶相中合金的原子几何排列是合金受到负载时展现出良好衰减”能力的原因，这是马氏体相的典型特征，同时与奥氏体相相比还获得了对抗循环疲劳能力和微裂纹形成的高抗性。

M-丝合金[105]于2007年由Dentsply-Tulsa Dental Specialties公司引入市场，用于旋转和往复系统，具有各种设计：ProFile GT X系列（GTX；Dentsply Tulsa Dental Specialties，Tulsa，OK）、ProFile Vortex（PV；Dentsply Tulsa Dental Specialties，Tulsa，OK）、WaveOne（Dentsply Maillefer，Ballaigues，Switzerland）、Reciproc（VDW，Munich，Germany） 和ProTaper Next（PTN；Dentsply Tulsa Dental Specialties，Tulsa，OK）。Johnson等[106]报道，与传统的镍钛合金相比，M-丝合金的抗循环疲劳能力值高出400%，但由于与器械横截面有关的研究协议以及所使用的抗循环疲劳能力测试的不同，这些结果没有得到其他研究的证实。最近，通过标准化变量，Gao等[107]没有发现M-丝合金与传统镍钛合金相比在抗循环疲劳能力和柔韧性方面有明显的差异，尽管这种合金的总体机械特性似乎有所改善。另外，在抗扭力方面，Johnson等[106]表明，M-丝合金器械的断裂扭矩与传统的镍钛器械相似，这些结果也被Kramkowski和Bahcall[108]所证实。总之，M-丝合金的主要特征与传统的镍钛合金非常相似。由于TTR低于使用的平均温度，M-丝合金本质上仍是一种奥氏体合金。

然而，热处理被用来减少合金加工过程中积攒的缺陷，合金的机械特征和临床特性却没有改变，仍然与现有的镍钛合金相似。因此，我们将这种热处理归类为中性温和处理。

蓝丝合金是Dentsply-Tulsa Dental Specialties在M-丝合金之后引入市场的，用于生产一系列器械（Vortex Blue；TrueShape，Reciproc Blue）。在这种热处理中，合金的TTR被改变并保持在比传统镍钛合金更高的水平。用DSC方法进行的研究显示这类合金的Af温度为30 ~ 38℃，接近使用温度，因此这些器械在室温下处于更多的马氏体相，而在使用期间则处于过渡相或奥氏体相。抗扭转负载和抗循环疲劳能力的机械测试中，在设计相同的情况下，蓝丝合金的断裂扭曲角远高于传统镍钛合金和M-丝合金，还保留较强抗扭转力性能。

同时，这种合金抗循环疲劳能力的数值要高得多[107,109]。这些结果可能是由于蓝丝合金在35℃左右[110]使用温度下有相当高的马氏体比例，然而它也保持了良好的抗扭性，使它不容易在长轴上形变，因为它保留了一定的奥氏体成分。其他研究比较了蓝丝合金和M-丝合金，证明用蓝丝合金制作器械的抗循环疲劳能力明显较高[111-112]。蓝丝合金典型的蓝色来自制造过程中产生的氧化钛表面层，使其表面比M-丝合金更硬[107]。轻微的可塑性使用这种合金制造的器械在其长轴上保持一定程度的预弯度，可由操作者弯制。这一特性在后牙根管或绕台阶时非常有用。通过一些可降低合金温度的方法，例如冷冻液体（水、酒精）或低温喷雾，可以大大增加预弯的可能性。

金丝合金(Dentsply-Tulsa Dental Specialties)被用于制造其他器械（ProTaper Gold、WaveOne Gold），在这种情况下，金色是由表面不同类型的氧化钛引起的，在制造过程中使用的温度与对蓝丝合金进行的处理不同。对于金丝合金，研究者已测出了一个在热弹性转换中不同的过渡范围（$A_f \approx 55$℃）[101]，与蓝丝合金相比，它的热处理历史不同，制造商还没有公示其细节。ProTaper Gold器械的设计与ProTaper Universal器械相同，但具有更高的柔韧性。对ProTaper Gold器械的物理和机械性能的独立研究[113-116]证实了其更高的柔韧性和抗循环疲劳能力，表明这些器械也适用于严重弯曲根管的预备。

2008年，一种被称为R相的镍钛合金被开发出来，用于生产特殊器械，称为Twisted Files（TF；Kerr Sybron Endo，Orange，CA，USA）。制造商研发了这种制造工艺，以类似用于不锈钢的方式生产锉，即在塑造镍钛合金金属丝的截面后将其扭曲。具体来说，在这种情况下，塑造的横截面为三角形。

三角形横截面的金属丝首先要经过合金的物理加热过程，使其具有可塑性和可变形性；在这个阶段需采用机械扭转程序，然后再进行进一步的热处理，以恢复合金的伪弹性相。通过扭转来生产的目标应该是防止通过铣削导致的晶链破坏，以便在结构完整的金属链的微晶水平上有更好的力学反应。这种合金应该具有比室温更低的Af温度，然而，合金的特定的热处理历史使它具有明显的柔韧性和抗疲劳性[117-118]。此外，如果受到过大的扭转负载，其可塑性往往将导致螺旋槽的解旋[119]。作为TF锉的演变，TF自适应锉主要用于自适应的旋转往复运动。

2010年，一种高柔韧性的镍钛合金——CM-丝（可控记忆合金丝）(DS Dental，Johnson City，TN）被引入。在这种情况下，热力学制造工艺使控制材料的记忆成为可能，从而使锉具有极高的柔韧性和形状记忆。这种合金的Af温度约为50℃，高于使用温度，导致器械在工作时出现马氏体相；然而，制造工艺确保这种器械可以在去孪晶马氏体状态下发生形变，以便在加热后恢复其原始形状。这正是HyFlex CM器械（HyFlex；Coltene Whaledent，Cuyahoga Falls，OH）和TYPHOON Infinite Flex镍钛合金器械（TYP；Clinician's Choice Dental Products，New Milford，CT）与传统镍钛合金的区别。与传统的镍钛合金相比，CM-丝合金具有更高的变形程度，因此具有更高的灵活性[109]和抗疲劳断裂能力[120]。根据一些研究，CM-丝器械的抗扭转负载能力与传统的镍钛合金相似[121]。然而，其他研究[122]报告说，CM-丝器械的抗断裂韧性比M-丝器械和传统镍钛合金器械高150%和390%。也有研究表明，虽然多次高压循环消毒会影响传统镍钛合金的抗扭转应力，但这并不适用于M-丝合金或CM-丝合金[123-124]，除非循环次数高于7次。在临床实践中，这些物理机械特性允许操作者在将锉插入根管前进行预弯。同样地，当锉经历了高扭转力，器械表面的螺旋槽可能将通过解旋来释放扭转力并防止折断。在这两种情况下，当温度升高（消毒）时器械将恢复至其原始形状，尽管次数有限。

放电加工（EDM）最近作为一种新方法被引入Hyflex EDM锉的生产过程中。这些器械是在没有实际铣削过程的情况下从固体中获得的，而其设计是通过利用工件电极和工具电极之间产生的电位差，工具和工件之间没有任何实际的物理接触。这个过程产生的火花导致表面材料熔化和蒸发，从而确定了器械的形状。这个过程可能有几个优点：主要是合金结构中的应力聚集更低，从而减少了引发器械机械性能障碍和薄弱点的可能。

据报道，这种处理方法的第二个优点是可以获得非常高的表面硬度[125]，增强了这种器械的切削能力。研究证实，这种锉具有极高的柔韧性和抗循环疲劳能力，与其他处于马氏体状态的锉一样，这种器械在制备高度弯曲的根管时非常安全和有效[125-135]。在使用温度下，HyFlex EDM锉处于马氏体阶段，与HyFlex CM器械一样，受益于可控记忆效应（CM），通过加热使材料回复原样成为可能。

总之，通过改变从奥氏体相到马氏体相的转变温度，热处理也改变了合金的机械性能，例如柔韧性、抗扭转性和抗循环疲劳能力[136]。M-丝合金、TF合金、CM-丝合金和传统镍钛合金的A_f分别为在50 ℃、17 ℃、55 ℃和16 ~ 31 ℃[101,110,120,137-139]。因此，经过热处理的锉在使用温度下基本处于马氏体相。热处理带来的另一个好处是，在合金制造过程中产生的缺陷数量较少。然而，马氏体状态下的合金具有更大的柔韧性和没有超弹性的特点，这必然导致一定程度的可塑性，即在负载下发生永久形变的可能性。如上所述，在某些情况下，如果这些形变落在合金的形状记忆范围内，它们可以被“再生”，正如形状记忆合金一样。当形变在非常低的负载下永久发生，这可能导致在某些临床情况下锉的使用困难。

抗扭转性显然也必须与器械的尺寸、设计和应用的类型有关。例如，对于具有较薄设计的小号锉来说，高合金柔韧性和可塑性是不必要的；相反，较高的可塑性可能会限制它们在临床上的使用，因为它们可能会承受过度的扭转应力（例如在狭窄和钙化的根管中），使它们容易发生形变。相反，对于大号的锉和/或那些具有抗扭转横截面的锉，抗扭转性主要来自其设计，而根据设计制成合金的柔韧性可能也是抗扭转性的一个决定性因素。

镍钛合金机械预备系统的演变

背景

多年来，制造商为改进镍钛合金器械机械性能所做的所有努力，都是致力于克服这些器械在历史上最大的缺点：根管内器械分离[140]。镍钛合金器械自问世以来一直在不断发展，其变化主要体现在设计方面[141]。修改和创新主要是为了通过使用更高效的横截面和凹槽设计来切削与向冠方移除碎屑，从而创造出更高柔韧性和更具抗折性能的器械。

近年来，该领域的研究一直致力于为临床医生提供更安全、性能更好的器械。新类型的镍钛合金和创新冶金工艺已经被引入，主要是基于铣削器械之前、期间和之后可能进行的热处理，以改善其机械性能，如柔韧性和对扭转 / 抗循环疲劳能力造成抗折性能[142]。另一个重要的创新是最近的往复运动的发展，这要归功于新的根管动力系统，它提高了安全性和使用的方便性。这也意味着连续旋转不再是使用镍钛合金器械的唯一运动方式[143-144]。

降低疲劳断裂风险的发展

累积性抗循环疲劳能力是所有金属在交变和持续的拉伸与压缩应力下不可避免的结果[145]。因此，只要在弯曲的根管中完全或部分旋转使用，镍钛合金根管器械因累积疲劳而断裂的风险只能减少，但不能完全消除。多年来，为了尽可能地减少这种风险，生产过程和操作技术方面已经逐步进行了一些创新。

镍钛合金器械的抗循环疲劳能力与它们的柔韧性直接相关[145]，因此制造商正在实施所有可能的设计方案，以尽可能地改善器械的这些特性。这些发展导致制造商提供具有更高切削效率的器械，主要是从带有切削平面的横截面转换到真正锋利的切削刃（图3.16），以及柔韧性设计。它可使器械更具柔韧性，更抗疲劳。

仪器的横截面设计可能是影响这两种特性的最大因素。已被广泛证明的是，具有较少切削刃数量的横截面金属含量较小，因此与金属含量较大的横截面相比，明显更具柔韧性[146]。器械的切削刃数量与它的柔韧性和抗疲劳性之间倾向于存在一种反比例关系[146]，因为一般来说，刃数量越多，器械的金属含量就越大。在刃数量相同的情况下，机械性能受到横截面所含金属量的影响，其程度可能因器械的设计而异（图3.17）[147]。

更锋利的刃出现也意味着刃之间有更多的空间，这是影响切削效率的一个重要因素。这个空间一些学者称为槽口，是切削后碎屑堆积的区域，因此，槽口越宽收集残渣和牙本质碎屑的可能性就越大[148]。切削能力也显著受到刃角度的影响，即所谓的螺旋角。这些特征共同影响着器械的机械性能：刃越长越深，器械就越具柔韧性，越能抵抗周期性疲劳（图3.18）[146-147]。

在设计相同的情况下，众所周知，就尖端直径和锥度而言，较小的器械比较大的器械更具柔韧性，更耐疲劳，因此在弯曲根管内旋转时可以安全地使用更长时间[149-150]。

另外两个对镍钛合金器械抗循环疲劳能力有明显影响的因素，在本书的相关段落中也有广泛描述：它们是热处理[151-156]和使用这些器械进行往复运动而非旋转运动[157-159]。据统计，与连续旋转相比，在往复运动中使用相同的器械会增加其抗循环疲劳能力[157-159]，而热处理则可能成倍地增加这些器械的柔韧性和抗循环疲劳能力[151-156,160-161]。

从临床角度来看，减少器械因累积疲劳而折断风险最明显的解决方案就是减少每个器械在根管内的使用次数，甚至考虑这些器械的一次性使用[149]。尽管成本很高，这仍是临床医生可以采取的提高安全性最有效的措施，但是这也会产生不确定的结果。因为根据解剖学变异，即使第一次使用和工作几秒后，也不能排除器械折断的可能性[147]。

另一个可以采取的预防措施是降低旋转器械的使用速度，从而增加每个器械在弯曲的根管中断裂前可以承受的旋转时间，同时了解器械在断裂前需要进行的转数大致相同[162]。当以较低的速度使用时，器械将需要更长的时间来完成达到其累积疲劳断裂极限所需要的完整转数，因此在发生断裂前，临床医生将有更多的时间在根管内操作[145]。

正如将在后文提及的更多细节，按顺序使用器

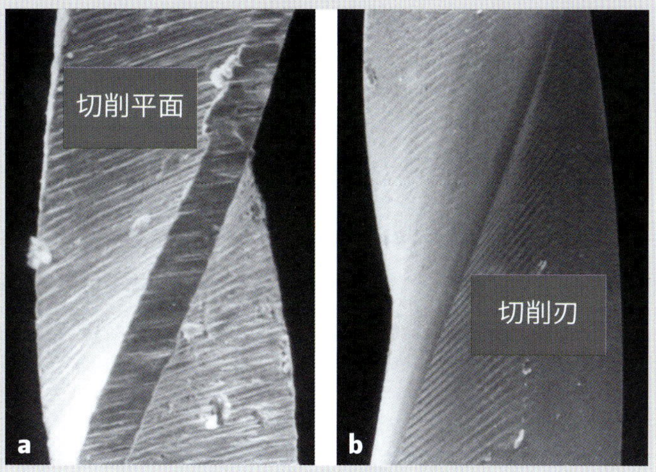

图3.16 （a）一个器械的切削平面，侧视图；（b）一个器械的切削刃，侧视图。[From: Grande NM, Butti A, Somma F. SEM analysis of NiTi endo-dontic instruments. Dental Cadmos 2003; 71(6): 13-16, permission granted by courtesy]

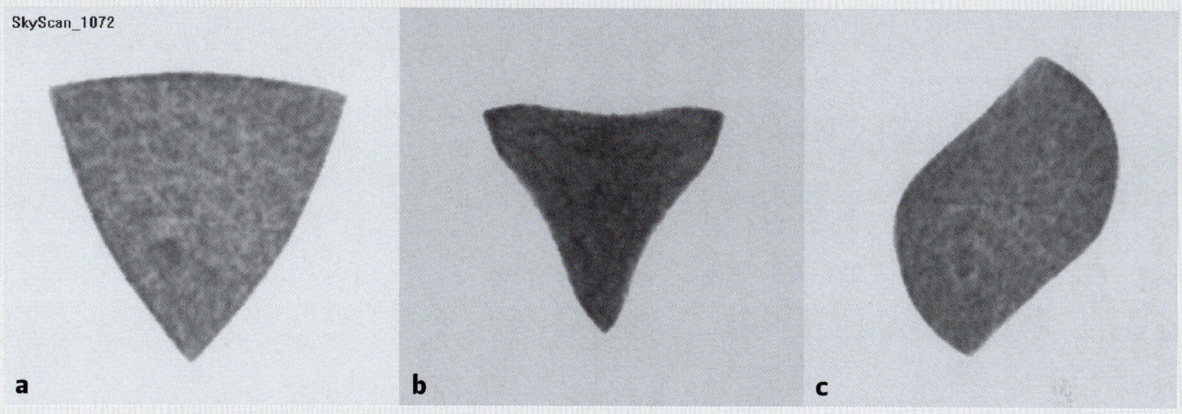

图3.17 （a～c）一些器械不同横截面的显微计算机断层扫描分析。[From: Grande NM, Plotino G, Pecci R, Bedini R, Malagnino VA, Somma F. Cyclic fatigue resistance and three-dimensional analysis of instruments from two nickel-titanium rotary systems. International Endodontic Journal 2006 Oct;39(10):755-63, permission granted by courtesy]

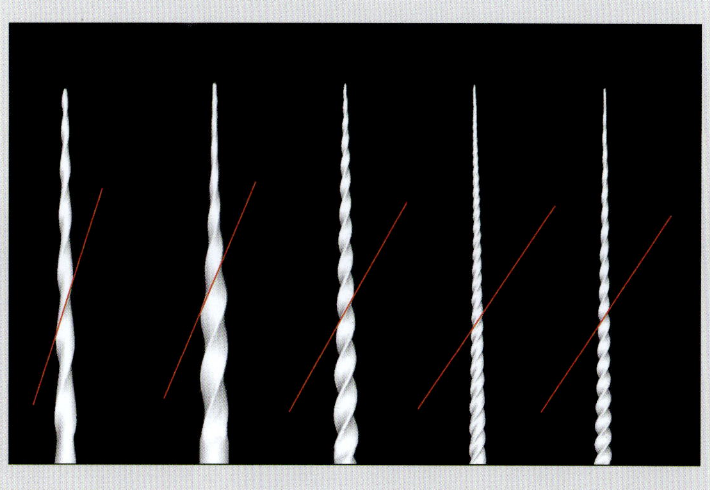

图3.18 器械螺旋角的不同设计。

械操作，需要逐步增加器械的型号和切削能力，使每件器械完成根管成形所需的时间越来越短[163-166]。这对所有器械来说都是可取的，因为减少到达根尖点和完成根管成形所需的时间会导致累积疲劳的减少，降低随之而来器械折断的风险。

降低扭力折断风险的发展

扭矩控制马达

扭矩控制马达是最早引入的减少旋转式镍钛合金器械断裂风险的手段之一[167]。应该强调的是，20世纪90年代引入市场的第一批镍钛合金器械（例如ProFile和GT系统）的切削效率有限，主要是由于它们的横截面和非常窄的槽距导致这类器械更容易因与牙本质壁的摩擦而被堵在根管内（形成锥形锁）（图3.19）。

为了防止这些问题，尤其是器械尖端扭转而造成的断裂（这与器械固有缺点有关），引入了扭矩控制的根管马达。它们被专门设计用来检测由器械轴向传递到手机本身的扭转应力（扭矩）[168]。这类马达的目的是，当它们检测到比给定的预设阈值更高的应力时，即可能接近器械扭转断裂的极限时，就会停止器械转动，并激活一个自动反转功能，以防止器械尖端锁结在根管内，进而发生扭转断裂。这类马达对于克服市场上器械的有限切削性能这一内在局限性非常重要，并且已经证实在旋转式镍钛合金的临床使用中更加安全[169]，尽管马达看似并未影响到治疗的最终质量[170,171]。

切削能力

旋转式镍钛合金器械的意外折断经常发生于根管内的旋转运动时，即使没有受到严重的弯曲，在了解到这一主要问题后，制造商开始生产具有更高切削效率的器械，从而减少器械折断与扭矩控制之间的相关性[172-173]。提高旋转器械的切削能力，可以减少根管锉尖端在根管内被卡住而不是切削牙本质的趋势。高切削效率的器械应该是在切削牙本质，而不是被牙本质壁卡住，因此在可实现的扭矩水平上的“自然”降低是很直观的。

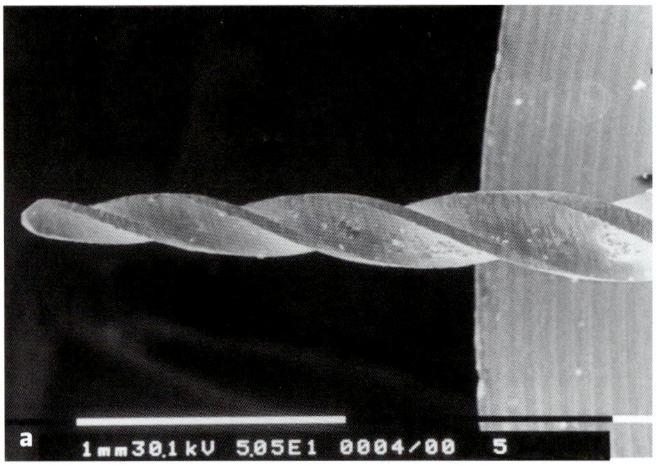

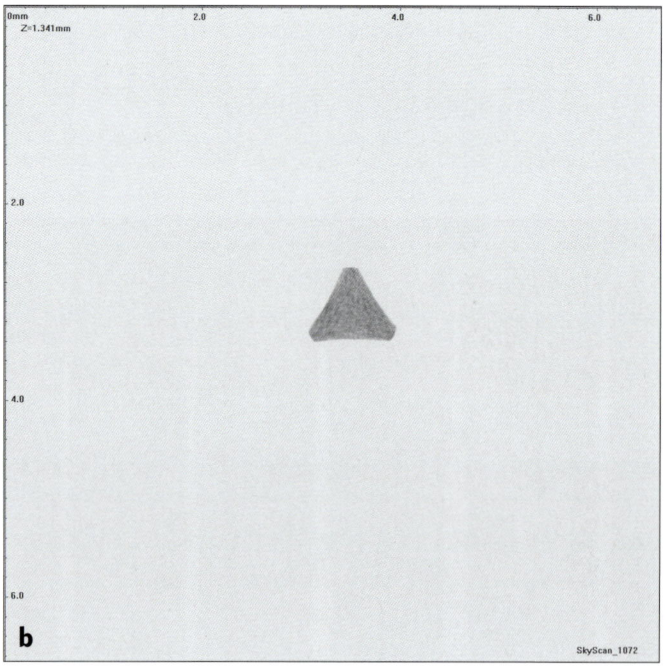

图3.19 具有切削面的“老一代”器械的扫描电镜下的侧视图（a）和显微计算机断层扫描下的横截面图（b）。[From: Grande NM, Butti A, Somma F. SEM analysis of NiTi endodontic instruments. Dental Cadmos 2003; 71(6): 13-16, permission granted by courtesy]

然而，扭矩控制马达仍然是市面上所有器械的标准，而且仍然非常有用，特别是对新手来说可以使根管预备过程更加安全。

应用速度

为降低器械在根管内使用造成的应力，有建议提出使用这些器械时可适当提高转速。使用镍钛合金器械的常规速度通常在300r/min左右（250～350r/min）。目前市场上一些器械的使用速度指标，建议以400/500r/min的速度旋转，最高可达800/1000～3000r/min。以较高的转速使用器械可以提高器械切削牙本质的效率，因为在切削时，在操作者对手机施加的轴向力相同的情况下，通过更多的旋转次数可以更快去除相同数量的牙本质。然而，应该强调的是，提高转速也会增加器械在弯曲根管中的旋转次数，这可能使器械由于累积的抗循环疲劳能力而提前断裂[162]。从临床角度看，提高转速也会降低操作者使用器械时的触觉敏感性。因此，如果使用高切削性能的器械，建议在某些临床情况下降低其使用速度，例如特别复杂或呈S形的根管，甚至降到150r/min以下。在某些特定的和更复杂的临床情况下，甚至可以用手来旋转器械[174]。这种技术的优点是提高了操作者手部的灵敏度，并延长了器械在高度弯曲根管中旋转的使用寿命。还应考虑到，在每分钟旋转次数较少的情况下，器械每转一圈去除的牙本质数量会更大，在轴向进度相同的情况下，器械轴上的扭转应力（扭矩）也会随之增加。

操作流程

为了减少旋转式镍钛合金器械的扭转断裂的趋势，可以采取的最好预防措施是提高这些器械的切削能力。这就好比非常锋利的刀片与钝刀切削物体时需要施加的压力大小不同。

从操作的角度来看，技术和流程的革新可能为降低器械的扭转性折断风险提供了一个额外的优势。关于根管的基础预备和使用机械性器械的技术一章中将对此详细说明。合理的治疗流程，即从较小直径和锥度的器械到逐级预备至较大直径和锥度的器械，这在降低器械所承受的扭转应力方面提供了很大的优势。事实上，使用这种操作流程，意味着相比于正在预备的根管大小，每支器械只需要切削少量的牙本质。

具体来说，在治疗开始时使用一支非常小的器械（0.10～0.15mm的尖端直径，低锥度，例如0.04），意味着它的尺寸非常接近初始的根管直径，或者只是略大一点，而后使用的每支器械都会比前一支器械的尖端直径稍大一些。这种操作流程的主要结果是每支单独的器械将只承受最小的扭转应力。这样一来，应力就会随着整个更换过程中逐渐变大的器械的而分散。在这种使用方式下，每支器械的尖端，作为最脆弱也最容易发生扭转断裂的部位，大部分预备时间里都是自由且未参与工作的，因为之前的器械已经逐渐扩大了根管。在这种流程中使用的每支器械的尖端只需工作很短时间，且只在接近根尖区域时工作。

操作者因素

操作者使用每支器械的手法也有助于减少扭转应力。在逐级预备的流程中，器械的使用应遵循这样的原则：从最冠方的部分开始逐级预备根管，缓慢深入至根尖区，因此逐步只接触被切削的小部分区域，利用器械在根管内主动侧方刷壁运动进行根管壁牙本质切削，为根尖向的预备创造冠方的空间（图3.20）。过去，建议在早期使用大锥度和大尖端直径的器械，以扩开根管最冠方的部分，然后用

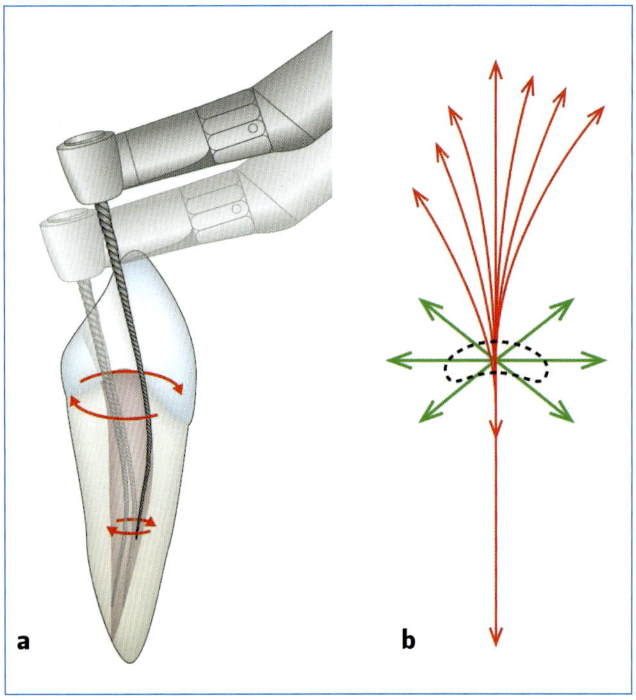

图3.20 根管侧方刷壁运动的示意图（a）和Francesco Riitano博士关于如何引导器械进行这种向外切削运动的原始图画的再绘图（b）。

逐渐变小的器械向根尖深入预备，但是仍然大于所使用器械对应根管处的初始直径。这对器械的尖端产生了很大的扭转应力，因为器械是在根管内通过旋转运动来扩大根管至器械本身的直径大小。

在使用过程中，提拉刷壁的动作由临床医生自行决定，因此可以根据在向根尖预备过程中遇到的困难和患者的具体情况进行调整。

牙髓病学中的往复运动

背景

虽然旋转式镍钛合金器械的发展使其成为越来越高效的器械，其机械特性将扭转断裂的可能降至最低，但由于这些器械扭转断裂的主要原因尚未解决：连续旋转动作中的风险不能被排除。器械切削能力的提高以及扭矩控制马达的引入，旨在克服现有器械的局限性，但并没有消除根本的问题，即在根管内连续旋转的使用，永远不能排除因扭转而导致器械尖端阻塞和断裂的可能性。

为了克服镍钛合金器械扭转断裂的风险，采用不同振幅下的顺时针与逆时针交替运动的方式，即往复运动，适用于具有较大锥度或可变锥度的现代镍钛合金器械（图3.21）。

往复运动的历史

根管器械往复运动的应用可以追溯到很多年前。事实上，1928年就研发了一种能够以交替旋转运动结合轻微的垂直向运动来移动的特殊锉（图3.22A）。20世纪60年代以来，设计出了各种各样的机用不锈钢器械，采用往复运动的方式进行根管预备（图3.22B）[176]。在欧洲最成功的手机无疑是Giromatic（MicroMega，Besancon，France），它允许不锈钢锉进行完全90°的摆动式往复运动[175]。关于成形能力和使用安全性的研究显示，其总体结果与传统的手用不锈钢器械相似[176-178]或更差[179-186]，但医源性差错的发生频率更高，并且更容易改变根管解剖结构[187-188]。这种使用不锈钢锉进行根管机械预备所引起的医源性错误，主要是由于金属的刚度导致的，因此与不锈钢手用器械[189-201]或旋转式镍钛合金器械系统[202-203]进行的传统根管预备方式相比，这是推广这种机械技术的主要障碍。

往复式不锈钢器械的现代应用

虽然市场上仍有许多根管器械系统，但目前的趋势是将往复式不锈钢器械的使用限制在最初的根管探查阶段和建立滑行通道，这或许能将不锈钢锉较大和较硬的负面影响降到最低。初步观察，将小型不锈钢器械用于建立滑行通道是较有前景的，但目前仍缺乏临床上在钙化、弯曲和高度复杂根管

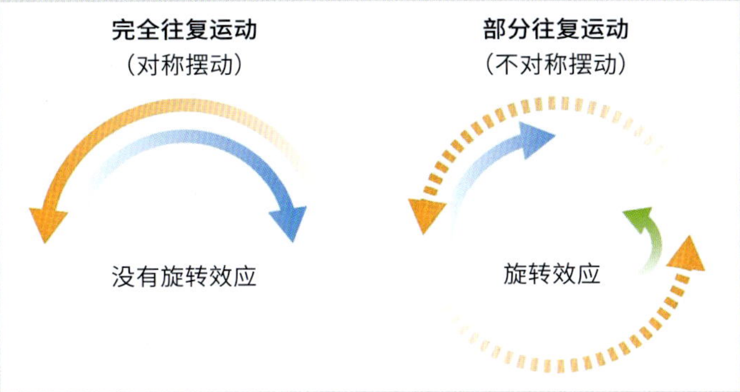

图3.21　对称和不对称往复运动。

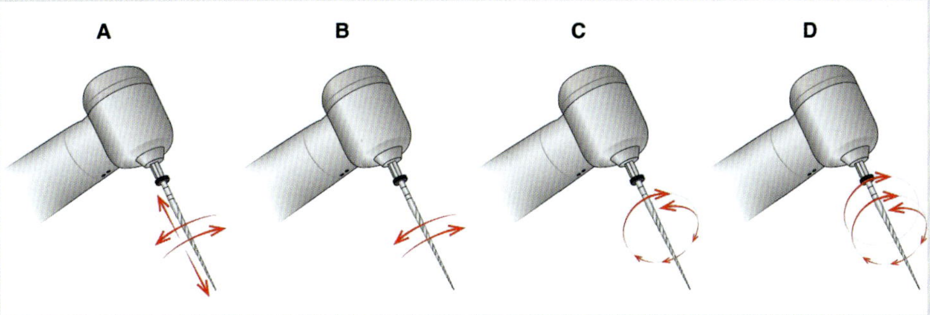

图3.22　不同方式的交替旋转运动：（A）摆动结合上下运动。（B）等角度对称性的往复运动，摆动。（C）不同角度和旋转效应的不对称往复运动。（D）旋转运动结合不对称往复运动，即复合往复运动。

中获得的研究结果[188,204]。目前，机用不锈钢器械主要用于建立滑行通道，但这需要一个特殊的往复式手机（M4 Safety™，Sybron-Endo/Kerr，Orange，CA，USA）[205]，具体形式为30°水平摆动式往复运动。近年提出了一种使用不锈钢器械的、新的机械探查技术，且该技术已被用于各种往复运动，详见下文[206]。

大锥度或可变锥度镍钛合金器械现代往复运动的初始步骤

大锥度镍钛合金器械的应用使往复运动的优势被再次发现。

Malentacca和Lalli[207]首次将镍钛合金器械采用往复运动或交替运动方式并推向市场（ProTaper）。他们的研究结果清楚地表明，使用交替运动的传统器械的抗断裂能力比使用相同连续旋转的器械高10倍[207]。这种运动是由ATR Teknica马达（ATR，Pistoia，Italy）介导的，该马达在生产时便被编程为这种不对称运动（图3.22C）[207]。

2008年，Ghassan Yared介绍了他研究多年的预备根管的新方法，并为镍钛合金锉开辟了新的前景：只使用一种可进行特定往复运动的器械（ProTaper F2，Dentsply Maillefer，Ballaigues，Switzerland），其中使用的角度旋转如下：在400r/min转速下沿顺时针切削方向旋转圆的4/10（144°），随后沿逆时针非切削方向旋转圆的2/10（72°）[208]。在当时，这项技术立即显示出富有前景的结果[208]，尽管当时发明者因个人需求调整了市场上的器械，使其用法与设计目的不同。而且，同时期的市场上已存在一种预置运动方式的马达，但其并非专门为这种器械而设计。有学者认为，这种类型的往复运动效果可能类似于Roane在1985年所描述的用于手用器械的平衡力法[209]。平衡力法应用于不锈钢手用器械时，逆时针“加力”，然

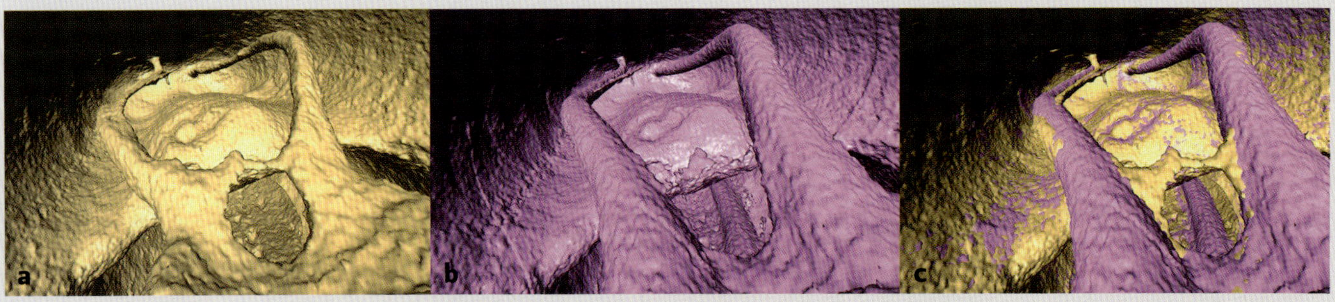

图3.23 预备前（a）、预备后（b）的下颌磨牙2个近中根管的显微计算机断层扫描，以及2个扫描的叠加（c），体现了这种预备方式中根管内的中心定位能力。[来源： Grande NM, Ahmed HM, Cohen S, Bukiet F, Plotino G. Current assessment of reciprocation in endodontic preparation: a comprehensive review – Part I: Historic perspectives and current applications.Journal of Endodontics 2015;41 (11): 1778-83, permission granted by courtesy]

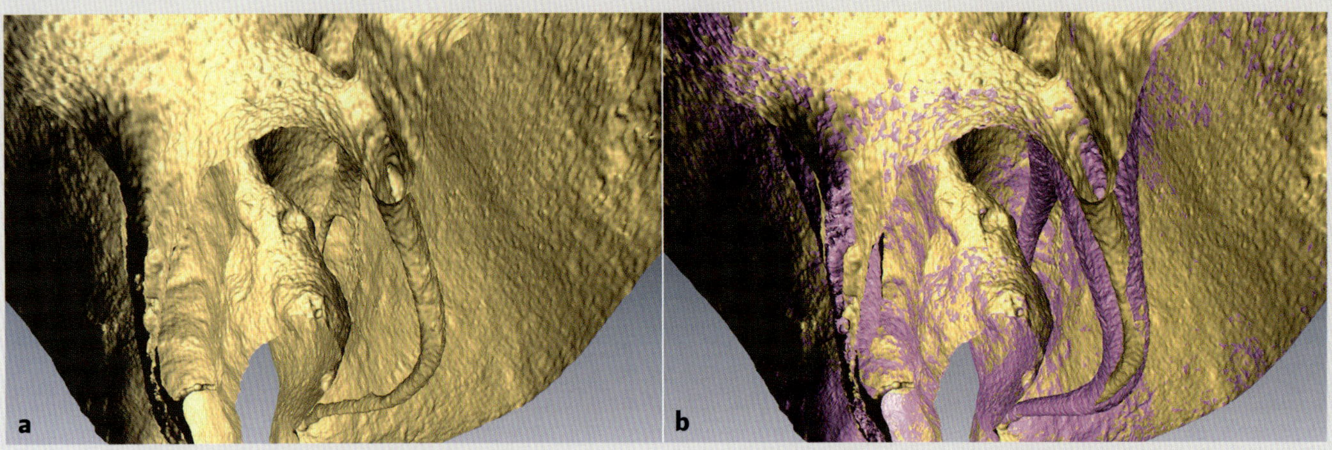

图3.24 根管预备前（a，黄色）和根管预备后（b，紫色）的显微计算机断层扫描显示了即使存在明显的根管弯曲，这种预备方式在根管中也能实现较好的中心定位能力。（来源： Grande NM, Ahmed HM, Cohen S, Bukiet F, Plotino G. Current assessment of reciprocation in endodontic preparation: a comprehensive review – Part I: Historic perspectives and current applications. Journal of Endodontics 2015;41 (11): 1778-83, permission granted by courtesy)

后顺时针松脱，使得器械向根方移动，同时保持在根管内的中心位置，在弯曲根管的凹面和凸面施加相同的切削力，充分遵循原始解剖结构。这解释了在与旋转式器械相比时，往复式器械为什么在中心定位能力和保持原有的根管路径方面获得了更优异的效果[210]（图3.23，图3.24）。

现代往复运动的特点

应用于现代牙髓病学治疗的往复运动根管预备方式的后续发展，是为在根管内进行特定的往复运动引入了专门设计的器械[143-144]。

现代往复运动是一种组合运动，其特点是在两个方向上交替旋转，包括器械沿切削方向旋转，紧接着沿相反方向旋转。因此，往复运动包含在第一个旋转方向上的切削阶段，以及紧接着在相反的旋转方向上的器械脱离阶段。向根方深入的过程可以称为切削运动，器械的刃部接触并切削牙本质；而后退运动可以被称为释放运动，器械的刃部将从与牙本质的接触和切削中脱离。

正是由于这些特点，往复运动几乎完全消除了器械扭转断裂的风险。该器械在最初的切削运动中切削牙本质，可以采用顺时针或逆时针，这取决于器械工作刃的凹槽方向。这个向前的运动有一个特殊的和恰到好处的设计角度，使正在使用的器械永远不会超过其弹性扭转极限，因此它永远不会大于器械在根管内被卡住时，器械尖端因扭转而形变或断裂所需的角度。相反，为了始终保持在一个极其安全的范围内，这个角度将始终设定为远小于器械的扭转极限。

切削运动的角度被设计得比后续释放运动的角度大得多，因为其目的是为了切削牙本质。旋转效应提高了切削效果，因此器械的旋转角度越大，切削运动的效率就越高。

相反，反旋转运动的主要目的是使器械的刃部脱离前一个运动带来的切削作用，并释放旋转运动在尖端产生的扭转应力。如前所述，因为第二个交替旋转运动总是在前一个运动远未达到超过器械本身的弹性极限的角度之前就被触发，因此是相当安全的。交替释放运动的振幅总是较小：因为其目的不是切削牙本质，而只是中断向根方的切削运动，释放可能已经产生的任何应力。

前进和后退的旋转角度可以根据配置往复运动的器械类型及其机械特性而变化。事实上，如果器械的设计在实验室测试中显示出更大的抗扭转断裂能力，就可以使用器械进行幅度更大的根向切削运动，因为抗扭转断裂能力越强代表其扭转断裂的弹性极限角度越大。因此，每个往复运动都必须根据它所使用的器械的机械特征进行具体设计；这也是为什么必须分析每个器械的机械极限，以便正确设计其运动方式。“往复运动”一词可能是指旋转角度之间数百万种可能的组合，任一修改都可能影响临床操作性能[211]。

在这种往复运动中，两个交替的旋转角度，即向前切削的角度和反向释放的角度之间的差异产生了旋转效应，因为前者总是比后者大很多[143]。因此，这些器械在一定的周期内完成了360°旋转，所以这种往复运动可以称为部分或不对称的往复运动，具有旋转效应（图3.21）。

旋转效应是往复运动在临床上有效的一个关键因素，因为它使器械在根管内根向移动，是连续旋转式器械的一个典型特征。这也是现代具有旋转效应的部分往复式器械临床疗效的秘密。部分或不对称的往复运动与20世纪60年代以来在不锈钢器械上使用的经典往复运动有很大不同，并克服了其主要局限性——推进能力差。另一类的运动模式让人联想到使用不锈钢手用器械的手表上发条式旋转运动模式，可称为完全往复或对称运动，因为往复角在顺时针和逆时针方向上都是相同的，并且只产生器械的摆动运动，这种运动是相对静止、没有任何旋转效应的（图3.21）[176,182,189,192]。缺乏旋转效应意味着器械的切削能力较低，使用这种运动的器械根向移动能力不足。因此，在达到工作长度时困难程度较高，对器械的压力也更大。相反，上述的现代往复运动确保了类似于同一器械使用连续旋转运动时的切削能力[173]，在预备所有类型的根管时还具有更大的安全性[212]。

与最初使用的ATR Teknica马达产生的交替运动相比，现代往复运动的转数以及许多其他相关参数，例如运动中的加速度和减速度[213]，均是决定其临床疗效的重要参数[207-208]。最初使用的具有旋转效应的不对称往复运动以及完全摆动式往复运动技术的主要缺点是，以这种方式使用的器械进入根管内的能力很差，常导致根管成形效果不佳，尤其是在一些特别复杂的病例中。

目前市场上的器械所应用的往复运动的主要目的是消除扭转断裂的风险，从而提高其疗效和使用的安全性。但人们还发现这种运动具有另一个重要优势，往复运动可以提高所有器械因抗循环疲劳能力而产生的抗断裂能力[144]。已经广泛证明，在同一弯曲的根管内连续旋转式的器械比目前往复运动式的器械具有更低的抗循环疲劳能力[157-159,214]。

因此，不管测试的运动类型是什么，一般来说，往复运动能有效应对旋转式镍钛合金器械断裂的第二个主要因素，即累积的抗循环疲劳能力。对这一现象的解释还不完全清楚，但似乎器械对抗循环疲劳能力的增强可能是由于旋转方向的反转可使材料中产生的应力得到释放[215-217]。这似乎减少了导致金属表面形成缺陷的交替运动的压缩和拉伸应力的程度，并缓解了机械周期性疲劳所致的最终断裂[158]。另一个可能的解释是，与连续旋转式器械相比，使用往复运动的器械，在每个往复周期内经历的旋转角距较短，这种旋转中断可能降低了器械受到的压缩和拉伸应力[218]。

已广泛证明，即使只是简单地修改一个或两个旋转角度，器械的断裂抗性也会受到影响，而且理论上旋转角度可能的组合几乎是不计其数的[211]。

现代器械往复运动之父Ghassan Yared进一步提出了另一个概念——“器械在往复运动中的耐力极限”[218]。这个概念的基础是，即使在非常高的应力条件下，通过使用非常小的旋转角度，也能基本消除器械的扭转疲劳。扭转疲劳是指当器械刃部与牙本质接触和器械的游离部分进行旋转时，器械长轴上受到的重复应力。根据定义，材料的耐力极限是指材料可以承受最高次数的弹性扭转应力（由旋转角度表示）而不被破坏的程度。这个值是每个器械特有的偏转角度，取决于器械的直径和设计特点。当以非常低的旋转角度往复使用器械，并使其始终低于耐力极限角（在这个角度上器械的抗扭转疲劳能力是无限的）时，在任何种类的根管中，无论其难度如何，由累积疲劳引起的器械断裂风险都可被消除[206,218]。

显然，如果使用远低于弹性断裂极限的交替旋转角度，器械扭转性折断的风险几乎可以被预防，这种运动本质上消除了使用这些器械的任何风险。由Ghassan Yared提出的用于往复运动的这些角度一般为向前6°，向后1°，转速为25 ~ 50r/min。当应用于小型镍钛合金器械时，它保障了几乎面对所有类型根管时器械的高效和安全[206]。

现代往复运动系统

不对称往复运动的引入促进了各种类型的往复运动器械的发展，这些器械是专门为适配各种类型的运动、特定角度和转速以及不同类型的马达而设计的。

从商业角度来看，最早进入市场的往复式器械是WaveOne（Dentsply Maillefer）和Reciproc（Dentsply VDW，Munich，Germany），随后是它们的热处理版本镍钛合金WaveOne Gold和Reciproc Blue。制造商声明，这些器械需要与特定的马达和“WAVEONE ALL”以及“RECIPROC ALL”运动模式一同使用，起初WaveOne的旋转角度为170°/50°，Reciproc的为150°/30°[143-144]，后来都标准化为150°/30°[219]。一项研究表明，实际测量的角度有细微的差异，大约是160°/40°，但该角度仍远低于其弹性极限[213]。制造商指出，Reciproc使用的平均转速为300r/min，而WaveOne为350r/min。目前仍需进一步的研究来探查某些特定变量对各种器械效能的影响，如两种运动方向之间的延时效应和器械达到所需速度的加速度[213]。

出于商业原因，与传统的旋转式器械相反，这两种器械在制造时采用了逆时针方向旋转的工作刃（图3.25）。因此，对于这些器械来说，逆时针方向的切削运动要大于顺时针方向的释放运动。这2个角度之间的差异（120°）意味着这类器械在3个切削周期后都可产生1个完整的切削循环。

这2种往复式器械在市场上都是作为单支锉技术进行销售的，理想情况下，只用1支锉就可获得根管最终的预备形态。因此，这2种单支锉技术的一个特点是，由于在往复过程中仅用1支锉预备整个根管，与传统的旋转式器械相比，这种器械在使用过程中不可避免地要承受更大的机械应力，因为传统的扩锉可使应力分散到一整套器械中。

因此，制造商建议这些器械一次性使用，以避免在多次使用的情况下增加锉断裂的风险[208]。这也消除了交叉感染的风险，并为牙科辅助人员节省了器械消毒、灭菌和放置的时间。

Reciproc和WaveOne都是用M-丝的热处理镍钛合金生产的，其目的是为了改善这些器械的机械性能，如柔韧性、抗循环疲劳能力和扭转的能力[220]。

随后，WaveOne系统被WaveOne Gold系统所取代。该系统所使用的运动学原理没有改变，但对锉的横截面、尺寸和几何形状均做了修改，以使其更具柔韧性和高效。属于Dentsply专利的WaveOne Gold系统中的热处理是在锉生产后进行的，这与以前的M-丝合金处理不同，M-丝合金处理是在金属棒或金属丝坯件铣削前进行的。WaveOne Gold系统的热处理改善了这些锉的柔韧性[142]，并允许器械预先弯制，当锉用于后牙难于疏通的根管时，这将是该类器械的一大优势。

Reciproc系统已经随着Reciproc Blue的推出而得到升级。Reciproc Blue的制作采用了Dentsply专利的热处理方法，使其成为一种更具柔韧性和切削效率更高的锉，因其金属表面呈现蓝色而得名[221-222]。与WaveOne的革新不同，Reciproc Blue不仅没有改变此前的运动学原理，而且刃部设计、横截面以及锉的尺寸和几何形状都与最初的器械相同，因为它们已经确保了良好的柔韧性、抗疲劳性和切削能力。Blue系统的热处理过程提高了这些锉的柔韧性和抗疲劳性[222]，并且其在室温下的部分马氏体特性使这种器械也可以进行预

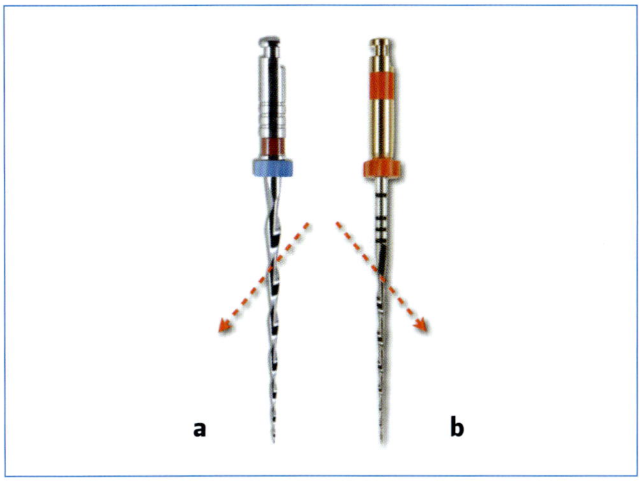

图3.25 经典的旋转式器械（a）和倒置切削刃方向的往复式器械（b）的刃部倾斜度比较。

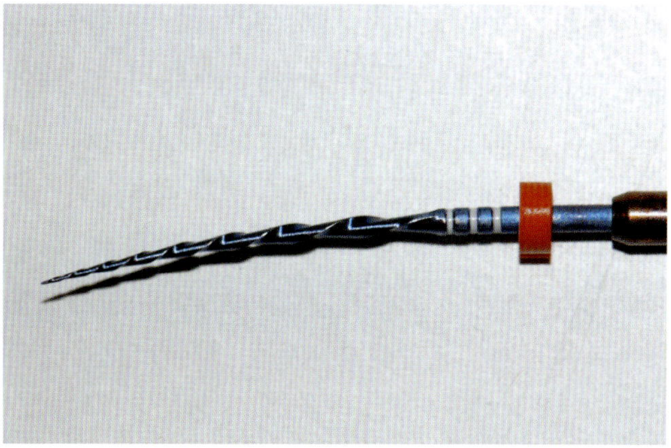

图3.26 Reciproc Blue的图像，它可以在室温下预先弯制。

先弯制（图3.26）。

Ultradent公司（Salt Lake City，USA）最近也向市场推出了Endo-Eze Genius系统，通过马达传送一个向前90°和向后30°的顺时针旋转效应的不对称往复运动，配合该系统开发的特定器械使用。虽然往复运动是由制造商预设的封闭参数，不能修改，但与WaveOne和Reciproc完全一样，这些器械也可以根据临床情况用于连续的旋转运动，所有的经典参数，如转速和扭矩都可以在特定的马达上设置。

TF Adaptive器械和特定的Elements马达（SybronEndo）的不对称往复运动，与之前提到的器械不尽相同。TF Adaptive技术提出了最大限度地发挥往复运动和旋转运动的优点，把可能的缺陷降到最小[223]。

TF Adaptive采用了一种独家专利运动技术，可根据器械承受的压力自动调整运动方式。马达使器械从中断式的旋转运动（顺时针水平方向600°，逆时针0°）转变为不对称的部分往复运动（顺时针切削方向370°，反向释放方向50°）[224]。这种类型的运动被称为混合往复运动（图3.22D）。当TF Adaptive锉没有或只是最小限度地嵌顿根管内壁时，这种运动可以被描述为中断的连续式旋转。在根管预备期间，由于扭转和/或弯曲应力的增加，特别是在弯曲和复杂的根管中，TF Adaptive器械的运动将切换到往复运动模式，即特定角度，从600°-0°到370°-50°不等。简而言之，随着压力的增加，运动从连续旋转切换到以往复运动为主。但是，这些角度并不是恒定的，而是应该根据解剖学的复杂性以及施加在器械上的压力而可变化且能"自适应"[225]。自适应马达应自动选择最佳运转模式，以优化疗效和安全性。由于高度复杂的算法，临床医生几乎感觉不到运动中的任何变化，这使得运动模式的过渡几乎难以察觉。同时，这也让旋转和往复运动的优势在临床上有需要时能得到共同发挥。这些器械往复运动的平均转速还没有被制造商公开。与Reciproc和WaveOne器械的马达不同，自适应马达以传统的顺时针方向发起旋转运动，这在所有商业化的机械器械中都是很常见的，因此所有带有右旋槽的器械都可以使用这种运动，而不仅仅是TF Adaptive器械。

最近，Morita（Osaka，Japan）推出了一种新的OTR运动。在这个运动中，扭矩是在锉旋转过程中自动测量的。如果测量的扭矩低于设定值，锉继续旋转工作；而如果扭矩达到设定值，锉就会逆向90°旋转，之后会恢复到切削方向。这种类型的运动也同样被称为混合往复运动，该运动具备连续式旋转工作的优点，且只有在检测到过大的扭矩时才会进行交替运动。

如果在预备过程中继续施加过大的力，手机将持续读取高于预设阈值的扭力值，并且运动将在往复模式下一直进行。在这种情形下，尽声称马达需与同一制造商生产的，采用混合运动模式理念技术的器械（MGP和Endowave）配合使用，但马达顺时针的旋转运动方向，使其可以与市场上任何器械一起使用。

最近，Coltene（Langenau，Germany）推出了CanalPro Jeni马达，它使用一种新型的专利自动运动，以毫秒的时间间隔控制锉的运动。根据电流强度和转矩来连续控制马达的旋转运动与转速，并能自动适应个性化的根管解剖结构。由于该马达的智能控制，传统预备系统所需的上下运动(啄食模式）已非必需。操作者只需在施加轻微压力的同时，将根管锉从冠方稳定地移动到根尖。

在这种情况下，尽管此类马达被引用于具备所有权的镍钛合金锉系统（HyFlex CM，HyFlex

EDM，MicroMega One Curve，MicroMega 2Shape），尤其是在Jeni模式下的预编程设定，但其实这种运动与市场上的任何器械都适配。

此外最近在市场上出现的其他往复式器械还有R-Motion（Fkg; Le Crêt-du-Locle, Switzerland）、One RECI（MicroMega; Besancon，France）和EdgeOne fire（Edge Endo，Johnson City，USA）。

适用于往复运动的封闭式和开放式马达

与上述往复式器械一同使用的市售马达通常可以被称为封闭式马达。换句话说，它们的运动是预设好的，并专门为个别器械种类开发，因此无法修改。封闭式、不可编辑运动方式的马达的合理性在于，每个单独的器械都有其特定的机械性能（特别是在扭转断裂角方面），并有其专门实验室测定的理想往复运动（已被设置为其相应的抗性最佳值）。从本质上讲，每个器械都应该有自己的独特往复运动，这些运动理应根据器械的独有机械性能而设计，如此才能保障治疗过程中最佳的安全性。

最近，市场上出现了一些新的马达，可以被称为开放式马达，因为所有的参数都可以由操作者设定。理想情况下，可以不限次使用往复运动，因为向前和向后的旋转角度的宽度以及转速均可以进行调整。在一些更先进的马达中，可以选择设置转动的加速度、减速度以及转动间的延迟时间。理论上说，有了这些马达，每个市面上的器械都可以使用不对称的往复运动，但需要对这些器械和马达的安全和预备质量方面的性能进行更多的研究。

往复运动带来的临床技术的发展

现代往复运动与新的临床方法密切相关，其效率和特点可以显著降低机用器械的折断风险。事实上，往复运动经常与单支锉预备技术的概念联系在一起，其目的是用单支器械预备整个根管，以及特定的某些器械，通过使用往复运动直接探查和疏通根管，而无须事先使用任何手用器械。如今，在根管再治疗中，往复运动结合某些具有特殊功能的器械可以作为去除根管填充材料的理想解决方案。

单支锉技术

单支锉技术经常被错误地与往复式器械联系在一起。事实上，这只是把往复运动的特性发挥到了极致，但并不是这些锉的常规使用方法。在实践中，由于往复运动的安全性和效率，甚至可以直接用一个相对较大的器械以安全、可靠和一致的方式预备根管（例如Reciproc，前端3mm，尖端直径0.25mm，锥度0.08）。在绝大多数情况下，这完全可能使治疗更快、更容易而不影响其质量。此外，往复运动显然也可以与其他方法和正常的器械序列联系起来。

笔者认为，“单支锉”一词应该被理解为一种技术，它可以只用单支器械将根管的“主体”预备成标准的基本尺寸，而不是使用几支器械的序列预备。如本章节所述，0.25mm的尖端直径和大约0.06的锥度可以认为是标准的基础预备尺寸。这种基础预备可以通过交替使用不同型号和锥度的锉或使用单一锉来获得。

最终的预备形状是相同的，但明显可变的是如何实现这种类型的预备过程：一种情况是使用单支器械，另一种情况是使用多支器械的序列预备。

当使用单支器械往复运动预备时，将其插入完全没有探查和疏通过的根管，或用10号不锈钢手用锉或小号的机用疏通锉进行根管探查。根管器械结合以上预备技术成形根管，因为在大多数情况下，预备成形后的根管都比初始形态更大。这就

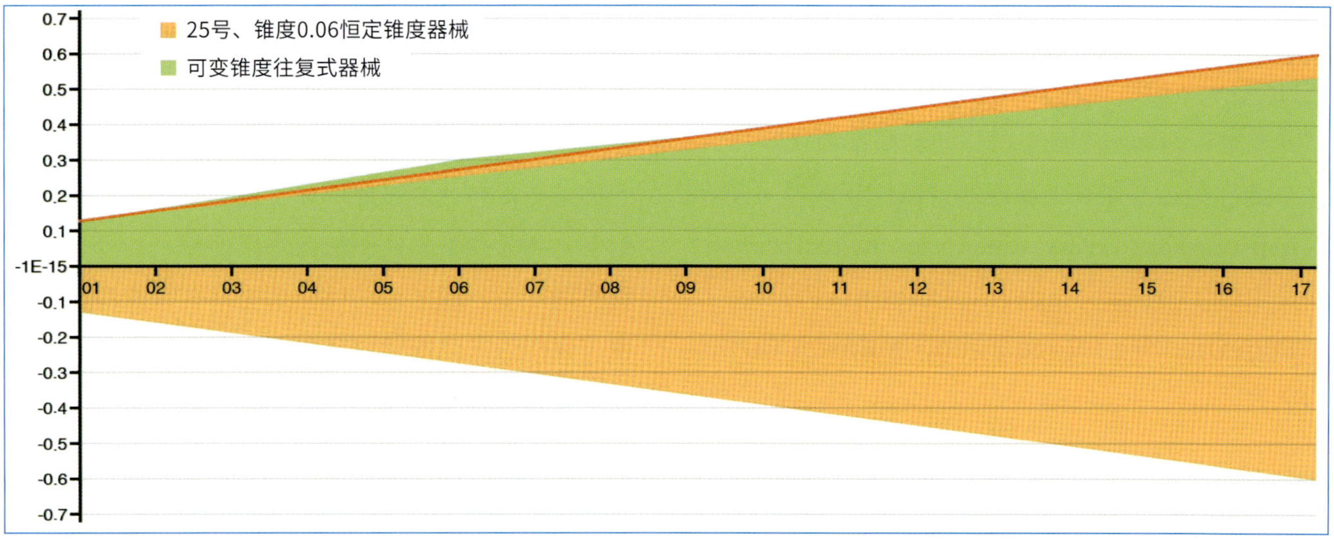

图3.27 可变锥度往复式器械（Reciproc R25）和具有相同尖端直径且锥度恒定（25号、锥度0.06）器械之间的尺寸对比图。

是为什么往复运动，特别是这种单支锉的根管预备，最近被证实与牙本质微裂纹的发生有关，从而使牙根面临更高的折裂风险[226]。事实上，所有关于这个问题的最新研究都强调，各种预备技术都会诱发牙本质微裂纹[227-228]，与传统的旋转式器械序列预备技术相比，往复运动和单锉预备技术与微裂纹发生率并不存在正相关或负相关[229-233]。

无论如何，目前使用的单支锉技术（Reciproc和Reciproc Blue），从保留剩余牙本质组织的角度来看似乎更有优势（特别是在牙根颈部1/3处），因而确保了保守的根管预备，并且符合现代微创牙髓病学的原则。将这些器械设计成可变锥度，即在尖端3mm的锥度是固定的，朝向柄部方向锥度逐渐减小。与经典的25号、锥度0.06锉相比，这种锉通常用于根尖预备完成前的根管体部的预备阶段，这种器械的尖端锥度较大，在单支锉技术中必须进行所谓的“深部根管预备”，但由于最冠方部分的锥度减小，该器械在根管口处比25号、锥度0.06的器械要小（图3.27）。

这些往复式锉所设计的运动轨迹，在根管成形的同时，能够减少“颈周牙本质”（图3.28）的过度磨除。这包括了根管口下方4mm的牙本质，其已被证明对牙髓治疗的生物力学抗性至关重要[234-235]。另外，如果通过不同尖端直径和锥度的锉交替使用来实现根管的基础预备，那么根管的形状将取决于序列器械的使用、型号和所使用的预备技术（例如，侧方刷壁的预备量）。但是，如果相应区域牙体组织较硬，则器械的成本往往更高[236]。

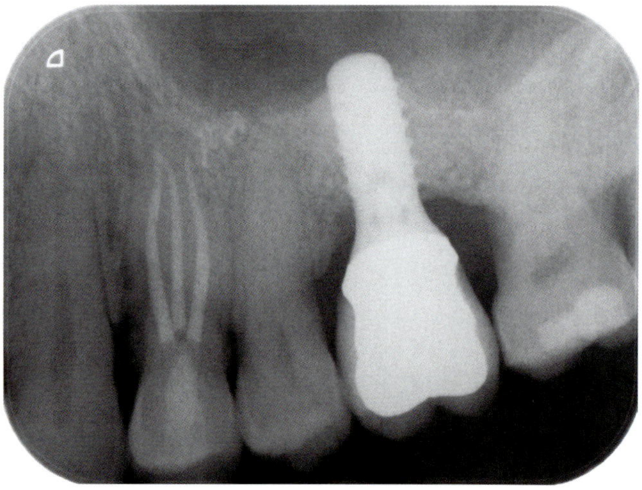

图3.28 采用单支锉技术治疗病例的术后X线片，显示牙颈周缘水平的根管预备非常保守。

另外，虽然根管预备技术最初的目的是使根管预备后具有器械本身的形状，但最后根管的成形和清理需要考虑到解剖学上的变异性，因此需要补充单支锉对根尖和根管侧壁进行预备[237-240]。处理每个根管解剖学特异性的区别在于如何使用这些器械。因此，在治疗椭圆和细长根管时，从根管预备的一开始就应使用这些器械进行向外的侧向切削动作，即所谓的“刷壁”式动作，这些器械和预备方式的使用是极为重要的[241]。

单支锉技术使得处理极不规则的解剖结构成为可能，特别是在根管的中上1/3段[241]。在笔者看来，单支锉技术的目的是以基本的形状和尺寸进行根管预备，要将根管预备成所需的形状和大小，对根尖直径的具体评估是必不可少的[242]。

根据这些论点，很明显单支锉技术不能被理解为仅仅使用单支器械以同样的方式预备完整个根管，但是和系统器械预备技术相比，单支锉技术将根管预备成标准基础大小的能力更容易，用时更短并且具有同等的预备质量和可预测性。这显然取决于临床医生如何使用其他器械和其他技术来弥补该根管预备流程，应对每个独特根管的解剖学特征和特性，例如在根管探查阶段或完成根管预备和清理时（图3.29）。

有学者认为采用往复式运动的单支锉技术存在

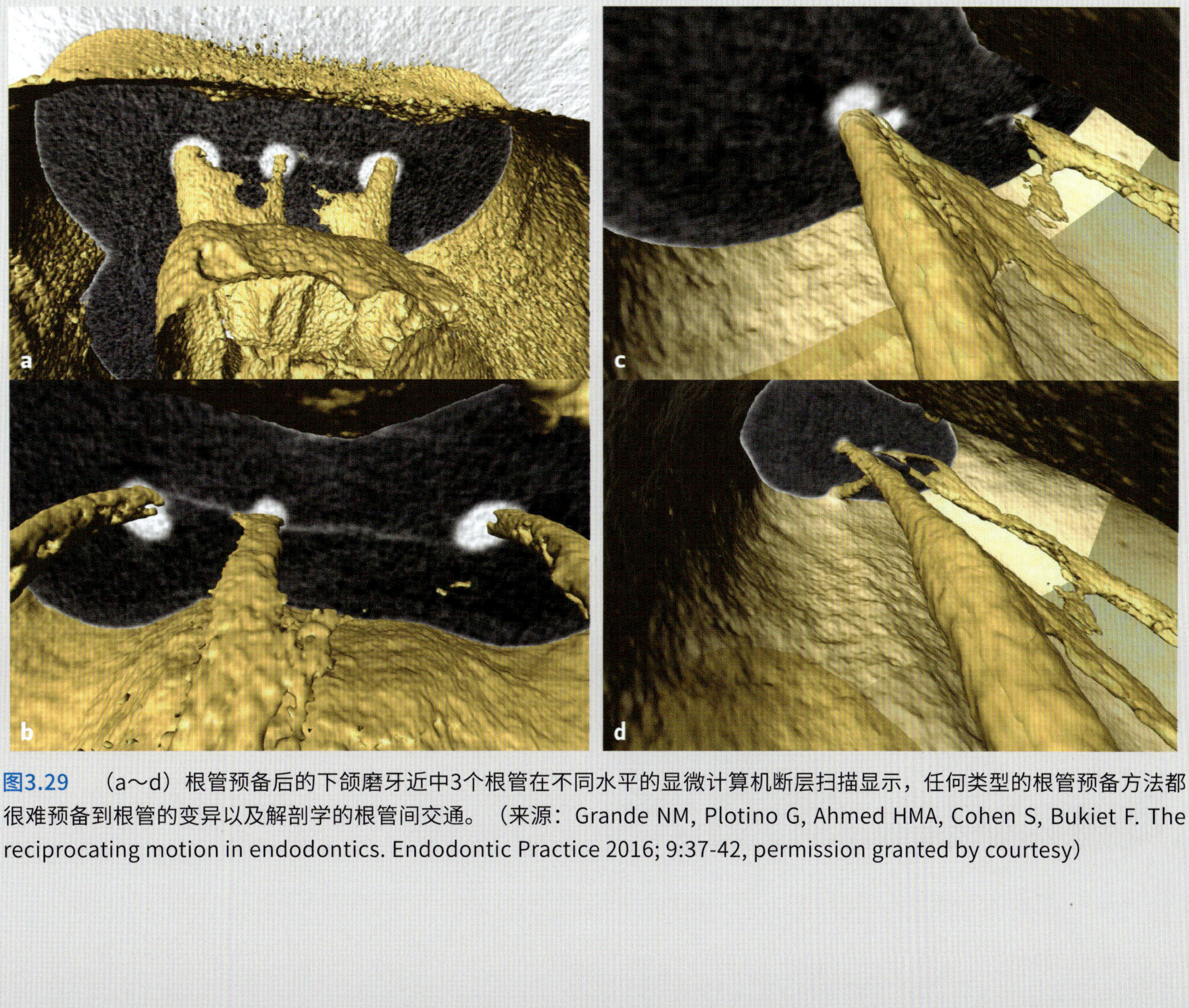

图3.29 （a～d）根管预备后的下颌磨牙近中3个根管在不同水平的显微计算机断层扫描显示，任何类型的根管预备方法都很难预备到根管的变异以及解剖学的根管间交通。（来源：Grande NM, Plotino G, Ahmed HMA, Cohen S, Bukiet F. The reciprocating motion in endodontics. Endodontic Practice 2016; 9:37-42, permission granted by courtesy）

其他弊端，即该技术增加了器械产生的碎屑超出根尖孔和碎屑堆积于根管侧壁的风险[243-245]。关于这个问题的研究是有争议的，研究表明所有类型的预备系统和器械都可能造成碎屑堆积和超出根尖孔，目前还未明确哪种器械及其运动模式可以降低这种风险[246]。

只有一项相关的临床研究报道使用往复式或旋转式器械根管治疗后没有检测到炎症物质的差异[252]。这个研究支持如下论断，即根管治疗术后的炎症反应既不受根管成形器械数量的影响，也不受器械所用运动类型的影响[253]。

笔者认为，单支锉技术通常与往复运动一同被提及，正如之前所强调的，这项技术不仅提高了抗疲劳性，还减少了施加在器械上的扭转应力。这些特点也减少了器械在根管内紧贴牙本质壁情况而发生扭转断裂的风险。因为该技术不可避免地在未开扩根管内使用大尺寸的单支锉，而根管的初始尺寸明显小于锉本身的尺寸。

另外，使用连续旋转的大号单支锉意味着与旋转运动有关的所有风险仍然很高，特别是因器械尖端在旋转中与根管侧壁过度卡顿而导致的折断风险，以及大号器械在弯曲根管中的累积疲劳[254-257]。系统旋转器械通过按一定顺序逐级预备，可以减少并分散施加在每个单独器械上的应力，而单支器械在旋转运动中大大增加了这些风险。因此，笔者认为，往复运动所确保的优势和先进性更适配于单支锉技术的使用，而对于连续旋转的器械，多支器械的序列预备将更有用且更安全。

往复式器械的机械滑行通道

对于目前市场上的一种往复式器械Reciproc（及升级版Reciproc Blue），制造商建议可以选择直接使用这种器械，而不必事先使用手用器械进行根管疏通。使用具有这些特点的器械来疏通根管的可能性首先是由运动方式本身来保证的。事实上，由于往复运动，当器械卡顿于根管内壁时，它的旋转永远不会超过其特定的扭转断裂角度。因此，创造一个滑行通道并不是绝对必要的，因为就像旋转器械那样，器械与根管内壁的卡顿应减少到最低限度，这是造成扭转性断裂的主要原因。

然而，Reciproc有一些特点使其成为一种独一无二的根管疏通器械。而其他市售的往复式器

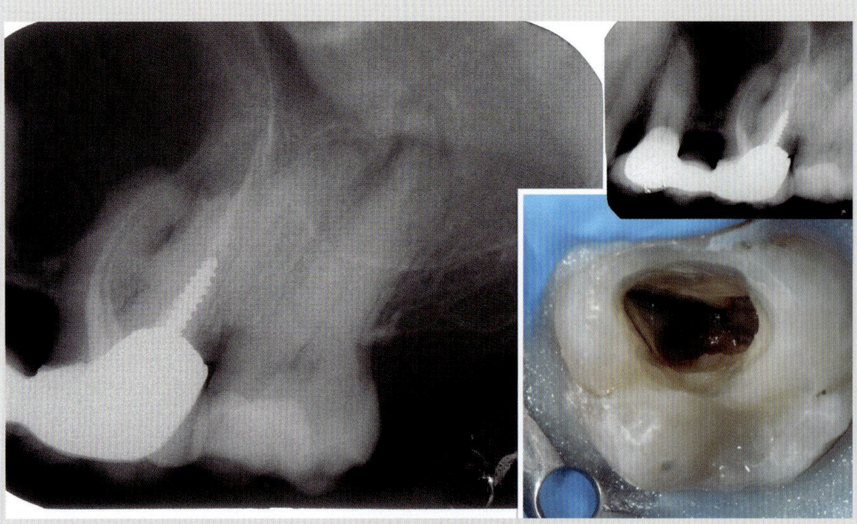

图3.30 （a）左上第二磨牙的术前影像，显示手动探查根管十分困难。（b）然后采用往复技术进行探查和预备根管（c，d）。（来源：Grande NM, Plotino G, Ahmed HMA, Cohen S, Bukiet F. The reciprocating motion in endodontics. Endodontic Practice 2016; 9:37-42, permission granted by courtesy）

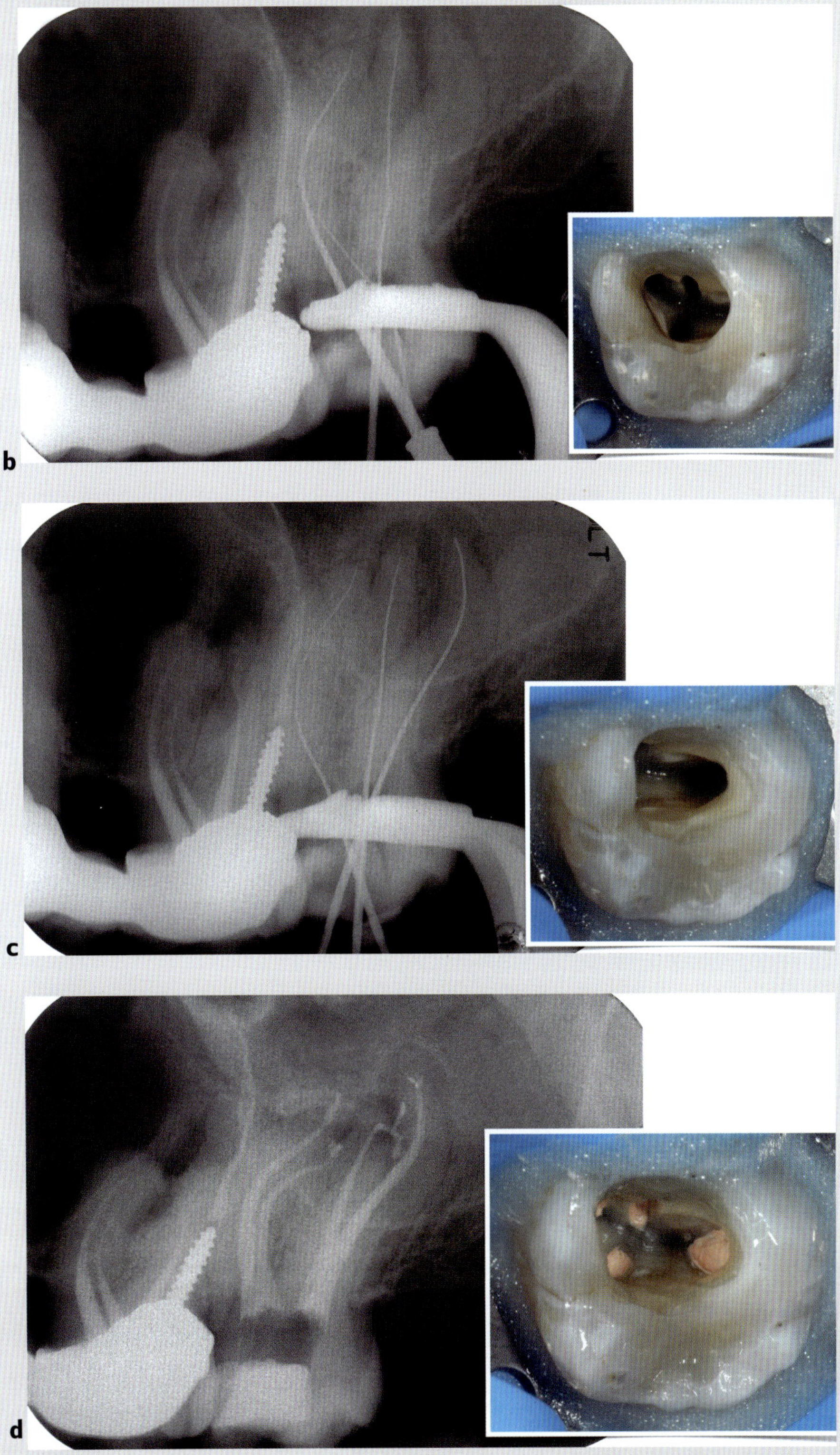
b
c
d

图3.30（续）

械大多被建议仅在根管疏通和滑行通道建立后才能使用。

有文献报道，Reciproc锉的一些特点可以为此带来变化。与其他往复式器械[148,258-259]，或与同类型器械相比[224-225]，Reciproc锉显示出更高的切削能力和更强的抗循环疲劳能力。

这些特性主要是由Reciproc锉的设计所赋予的，特别是其S形横截面，已被证明是最有效的切削截面，并确保了器械具有更好的柔韧性和更高的抗循环疲劳能力[146,148,258]。这两个特点再结合往复运动，保障了Reciproc锉可以有效、安全地疏通根管，这要归功于往复运动带给器械的低折断风险和卓越的切削能力。根管中1/3及冠1/3段的预备基本符合Reciproc锉的使用适应证，因为建议先用10号手用K锉探查根管的根尖1/3，来检查根管的通畅性，然后才能用R25锉根管预备至根尖。文献显示，这种技术在建立直行根管和弯曲根管的滑行通道方面是有效和安全的[212-260]，它也可以用来直接探查非常复杂的根管，如上颌磨牙的MB2根管，直达根尖。与手用器械预备技术相比，该器械成功率更高，风险更小[261]（图3.30）。

根管再治疗中的往复式器械

往复运动目前是一种非常有效且安全的去除根管内充填材料的解决方案[262-263]。相比于具有同等切削效果的旋转器械，往复运动的使用安全性是一个额外的优势。上述特点对使用往复式器械探查根管至关重要，主要是它的切削能力，往复式器械也被认为是根管再治疗中去除牙胶和粘接剂的理想器械（图3.31）。

为了让往复式器械在再治疗中更加有效，必须用一种对扭转应力有足够抗性的金属制造，如传统

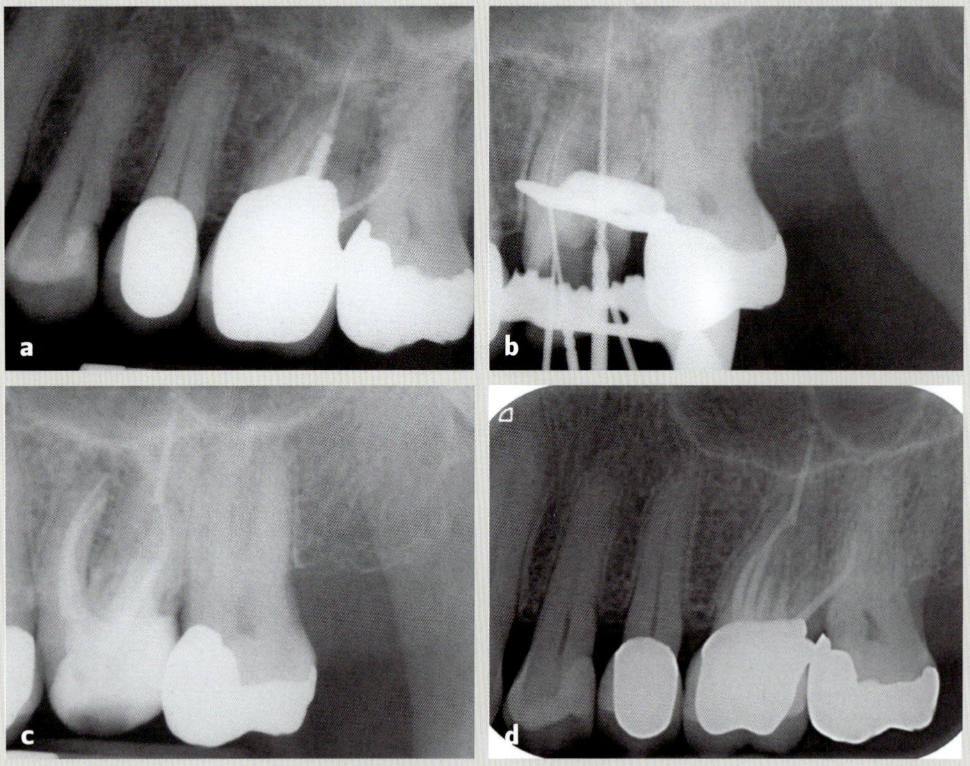

图3.31 左侧上颌第一磨牙（a）再治疗中使用往复式机用器械去除根管内充填材料（b）MB2根管的探查和成形（c）。3年后的随访（d）。

的镍钛合金或具有M-丝合金特征的热处理镍钛合金。具有更高柔韧性和可塑性的热处理镍钛合金器械不符合再治疗需求。

已发表的关于往复式器械的研究结果

由于往复运动的日益普及和越来越多往复式器械的使用，最近进行了许多的研究，以调查它们的机械性能、根管解剖结构的预备和保持质量、根管预备的时间、清理根管壁和减少根管内细菌感染的效果、牙本质微裂纹的形成、根管碎屑挤出根尖孔以及根管内填充材料的清除。

毋庸赘言，对所有这些研究的结果进行分析，得出的结论可以总结如下[144]：

- 与连续旋转运动中的同类器械相比，往复运动增强了进行测试的所有类型器械的抗循环疲劳能力。
- 往复运动的幅度对所测试器械的抗循环疲劳能力有很大的影响：往复运动幅度越小，器械在弯曲根管里能持续的时间越长。
- 与连续旋转相比，往复运动并没有降低测试器械的切削效率。
- 往复式器械可实现良好的根管成形，并保留原有的根管解剖结构，与连续旋转式或其他旋转式器械相比具有相似甚至更佳的根管成形质量。
- 使用往复式器械对根管壁的清理效果与使用连续旋转式序列器械的清理效果相当。
- 与连续旋转式序列器械相比，使用往复式器械可以减少根管预备的时间。
- 无论使用何种类型的器械和运动学原理，都可以观察到牙本质微裂纹。
- 使用往复式器械进行根管预备有利于显著减少细菌，但与连续旋转式序列器械的情况一样，它无法对根管系统进行完全消毒。
- 正如已经报道过的相互矛盾的结果一样，往复式和旋转式系统造成的碎屑超出根尖孔的问题仍然存在争议。
- 在再治疗过程中，与旋转式器械相比，往复式器械被证明能够更高效和快捷地去除根管内充填材料，但目前还没有任何系统能够完全清除根管中的这些充填材料。

振动式器械

自适应锉（SAF™）（ReDentNova Ltd., Israel）被引入市场以来，其创新的设计（包括一个没有固体金属核但具有研磨表面的片晶晶格）使其形状能够适应根管壁以及椭圆形和不规则的根管解剖结构[264]。一种有专利的马达（ReDentNova Ltd）允许在连续冲洗的情况下，以3000 ~ 5000r/min的转动频率进行0.4mm振幅的垂直往复运动[264]。该技术需要在使用自适应锉前用20号、锥度0.04器械对根管进行预敞开，正如将更详细看到的，这项技术可能使该类器械成为完成根管清理和成形阶段极好的器械，而非适用于实际根管预备的全过程。

第 4 章
探查、滑行通道与预敞开

SCOUTING, GLIDE PATH AND PRE-FLARING

背景

开髓、识别和探查根管等一系列步骤是动态地相互联系的。在整个治疗过程中，这些步骤可以根据治疗中出现的困难和操作者的需要进行修改。

在治疗结束之前，不应认为开髓的步骤已完全结束。动态的概念意味着，在治疗最初阶段，开髓洞形应该是保守的，在后续阶段可以有选择性地扩大它。开髓后，能定位所有的根管口，同时，为了确定根管系统的附属解剖结构，需要进行整个机械处理阶段最精细的步骤——沿着根管口到根尖孔的根管全长来探查根管。

定义

根管治疗的初始步骤包括探查根管，然后沿着整个根管建立一个滑行通道，并确定是否需要用手用不锈钢器械预敞开，以达到一个特定的基本尺寸。

根管探查或疏通可被定义为探索根管以了解其变异性和通畅程度，并评估其对器械在冠-根方向推进的阻力[1]。探查的目的是尽可能多地获得每个治疗根管的解剖学、几何学和临床实际情况的信息[2]。探查通过使用小号的手用不锈钢器械进行：06号和08号，通常是K-扩孔锉或K-扩孔钻。也可以使用各种具有理想特征的特定手用器械进行[3]。探查锉能直接了解根管直径，也可以提供其疏通程度的信息，让临床医生即时了解到根管空间是否宽大、狭窄或严重钙化。根管探查还能发现根管是否弯曲及其特征，或者观察到特殊的解剖结构，如侧副根管及其在根管内的位置。

在随后的机用器械使用时，对上述细节的了解非常重要，因为在某些解剖形态中，除非采取特定的临床预防措施，使用机用器械将存在安全风险。

John West将滑行通道定义为从根管口到其物理终点的平滑通道。使用10号根管锉，能够轻易地实现在整个根管内自由移动[4-5]。

“滑行通道”（glide path）一词最初来源于航空领域[6]，指的是飞机降落的下降路线，尤指由地面雷达指示的下降路线；与航空滑行路径相关的术语与John West在定义根管滑行通道时使用的术语相同：“流畅”（smooth）一词及其“毫不费力”（effortless way）的实现方式，在两个含义中都有使用，尽管所在领域差异很大。

能在根管内进行疏通的路径总是天然存在的，因为它是由从根尖到达牙冠的神经血管束形成的；然而，它难以凭借现有工具轻易疏通。因此，如果不是天然存在，临床医生需应用本书后文进一步描述的工具和技术来“预备”根管滑行通道。正如John West所强调的，根管滑行通道的一个基本特征是根管壁非常光滑，以便让10号锉能够轻松和稳定地进入根管，并从根管口到达根尖孔[5]。这意味着10号锉必须能够在根管内有规律地来回移动，没有障碍，而且宽度不断增加。开始时，移动的幅度为几毫米；之后逐渐增宽；最后，锉会在一次运动中沿着整个根管滑动。因此根据经典的定义，根管滑行通道是在后续治疗阶段安全和成功使用镍钛合金旋转锉的必要条件。此空间应该引导旋转锉的尖端沿着整个根管内的路径无障碍前进[7-8]。

一项未发表的临床回顾性研究评估了过去5年治疗的所有根管，发现在86%的牙髓中，具有John West所描述特征的滑行通道从一开始就自然存在。因此在大多数情况下，这种滑行通道被称为‘解剖性”通道，因为它自然存在于根管的原始解剖学结构中。临床上，具体的“滑行”情况是指使用10号非预弯手用不锈钢K锉，可以在根尖定位仪的控制下，以直接和可重复的方式直达根尖孔。这证实了存在一个可以使治疗器械安全发挥作用的天然空间[9]。

在滑行通道天然存在但小于10号锉直径的情况下，前述临床定义的条件也可以很容易地通过探查实现，即在所有的根管中使用手用K锉，同样地，选择06号和08号依次进行，直到可以使用10号K锉。上述情况下，目标应为增加根管空间的大小，以便非预弯的10号锉可以在根管中自由滑动，轻松到达根尖，从而获得滑行通道。在这个精细的器械操作阶段，尽管器械尺寸很小，操作时也需注意不要因为硬度越来越大的手用不锈钢器械造成根管结构的解剖学改变。

根管成形需要依靠机用器械，具有上述特点的滑行通道可能不足以保证它们能够安全使用。对于某些特定型号的器械，建议进行额外的步骤，即所谓的“预敞开”[10]。预敞开被定义为用手用器械初步扩大根管，以达到与第一个旋转锉的尖端相同的尺寸[11]。因此，预敞开的目的是确保所使用的第一个机用器械的尖端不会完全进入根管内[12]。这可以减少扭转断裂的风险[13]，特别是在使用较小的器械持续旋转时，由于它们对扭转应力的抵抗力较弱，更容易发生断裂[14-15]。因此，很显然，手动预敞开的程度取决于将要使用的第一种旋转锉的大小[16]。同样清楚的是，使用细小尖端（0.10mm或0.15mm）的器械作为第一支旋转锉的根管治疗程序，其优点是能够将预敞开的程度限制在相应小尺寸手用不锈钢器械范围内。

在根管内使用的第一支机用器械往往与用于探查和建立滑行通道的器械尺寸一致[17]；这是一个重要的优势，因为使用手用不锈钢器械的风险可被控制在最低限度[18]。15号的手用不锈钢器械较为危险，因为与先前使用的10号锉相比，其尺寸增加了50%，且呈明显的刚性[19]。因此，15号锉可能并不总是遵循10号锉预备出的滑行通道。在疑难根管中，上述器械的不当使用可能会造成医源性损害，如形成根管台阶或堵塞根管，降低治疗效果[20]。

在任何情况下，如果临床上需要根管预敞开到等于或大于0.15mm的尺寸，强烈建议使用市面上中等尺寸（如0.125mm或0.13mm的尖端直径）

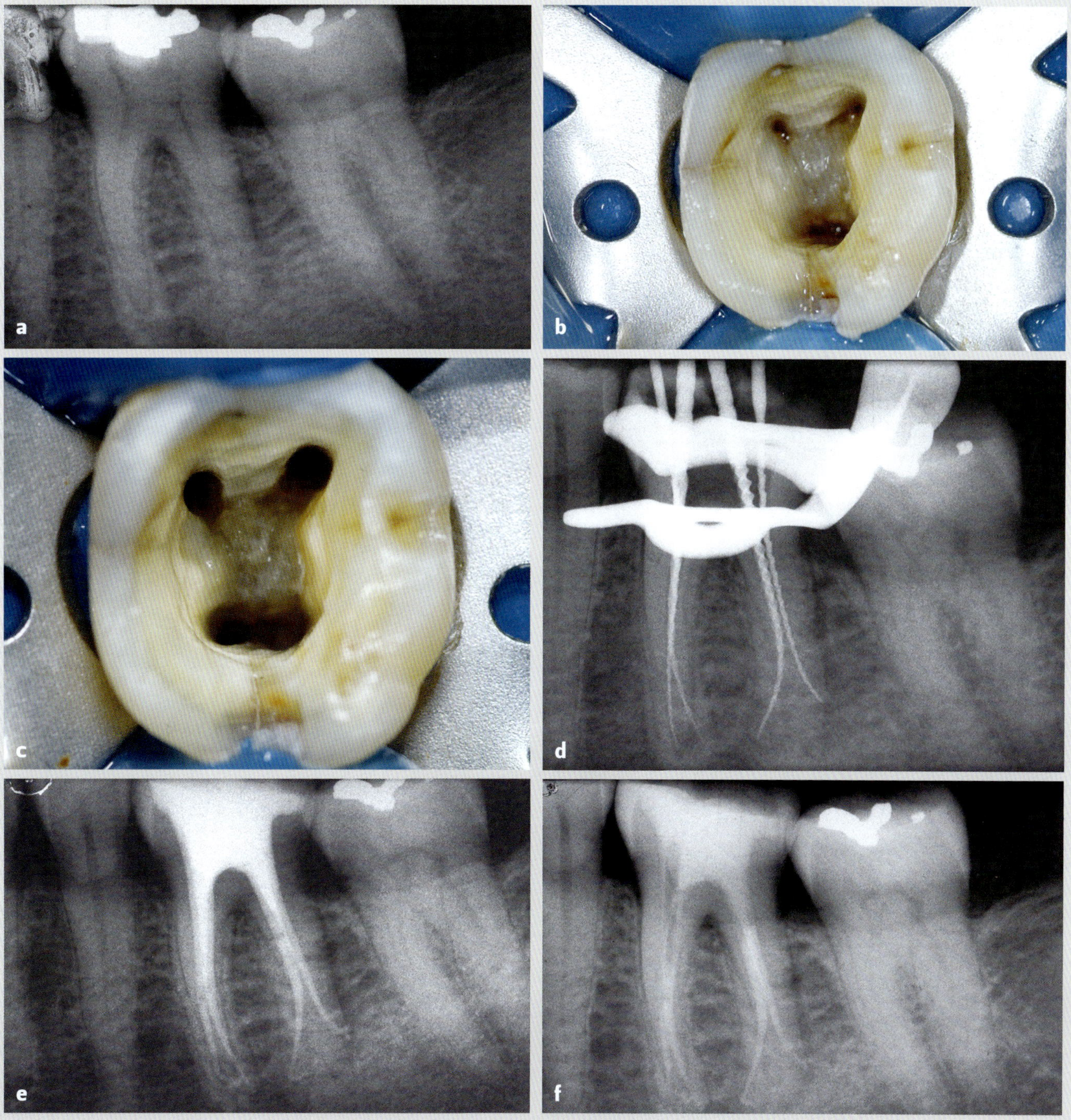

图4.1 左下颌第一磨牙（a）用传统技术开髓后（b）以及冠部预敞完全扩大以使手用器械能直达根尖1/3处（c～e）。1年后随访（f）。

的手用不锈钢器械和更加灵活的手用镍钛合金器械[21-22]。冠部敞开的概念和根管预敞开密切相关(图4.1)，可以被定义为在根管预敞开的同时进行的根管口冠部敞开的初始操作[1]。

当器械在探查和形成根管滑行通道和/或手动根管预敞开时向前移动，尤其是在根管狭窄的情况下，往往会在根管内形成一个具有自身形状的空间。

在这个阶段，由于根管的形状大小与器械的形状大小相似，器械沿其整个长度和表面啮合得越多，对其失去控制的风险就越大。因此，冠部根管敞开的主要目的是让器械沿着直线路径进入根管的冠部，消除冠部干扰，包括通常在根管口处的牙本质三角，从而减少器械与管壁接触的部分（图4.2）。这确保了器械在治疗过程中，其根管冠部周围有更多的空间，从而使器械尖端有更多的活动空间，产生台阶、堵塞或根尖偏移[23]等医源性损害的风险较低。冠部敞开应确保操作者有更敏感的触觉，而且使手用器械能够保持各种预弯角度。

可以用GG钻，特别是小号的钻头来去除早期根管冠部的干扰。如果使用得当，这些钻头（1号、2号、3号）是微创、无危险的[24]。不建议使用Largo钻或P钻，因为它们的硬度过高；也不建议使用各种圆头车针来精修开髓口，因为它们太大，过于激进。在任何情况下，这些钻头都必须谨慎和精确使用：它们不应该在根管内完全“消失”，而应该依次使用：遵循反曲率规则[25]，沿着与根分叉相反的方向进行根管口重新定位，并把它们当作完成开髓口的工具，而不是用来扩大根管。在根管内使用这些工具可能会有一定风险，会去除过多的牙本质，造成很高的生物和机械成本，特别是在根分叉处（图4.3），不是所有的牙根都能承受[26]。使用特定的超声工作尖来精修开髓口，识别和重新定位根管口，尽管成本更高，操作时间更长[27]，但可以为临床医生提供更好的视野和减少损伤(图4.4)。

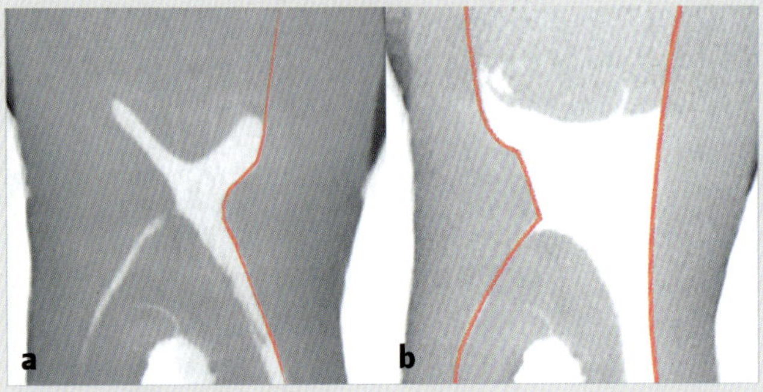

图4.2 显微计算机断层扫描，完全去除下颌磨牙近中根管的三角区牙本质之前（a）和之后（b）。

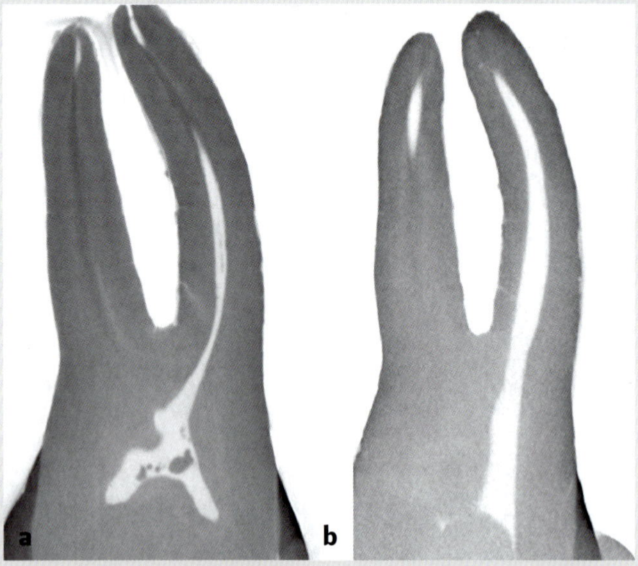

图4.3 显微计算机断层扫描，用GG钻将上颌磨牙近中颊根近中根管的三角区牙本质去除之前（a）和之后（b）。值得注意的是，根管的上段部分变直，根管壁朝向根分叉处的厚度减少。

由于上述原因，我们越来越倾向于避免早期去除冠部的干扰，而是进行选择性的冠部扩大（图4.5、图4.6）。目的在于通过应用机用器械[28]在釉牙骨质界水平（图4.7）选择性去除牙本质，又被Clark

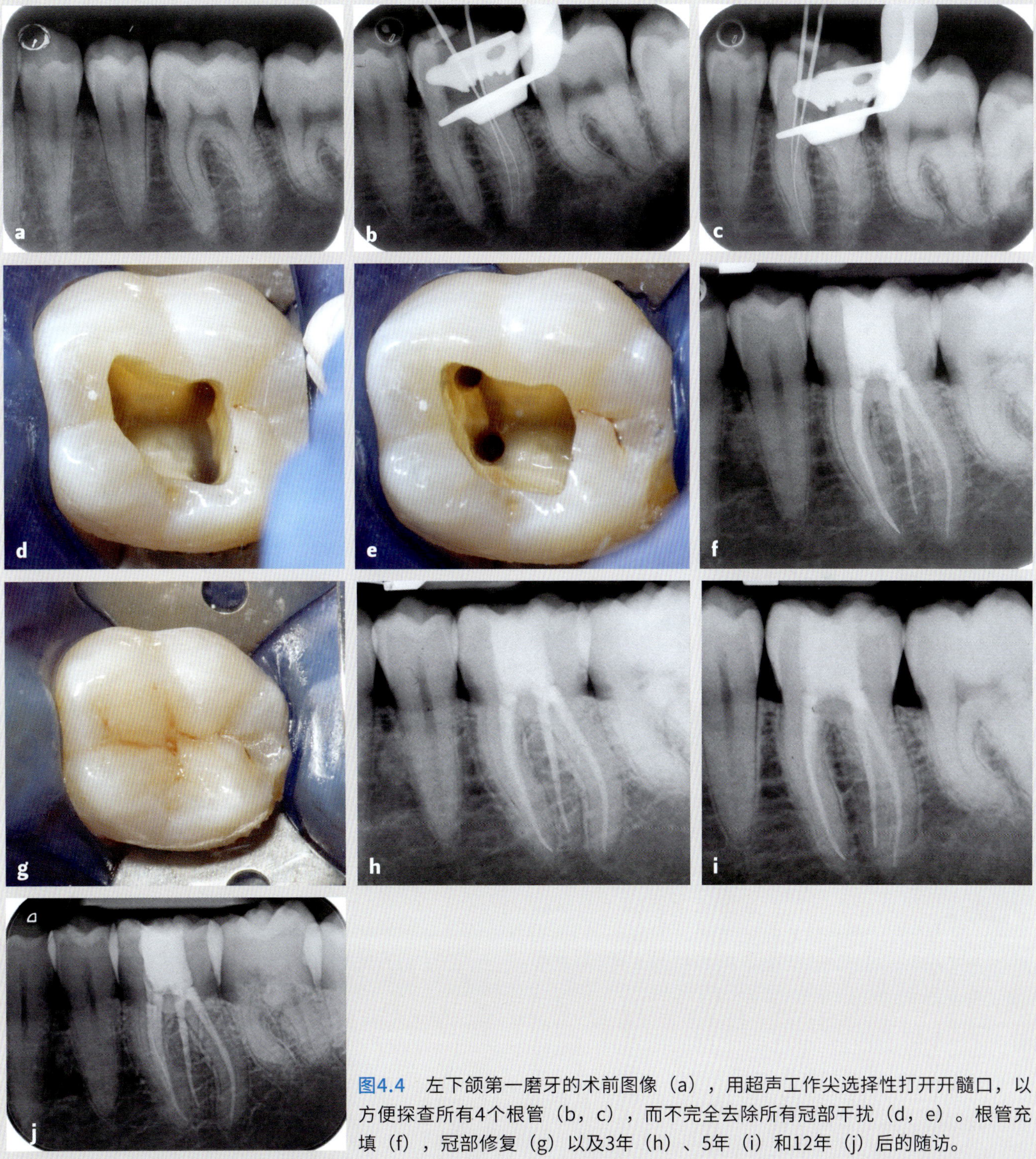

图4.4 左下颌第一磨牙的术前图像（a），用超声工作尖选择性打开开髓口，以方便探查所有4个根管（b，c），而不完全去除所有冠部干扰（d，e）。根管充填（f），冠部修复（g）以及3年（h）、5年（i）和12年（j）后的随访。

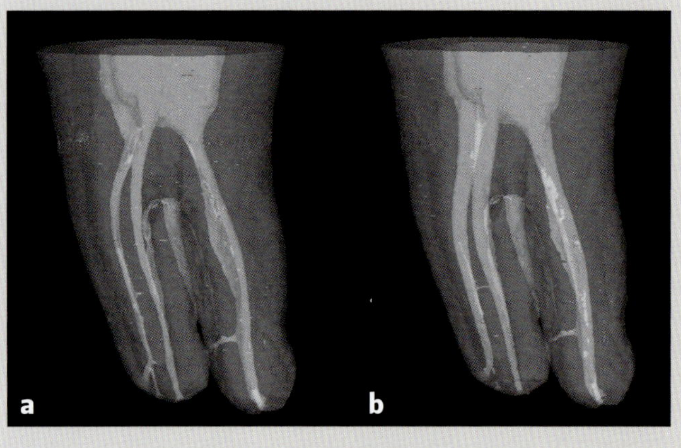

图4.5 下颌磨牙术前（a）和术后（b）的三维扫描效果图，清楚显示了颈部牙体组织的选择性保留。

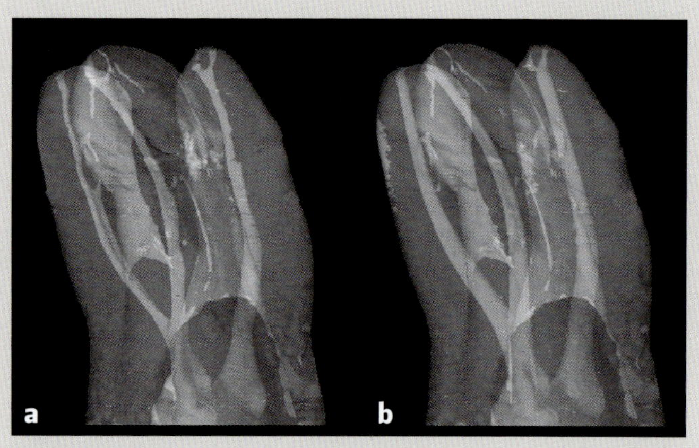

图4.6 上颌磨牙术前（a）和术后（b）的三维扫描效果图，清楚显示了颈部牙体组织的选择性保留。

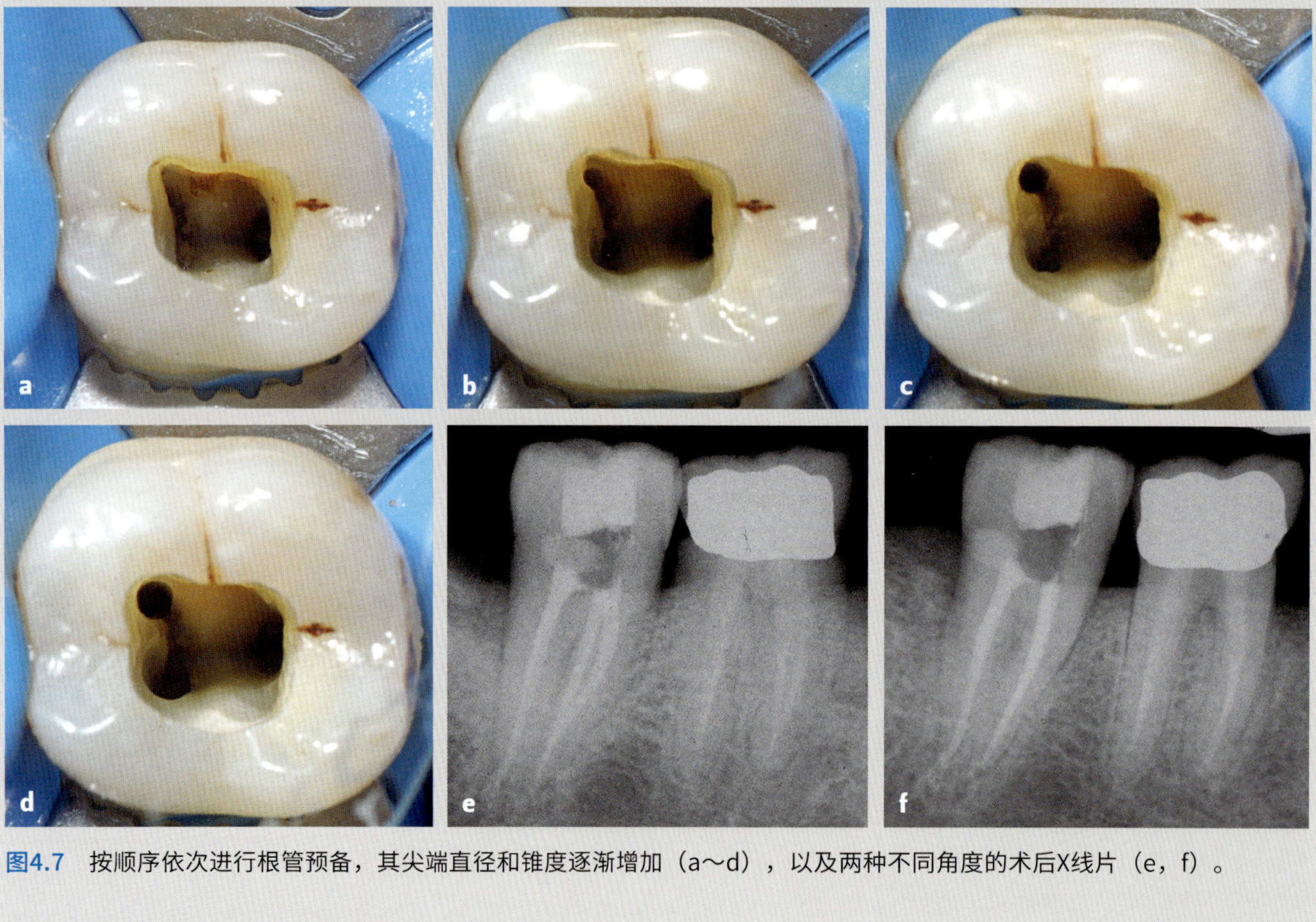

图4.7 按顺序依次进行根管预备，其尖端直径和锥度逐渐增加（a～d），以及两种不同角度的术后X线片（e，f）。

和Khademi称为颈周牙本质[29-32]，从而在根管预备阶段同时去除冠部的干扰。

对根管治疗过的牙齿来说，这一区域结构的保存似乎对其长期耐受性非常重要。选择性的冠部扩大在磨牙、复杂根管和较薄的牙根中尤其有价值（图4.8），需要去除的颈周牙本质的量取决于根管

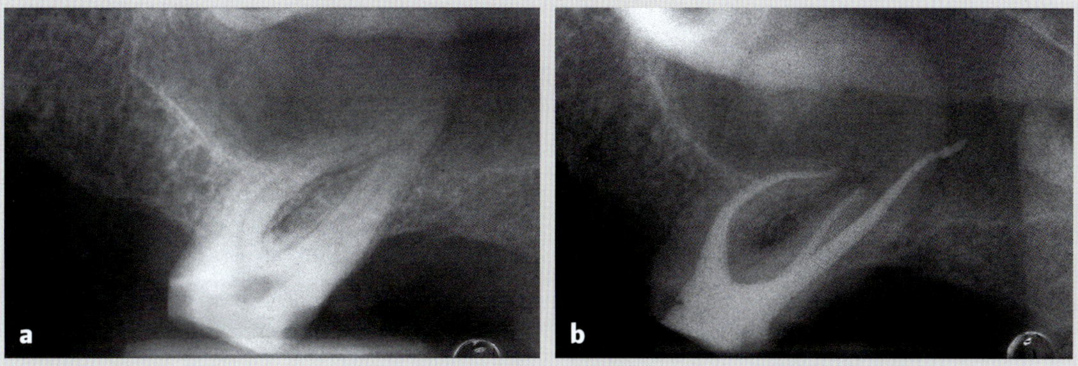

图4.8 左上颌磨牙接受最终修复的术前（a）和术后（b）X线片，清楚地显示了保守的方法，允许在颈部1/3保留一定数量剩余牙本质。

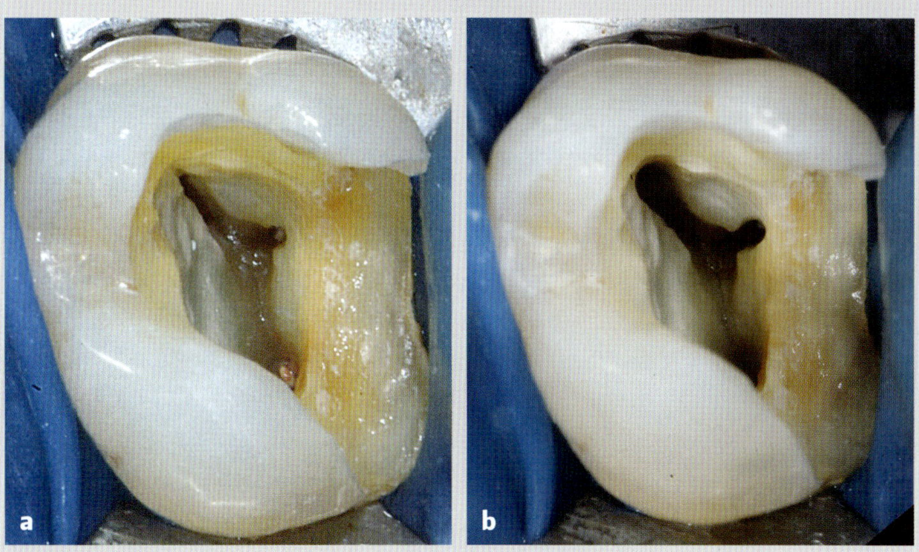

图4.9 上颌第二磨牙的根管预备之前（a）和之后（b）的图像，清楚地显示了选择性冠部扩大的方法，因解剖结构和器械使用难度差异，2个颊侧根管的情况不同。

的解剖结构和对器械能够有效安全到达根尖的需求（图4.9），上文提到的动态开髓和处理根管的概念也适用于这种方法。事实上，根管口只有在成形根管必须使用的根管器械时才会扩大，以便它们可以安全地到达根尖（图4.10）。

显然，根管治疗和疏通根管所需的难度越大，就越有必要去除冠部更多的健康牙体组织。同理，在这些情况下，应该去除的牙本质的量也取决于用于成形根管的器械类型（图4.11）。

正如前文描述，选择性地去除冠部的干扰，也可以由机械预备阶段用于根管预备的器械来进行。一些类型的根管镍钛合金器械具有更适合这种方法的特点，而具有不同特征的器械只有在进行了所有典型的探查、冠部敞开、建立滑行通道和根管预敞开的程序后才能安全使用。如今，临床医生可用的(治疗）器械质量不断提高，使得这种保守的方法可以应用于越来越多的病例。

如前所述，往复式器械不需要任何滑行通道、根管预敞开或根管冠部敞开，因为这些器械扭转断裂的风险非常低，这要归功于其运动的特点：能阻止尖端以比其扭转断裂极限更高的角度旋转。这一特点意味着往复式器械特别适合上述的微创方法，使其有可能将建立滑行通道程序限制在简单的根管探查范围内，并完全避免冠部敞开。这可能导致剩余牙齿组织结构的进一步削弱，用过硬的手用不锈钢器械预扩，则可能会引起医源性损伤。

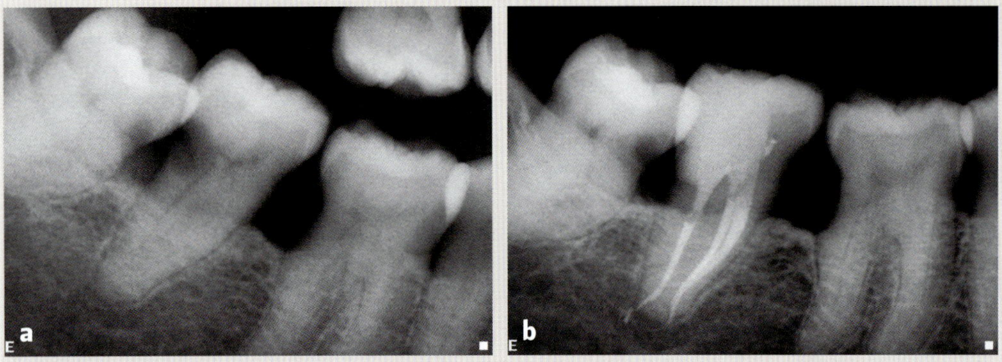

图4.10 右下颌第二磨牙的术前（a）和术后（b）X线片，清楚显示了去除冠部组织的保守方法，其使得所用器械能够安全到达根尖。

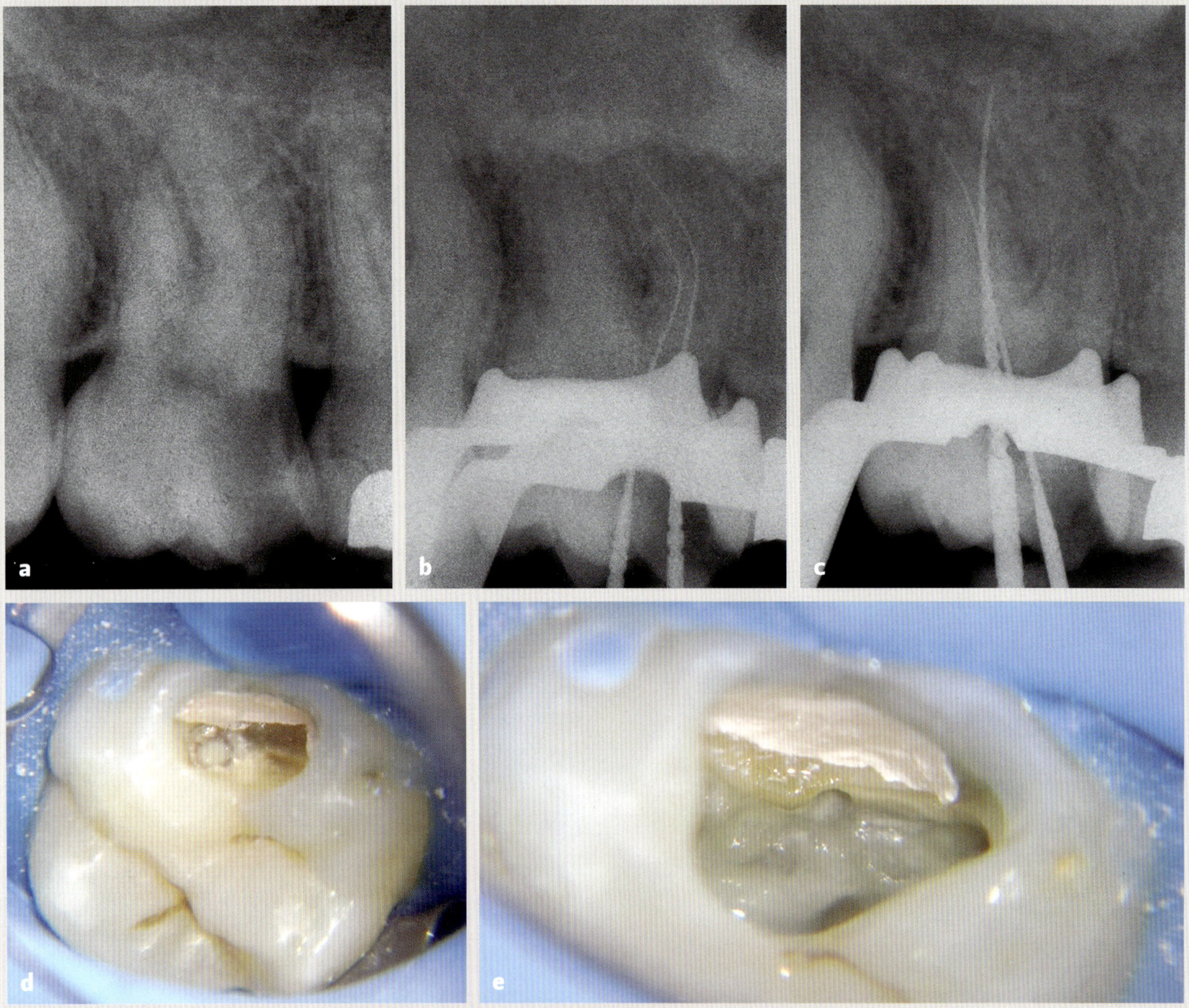

图4.11 患有深龋的右上颌第二磨牙（a），尽管根管的解剖结构很复杂，但仍采用保守的冠部开口治疗方法（b~f）。这种较为保守的根管治疗方法也使经济条件有限的患者能够采用保守的修复方案（g~k）。

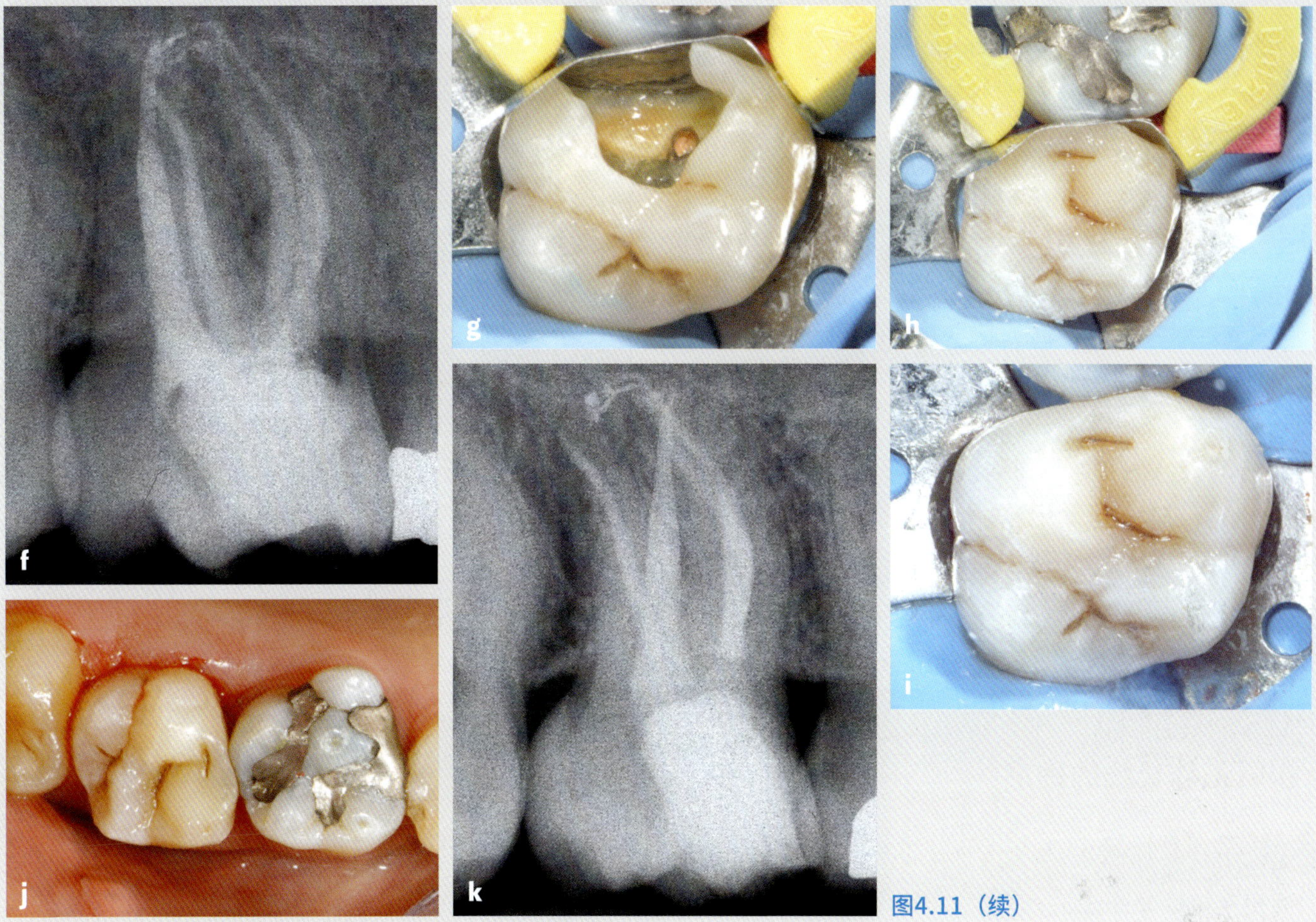

图4.11（续）

根管探查与建立滑行通道的临床策略

初步的根管探查可以用小号手用不锈钢器械进行，如06号、08号和10号K锉，对应0.06mm、0.08mm或0.10mm的尖端直径和0.02的ISO标准锥度。

从临床角度看，建议在单根牙（上颌切牙和尖牙、下颌尖牙和前磨牙）的根管和判断为“简单”的根管（上颌前磨牙单根管、上颌磨牙的腭侧根管和下颌磨牙的远中单根管）用10号K锉开始进行初步探查，X线片或CBCT显示有解剖学变异的情况除外。对于多根管牙（上颌磨牙的近中颊根和远中颊根，下颌磨牙的近中根及远中根有多个根管，前磨牙有多个根管，下颌切牙初步诊断有解剖结构异常）的较复杂牙根，建议使用08号K锉开始探查。

目的是使用非预弯的器械开始探查，或使用最小的、仅有轻微的、规则弯曲的器械，这种弯曲能被根管本身拉直（图4.12）。在绝大多数的根管中，采用这种方法可以很轻松地达到根尖孔和工作长度（补充信息框1）。由于其灵活性，08号或10号的非预弯K锉可以很容易地通过没有障碍的根管，即使存在明显（一般为45°～60°）但规则的弯曲（图4.13）。

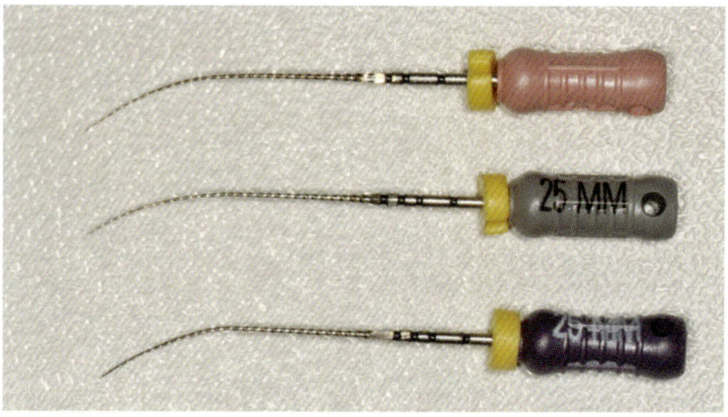

图4.12 具有规则弯曲的预弯器械。

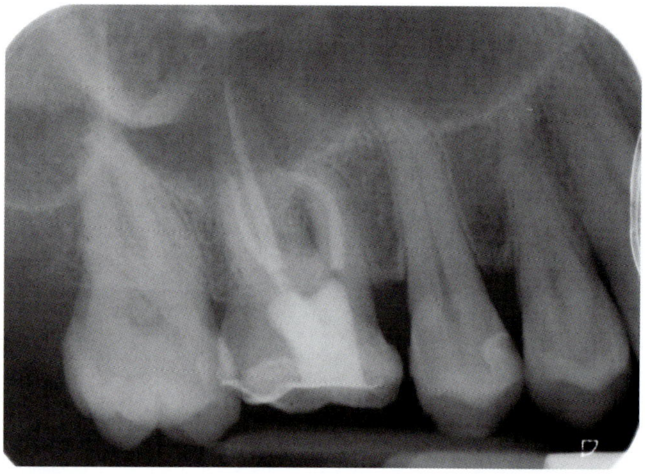

图4.13 上颌磨牙有明显而规则的弯曲。

补充信息框 1

根管工作长度的确定

工作长度被定义为一个冠部参考点与根管预备和充填终止点之间的距离[1]。

精确确定根管治疗的工作长度是治疗成功的重要前提，可以降低根管清洁不充分或过度使用器械损伤根尖周组织的风险[2-4]。因此，必须尽可能精确地测量出工作长度[5]。

根尖的解剖学特征决定了根管器械和充填应该止步于何点。牙骨质-牙本质界（CDJ）也称根尖狭窄区[6]，是牙周韧带起始和牙髓结束的解剖及组织学参考点[7]。因此，根管预备技术应该在此处精准地终止机械-化学治疗操作[8]。大多数关于根管治疗成功率的研究认为，当器械操作、消毒和充填都位于根尖狭窄区时，愈合率较高[9-10]。

然而，临床上，根尖狭窄的位置在不同的牙根之间差异很大[11]，它与CDJ的关系也很不稳定，因为CDJ本身也非常不规则[12]，且其作为一个组织学概念，在临床上难以确定[3]，只能在拔除的牙齿上进行组织学检测[5]。

确定工作长度的常规方法包括使用X线片[13]、参考解剖学平均值和解剖学知识[14-15]、手感法[16-17]和纸尖技术[18]。

然而，所有这些方法都有局限性[13,19-20]。X线片容易受到失真和放大影响，使得该技术在曝光和解释方面都很敏感[13]。X线片提供了三维结构的二维图像[21]。相关证据表明，即使是有经验的医生，使用解剖学平均值、解剖学知识和手感法也不一定可靠[16-17]。因此，这些测量工作长度的方法不能准确定位根尖狭窄区和CDJ，也不能防止根尖孔外的过度器械操作[22-23]。

补充信息框1（续）

电子工作长度确定法

如今，用于测量根管长度的电子设备（电子根尖定位仪）为临床医生提供了确定工作长度的最佳方法[5]。电子根尖定位仪的发展使工作长度的评估更加准确和可预测[21-26]，因为相比X线片，它们能更可靠地确定根尖狭窄区[27]。

Suzuki分析了流过狗牙齿的直流电流的情况，提出了用电流估计根管长度的概念[28]。1962年，Sunada证明牙周韧带和口腔黏膜之间的电阻值是恒定的[29]。Inoue[30]开发了一个声波读出系统，使用均衡器-晶体管放大器反馈电路和低频振荡来测量根管长度，而Ushiyama[31]描述了阻抗梯度法来确定有电解质存在时的工作长度。

第一代和第二代根尖定位仪的主要缺点（在有电解质的情况下读数不正确）被Kobayashi等[32]在第三代根尖定位仪中克服。第三代根尖定位仪不需要校准，由一个微处理器计算阻抗比[27]，使用几个频率来确定根管的终止距离。这些设备仍然使用阻抗来测量根管内的位置，但目前有更强大的微处理器，能够处理产生准确读数所需的比率和算法的计算[6]。

根尖狭窄区的电容量变化是这些现代定位仪运行的基础，它们能够通过测量不同频率的锉尖端和根管之间的阻抗来确定根尖区最小孔与最大孔之间的区域，并精确测量根管长度。它们的准确性已在一些体内和体外研究中得到证实，也在根管内存在各种电解质和导电液体的情况下以及其他各种临床条件下得到证实[33-38]。这些研究表明，最新电子根尖定位仪的准确性高于90%。

由于其精确性，近年来使用电子仪器来确定根管工作长度的做法越来越受欢迎[39]，如今，它们可以被认为是该领域的金标准，成为安全、可靠的临床实践中不可替代的工具。

▶ 参考文献

[1] Glossary of evidence-based terms. J Evid Base Dent Pract 2007; 45-9.

[2] Sjogren U, Hagglund B, Sundqvist G, Wing K. Factors affecting the long-term results of endodontic treatment. J Endod 1990; 16:498-504.

[3] Ricucci D, Langeland K. Apical limit of root canal instrumentation and obturation, Part II: A histological study. Int Endod J 1998; 31:394-409.

[4] Chugal NM, Clive JM, Spangberg LS. Endodontic infection: Some biologic and treatment factors associated with outcome. Oral Surg, Oral Med, Oral Pathol, Oral Radiol, Endod 2003;96:81-90.

[5] Nekoofar MH, Ghandi MM, Hayes SJ, Dummer PM. The fundamental operating principles of electronic root canal length measurement devices. Int Endod J 2006; 39:595-609.

[6] Gordon MPJ, Chandler NP. Electronic apex locators. Int Endod J 2004; 37:425-37.

[7] Grove CJ. The value of the dentinocemental junction in pulp canal surgery. J Dent Res 1931; 11:466-8.

[8] Kuttler Y Microscopic investigation of root apexes. J Am Dent Assoc 1955; 50:544-52.

[9] Basmadjian-Charles CL, Farge P, Bourgeois DM, Lebrun T. Factors influencing the long-term results of endodontic treatment: a review of the literature. Int Dental J 2002; 52:81-6.

[10] Kojima K, Inamoto K, Nagamatsu K et al. Success rate of endodontic treatment of teeth with vital and nonvital pulps. A meta-analysis. Oral Surg, Oral Med, Oral Pathol, Oral Radiol, Endod

补充信息框1（续）

2004; 97:95-9.
[11] Dummer PMH, McGinn JH, Rees DG. The position and topography of the apical canal constriction and apical foramen. Int Endod J 1984; 17:192-8.
[12] Gutierrez JH, Aguayo P. Apical foraminal openings in human teeth. Number and location. Oral Surg, Oral Med, Oral Pathol, Oral Radiol, Endod 1995; 79:769-77.
[13] Stein TJ, Corcoran JF. Radiographic 'working length' revisited. Oral Surg, Oral Med, Oral Pathol 1992; 74:796-800.
[14] Green D. Stereomicroscopic study of700 root apices of maxillary and mandibular posterior teeth. Oral Surg, Oral Med, Oral Pathol 1960; 13:728-33.
[15] Burch JG, Hulen S. The relationship of the apical foramen to the anatomic apex of the tooth root. Oral Surg, Oral Med, Oral Pathol 1972; 34:262-7.
[16] Seidberg BH, Alibrandi BV, Fine H, Logue B. Clinical investigation of measuring working lengths of root canals with an electronic device and with digital-tactile sense. J Am Dent Assoc 1975; 90:379-87.
[17] Chandler NP, Bloxham GP. Effect of gloves on tactile discrimination using an endodontic model. Int Endod J 1990; 23:97-9.
[18] Ruddle CJ. Cleaning and shaping root canal systems. In: Cohen S, Burns RC, eds. Pathways of the Pulp, 8th edn; 2002. St Louis, MO: Mosby, pp. 231-91.
[19] Tamse A, Kaffe I, Fishel D. Zygomatic arch interference with correct radiographic diagnosis in maxillary molar endodontics. Oral Surg, Oral Med Oral Pathol 1980; 50:563-6.
[20] Olson AK, Goerig AC, Cavataio RE, Luciano J. The ability of the radiograph to determine the location of the apical foramen. Int Endod J 1991; 24:28-35.
[21] Pratten D, McDonald NJ. Comparison of radiographic and electronic working lengths. J Endod 1996; 22:173-6.
[22] ElAyouti A, Weiger R, Lost C. Frequency of overinstrumentation with an acceptable radiographic working length. J Endod 2001; 27:49-52.
[23] ElAyouti A, Weiger R, Lost C. The ability of root ZX apex locator to reduce the frequency of overestimated radiographic working length. J Endod 2002; 28:116-9.
[24] Fouad AF, Reid LC. Effect of using electronic apex locators on selected endodontic treatment parameters. J Endod 2000; 26:364-7.
[25] McDonald NJ. The electronic determination of working length. Dent Clin North Am 1992; 36:293-307.
[26] Hoer D, Attin T. The accuracy of electronic working length determination. Int Endod J 2004; 37:125-31.
[27] Kobayashi C, Suda H. New electronic canal measuring device based on the ratio method. J En-dod 1994; 20:111-4.
[28] Suzuki K. Experimental study on iontophoresis. Jap J Stomatol 1942; 16:411-29.
[29] Sunada I. New method for measuring the length of the root canal. J Dent Res 1962; 41:375-87.
[30] Inoue I. Dental 'stethoscope' measures root canal. Dent Surv 1972; 48:38-9.
[31] Ushiyama J. New principle and method for measuring the root canal length. J Endod 1983; 9:97-104.
[32] Kobayashi C, Okiji T, Kaqwashima N, Suda H, Sunada I. A basic study on the electronic root canal length measurement: Part 3. Newly designed electronic root canal length measuring device using division method. Jap J Cons Dent 1991; 34:1442-8.
[33] Kobayashi C. Electronic canal length measurement. Oral Surg, Oral Med, Oral Pathol, Oral Radiol, En-dod 1995; 79:226-31.
[34] Shabahang S, Goon WWY, Gluskin AH. An in vivo evaluation of Root ZX electronic apex locator. J En-dod 1996; 22:616-8.
[35] Pagavino G, Pace R, Baccetti T. A SEM study of in vivo accuracy of the Root ZX electronic apex locator. J Endod 1998; 24:438-41.
[36] Plotino G, Grande NM, Brigante L, Lesti B, Somma F. Ex vivo accuracy of three electronic apex locators: Root ZX, Elements Diagnostic Unit and Apex Locator and ProPex. Int Endod J 2006; 39:408-414.
[37] Martins JN, Marques D, Mata A, Carames J. Clinical efficacy of electronic apex locators: systematic review. J Endod 2014; 40:759-77.
[38] Tsesis I, Blazer T, Ben-Izhack G, Taschieri S, Del Fabbro M, Corbella S, Rosen E. The precision of electronic apex locators in working length determination: A systematic review and meta-analysis of the literature. J Endod 2015; 41:1818-23.
[39] Kim E, Lee SJ. Electronic apex locator. Dent Clin North Am 2004; 48:35-54.

临床医生应注意，不可强行使用上述根管锉，当根管探查比较困难时，应改用较小的根管锉。

探查过程中可以明确两种主要类型的根管：容易疏通的根管和难以疏通的根管。后者可进一步分为狭窄或堵塞的根管，即那些有“尺寸”困难而难以探查的根管，以及有“解剖学”困难而难以疏通的根管，这些困难与复杂的路径有关。同时，后者又可分为在冠中1/3或在根尖1/3疏通有困难的根管。此外，即使确定了根管口的位置，要估计需治疗的根管类型也有一定难度。尽管解剖学知识可能有帮助，但需要考虑到牙齿所经历的生理和病理过程，可能会导致赋予每个根管独特性的牙髓-牙本质复合体解剖结构的改变。这也凸显出要了解临床上处理的根管类型，是一个在整个治疗过程中展开的动态过程。

容易疏通的根管

当按照前面的建议，用10号K锉开始疏通或探查根管时，如果在电子根尖定位仪的帮助下可以直接达到工作长度，那么处理的根管可以归类为“容易处理”，无论其类型、弯曲度或直径如何——虽然在此情况下，根管大多相对较粗(图4.14)或较直(图4.15)。如果必须使用10号锉才能达到工作长度，这意味着处理的是一个相对狭窄和/或弯曲的根管，尽管仍然很容易，因为通过几个来回的运动，以及1/4圈顺时针旋转，就可以疏通到终点，用同样的10号锉预备一个滑行通道，而不需要使其强行受力形成（图4.16）。在这种情况下，探查和滑行通道的预备是同时进行的，并结合在一个操作中。当处理一个简单的根管时，所使用疏通的器械并不十分重要，应用的技术和操作也不重要，因为锉很容易达到工作长度。一旦使用10号锉能在根管内自由移动，反复探查根管内情况，在绝大部分情况下，就可以使用机用器械进行根管预备了。这将在第5章中论述，但正如前文所述，某些机用器械技术也可能需要用手用器械进行进一步的根管预敞开。

难于疏通的根管

如果用10号锉进行初步的手动探查，发现根管狭窄，就可以归类为难以处理的根管。如前所述，这些根管在尺寸和通道方面可能有一些问题，导致探查困难。

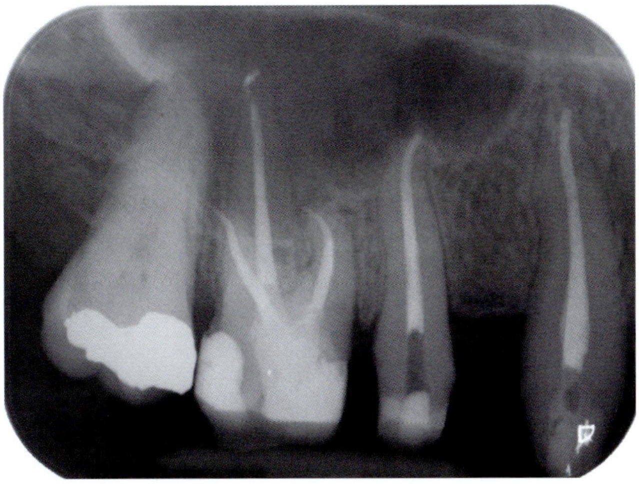

图4.14　3颗根管相对粗大且容易疏通的牙齿的根管治疗术后X线片，根管有弯曲。

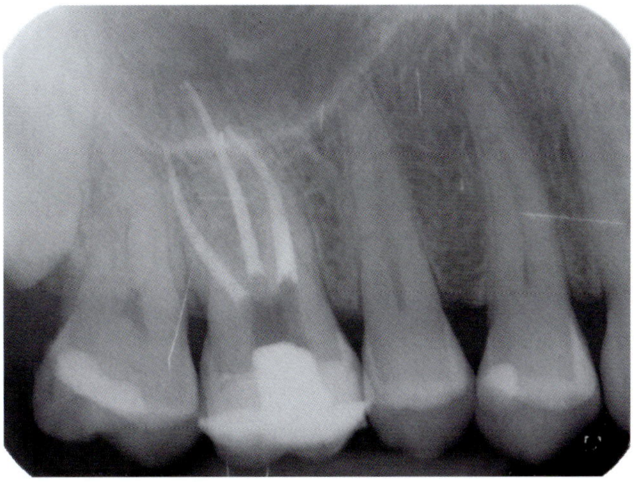

图4.15　1颗上颌磨牙根管治疗术后X线片，根管相对直且容易疏通。

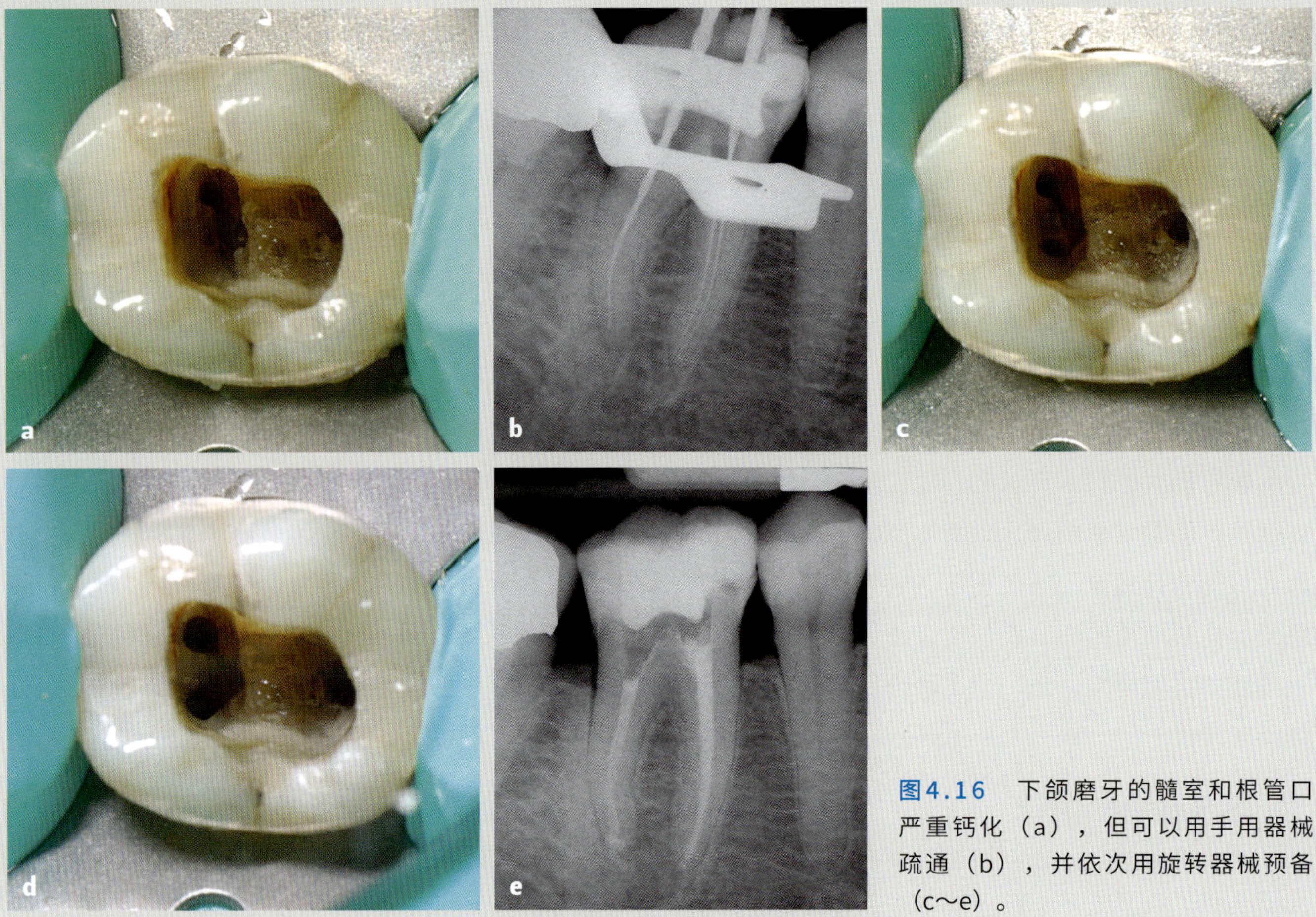

图4.16 下颌磨牙的髓室和根管口严重钙化（a），但可以用手用器械疏通（b），并依次用旋转器械预备（c～e）。

在尺寸上造成探查困难和/或有规则弯曲的根管

在狭窄或轻度弯曲但形态规则的根管中，10号锉疏通时有一定困难：应向前推进，直至感觉到阻力后停止。

10号手用不锈钢锉虽然小，但较硬，强行用它进入根管很容易产生微裂纹或破坏器械。因此，建议立即换成08号K型锉，在不强行加力的情况下进行同样的操作，或者在上述根管中直接用08号K锉开始。在不是特别狭窄和/或弯曲且没有任何解剖学困难的根管中，在电子根尖定位仪的控制下，能够顺利地达到工作长度。在此之后的操作，临床医生也可以用10号锉轻松达到工作长度，预备好滑行通道（图4.17）。如果发现使用08号锉也很难向前推进（在不强行推进的前提下），这意味着面对的是一个非常难以处理的根管。因此，建议使用06号K锉，重复之前描述的10号和08号的相同程序。

在那些只是因为尺寸问题，但弯曲轨迹正常，没有突然的方向改变而造成探查困难的根管中，通常可以在根尖定位仪的引导下用06号K锉达到工作长度。还可以依次使用较大尺寸的器械（08号和10号）来达到既定的工作长度，完成探查和建立滑行通道阶段，然后开始用机用器械进行成形（图4.18）。

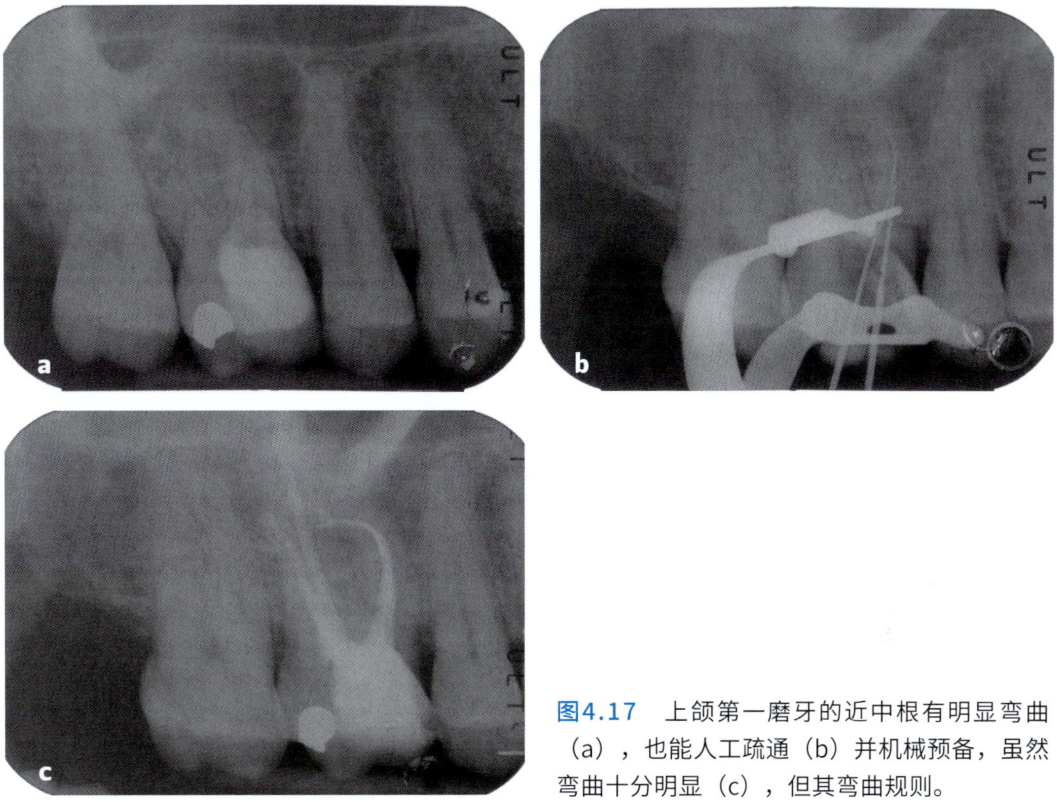

图4.17　上颌第一磨牙的近中根有明显弯曲（a），也能人工疏通（b）并机械预备，虽然弯曲十分明显（c），但其弯曲规则。

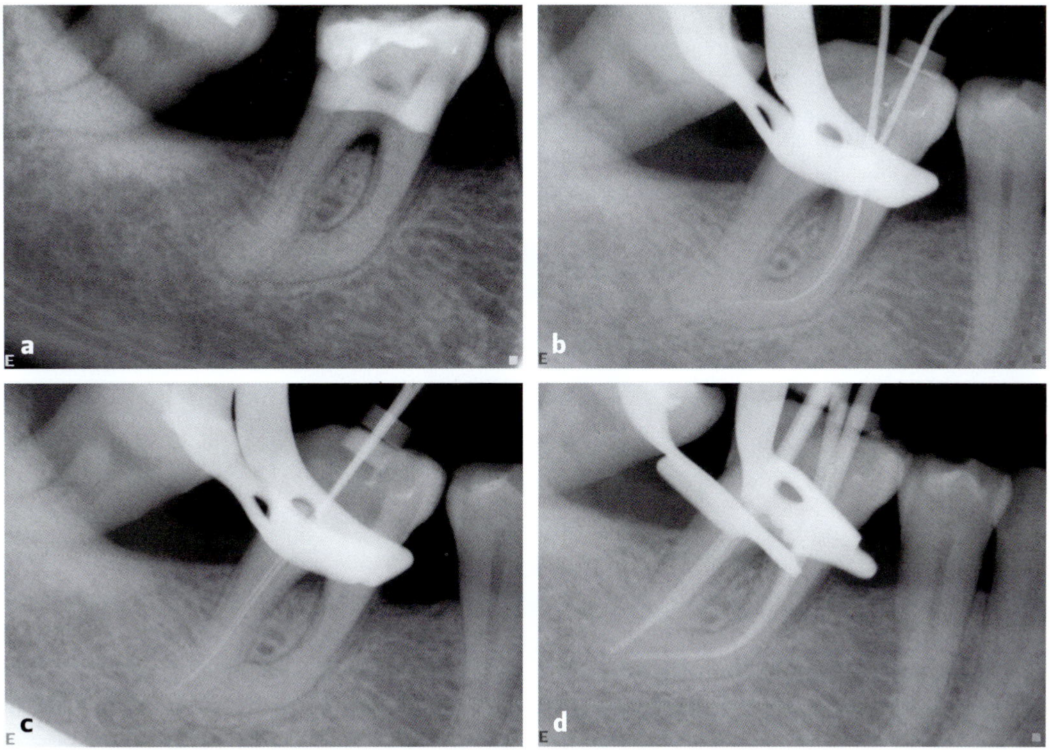

图4.18　右侧下颌第一磨牙近中根有明显弯曲（a），根管疏通和手工预备滑行通道较困难（b，c），之后机械预备和使用连续波充填技术充填（d～f）。

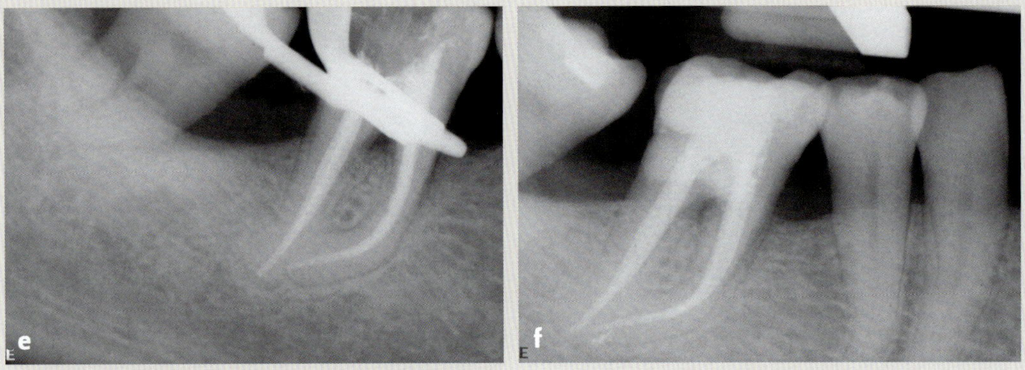

图4.18（续）

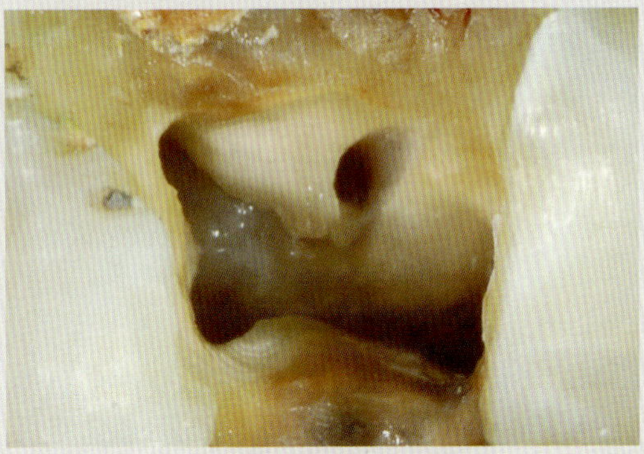

图4.19 上颌磨牙的MB2根管口表面覆盖有大量牙本质，需要清除后预备根管。

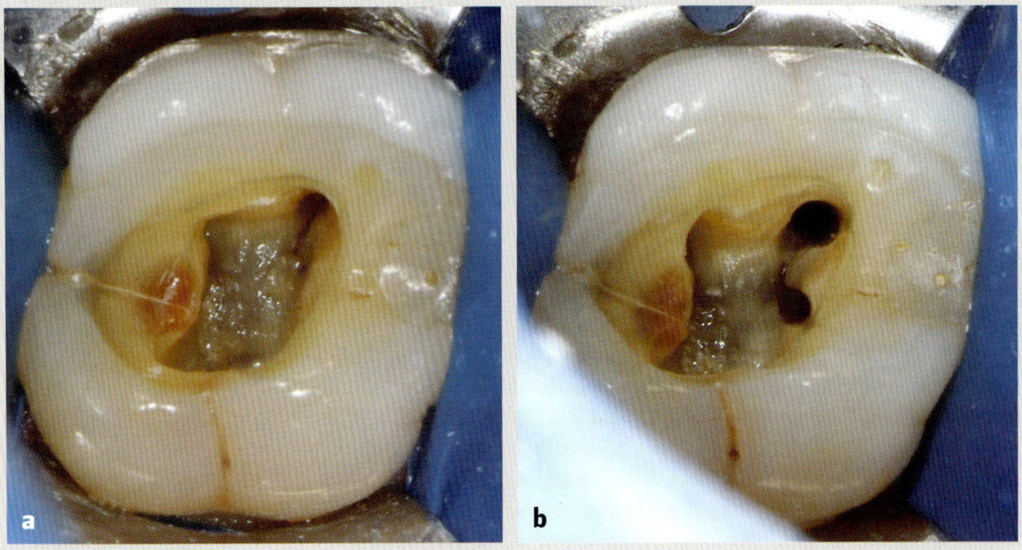

图4.20 （a，b）可以清楚地观察到，MB2根管口在预备完成后向近中方向移动。

冠方探查困难的根管

在某些情况下，根管疏通困难是由冠1/3的解剖性问题引起的，通常包括位于根管口和/或髓室钙化冠方的三角形牙本质。

这些阻塞物可以有选择性地、轻易地被移除，以便顺利进行根管探查[33]。这种临床情况最典型的例子是上颌磨牙的第四根管，即近中颊根的近中腭侧根管，也称为MB2（Mesio-Buccal 2）[34]。

从解剖学角度，上颌磨牙的MB2根管口被厚厚的牙本质层（图4.19）覆盖，除非早期将其去除，否则会导致器械在近中或近中颊侧方向留下水平轨迹（图4.20）。这些情况可能导致的探查问题是，根管口下2～3mm处，根管通常随着牙根向远中方向弯曲（图4.21）。鉴于此，手用不锈钢探查器械的尖端，虽然尺寸小，但仍有回弹力，可能会“影响”近中根管壁的弯曲率（图4.22）。如果在这个水平上强行操作，器械可能造成根管壁内的细小台阶，使得之后的探查无效。在笔者看来，这就是为什么在大多数情况下，探查这些根管时，操作者无法用手用不锈钢器械前进的主要原因。钙化一般不是探查根管时器械不能向前移动的原因，因为钙化一般是向冠-根方向发展的（图4.23），尽管偶尔可在根管的各层面都发现钙化（图4.24）。

早期去除冠1/3干扰物的主要困难是它们靠近根管口，构成根管口的一部分。用旋转车针和超声探针早期去除这些干扰物极为困难，且往往去除过多牙体组织。受益于目前许多机械预备根管器械的特点，只要能确定上述根管的根管口，就可以直接使用镍钛合金器械来预备和重新定位冠方干扰物而无须进行任何需要应用手用器械的根管探查操作，或在治疗最初出现困难时就停下（图4.25）。

为了防止由于使用手用不锈钢器械探查而引起

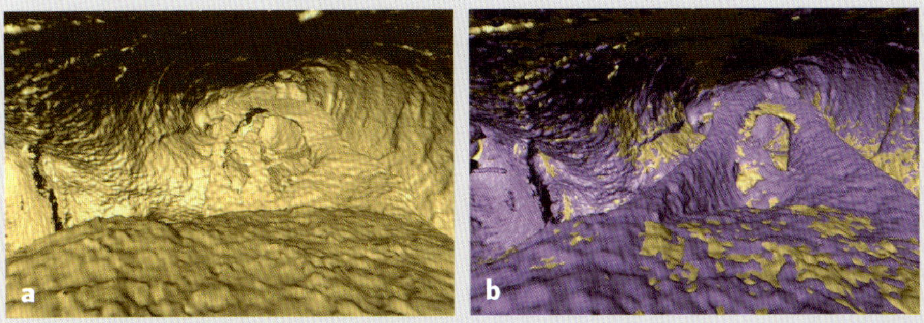

图4.21 上颌磨牙近中颊根的显微计算机断层扫描三维效果图，沿冠根方向观察，俯视图。备注：空隙为根部牙本质，实心为根管。黄色（a）为术前图像，清楚显示了MB2根管的轨迹及其紧靠根管口的急弯。紫色（b）为术后图像，显示了为进入MB2根管和成形其整个长度而去除的牙本质数量。

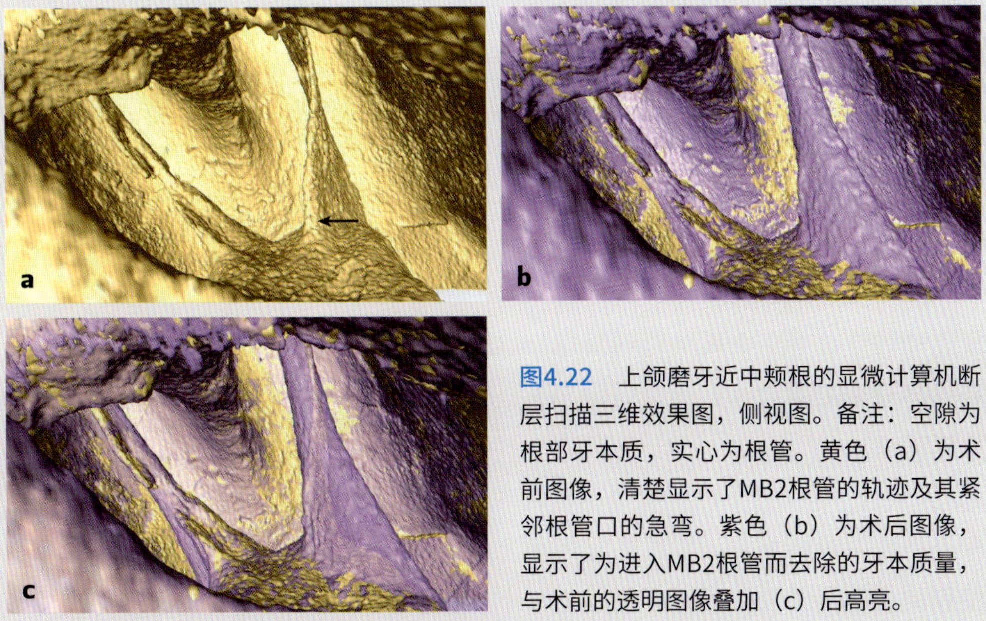

图4.22 上颌磨牙近中颊根的显微计算机断层扫描三维效果图，侧视图。备注：空隙为根部牙本质，实心为根管。黄色（a）为术前图像，清楚显示了MB2根管的轨迹及其紧邻根管口的急弯。紫色（b）为术后图像，显示了为进入MB2根管而去除的牙本质量，与术前的透明图像叠加（c）后高亮。

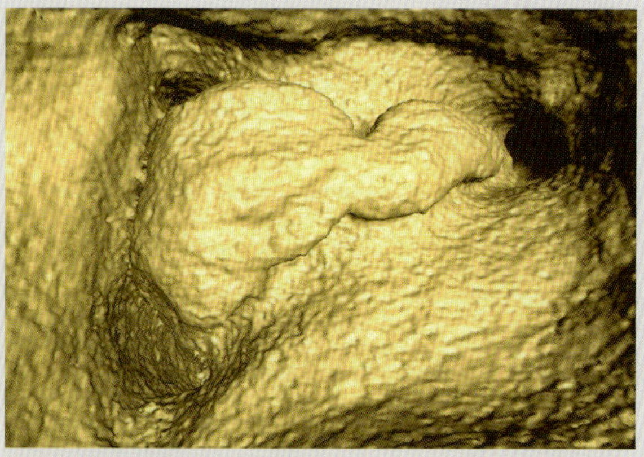

图4.23 显微计算机断层扫描中，髓室底钙化的三维渲染一直延伸到根管。

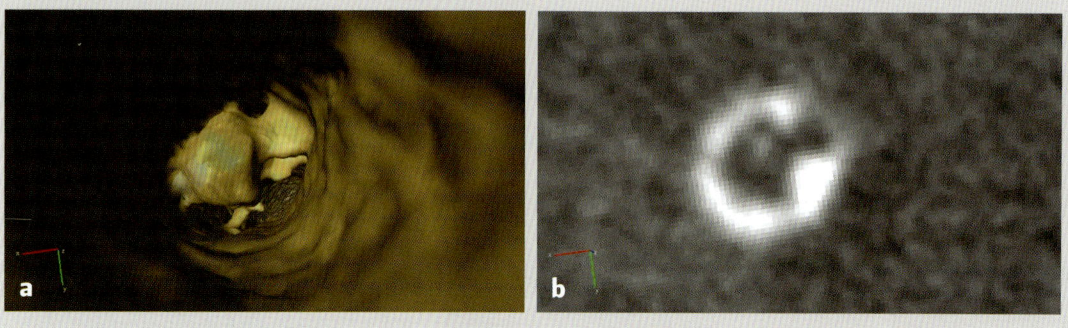

图4.24 根管内钙化物的三维渲染，直到该点都保持通畅（a），以及其原始显微计算机断层扫描外观（b）。

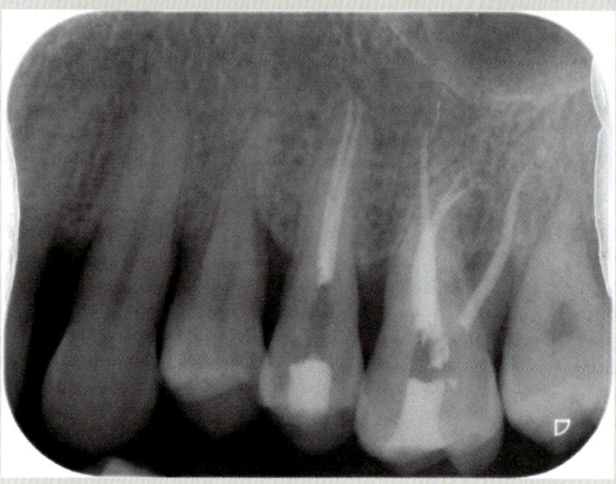

图4.25 术后X线片，上颌第一磨牙有独立的MB2根管，且疏通困难，直接使用机用器械治疗。

的问题，可直接使用旋转往复运动的镍钛合金机用器械来进行最初的探查，并在选择性地去除冠方干扰物的情况下进行根管口的重新定位。

一旦这种干扰被消除，就可以再次使用小号的手用不锈钢器械，更容易地探查根管的剩余部分。作为一种选择，如果对正在使用的机用器械效果感到满意，也可继续对根管进行机械预备直到根尖，即用其探查整个根管，同时也为后续器械预备出滑行通道（图4.26）。

显然，如果在此阶段使用机用器械进行旋转或往复运动，而非在根管内向前移动，绝不可强行使用，而应停下并再次使用手用器械来探查，以避免

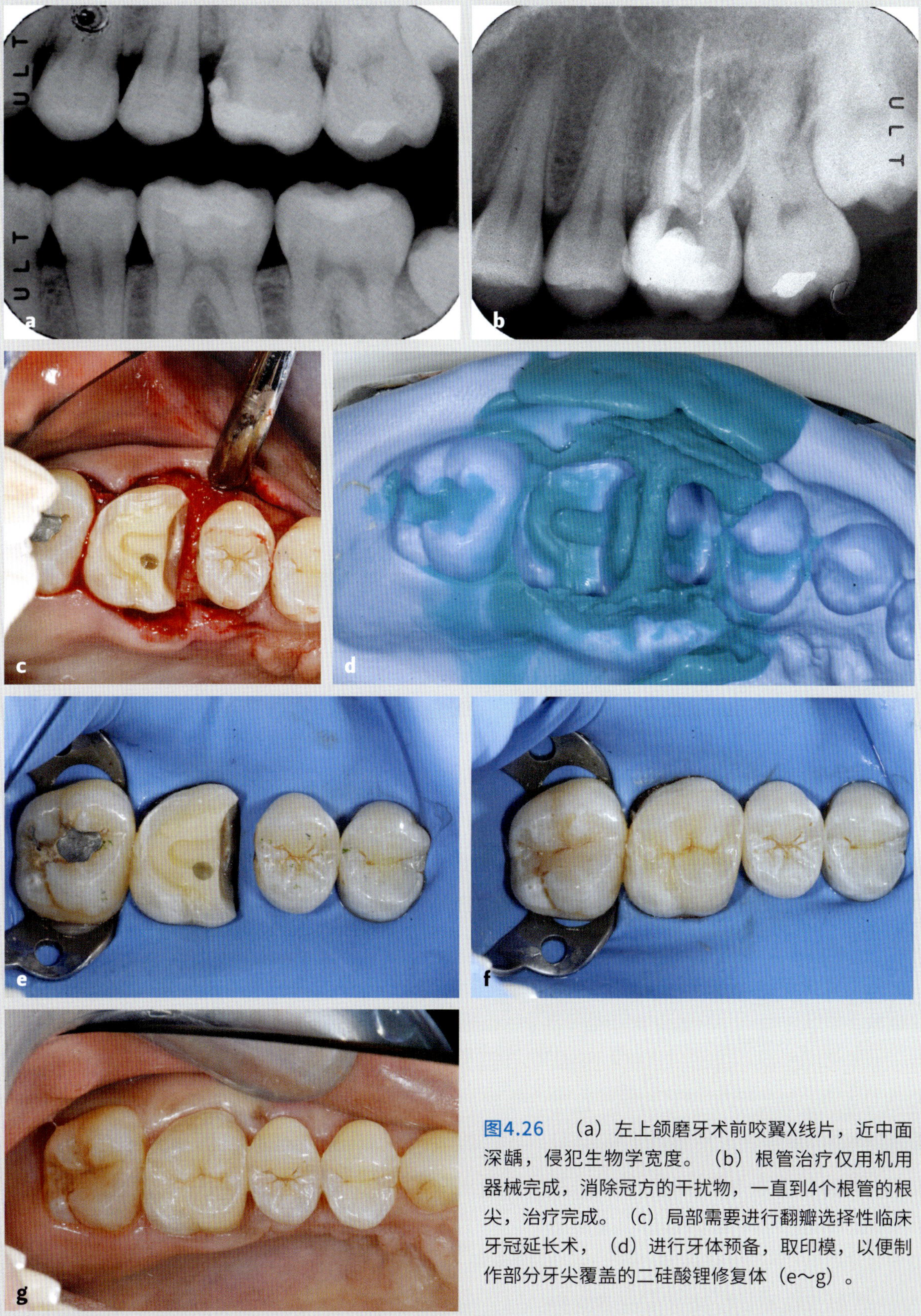

图4.26 （a）左上颌磨牙术前咬翼X线片，近中面深龋，侵犯生物学宽度。（b）根管治疗仅用机用器械完成，消除冠方的干扰物，一直到4个根管的根尖，治疗完成。（c）局部需要进行翻瓣选择性临床牙冠延长术，（d）进行牙体预备，取印模，以便制作部分牙尖覆盖的二硅酸锂修复体（e～g）。

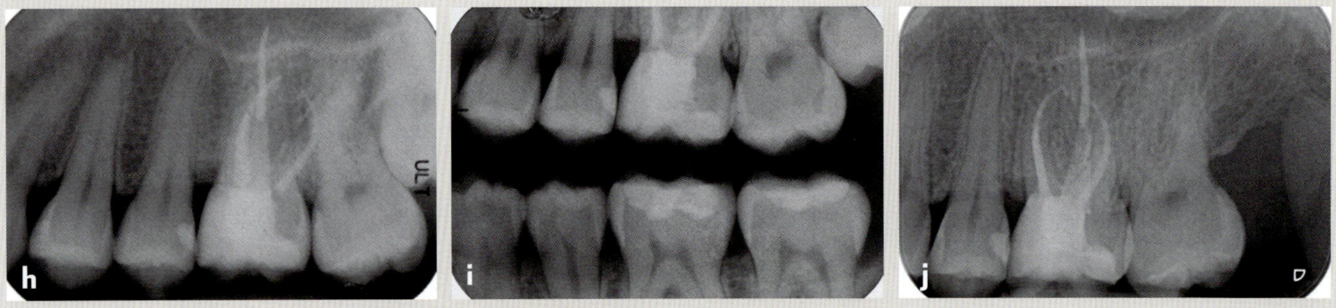

图4.26（续） 粘接后的根尖X线片（h）和咬翼X线片（i）。5年后的随访（j）。

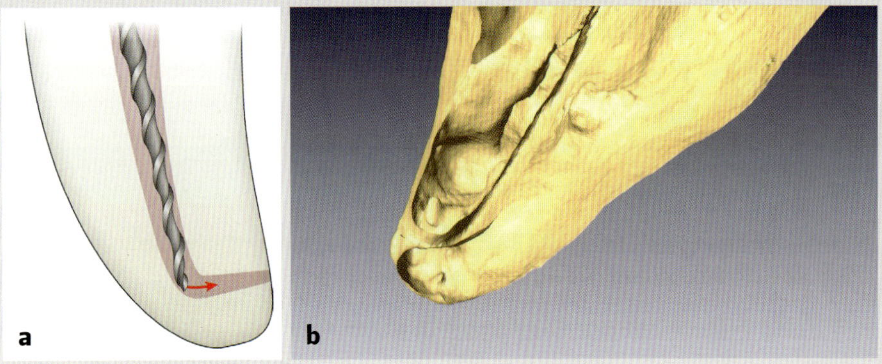

图4.27 显微计算机断层扫描示意图（a）和三维渲染图（b），该根管在根尖急剧弯曲。

机用器械断裂或造成一些问题：如穿孔、根管堵塞或台阶。考虑到这种运动的特点，使用往复式器械似乎在这些根管的探查和建立滑行通道方面特别有效和安全[35-37]。

在根尖造成探查困难的根管（根尖急剧弯曲）

导致根管探查困难的解剖学特征相关的其他临床情况，是由一般位于根尖1/3处急剧弯曲和不规则根管形态导致的（图4.27）。

有些时候，即使多次尝试并逐渐使用更小号(最小的器械尖端型号0.06mm）的手用K型锉，也可能无法向前移动并到达根尖孔。应该认识到06号器械，甚至是专门为根管探查而设计的型号，虽然实际上具有可使用的最小直径，但因其过小而不能很好地抵抗垂直压力。

因此，与08号根管锉相比，其过度的灵活性的有时是不利的。怀疑根管直径非常小、根管弯曲较大，但有通畅通道存在时，可以使用06号根管锉。如果由于牙髓组织堵塞、钙化物堆积或任何其他堵塞根管的障碍物存在而需要轴向力时，使用08号根管锉（尽管其尺寸较大），或交替使用这两种器械。在进展困难的情况下，不应强行使用手用不锈钢器械，可能更有利，因为正如前文所强调的，即使使用最小的、最灵活的器械，也有可能造成损伤。在这一点上必须非常小心，因为即使是对原始根管解剖结构的微小改动，也可能造成探查的障碍，且可能无法再解决。

因此，即使是最小的器械，也应在强行应用前停止操作，并尝试不同的探查策略。

主要的策略是对手用不锈钢器械尖端进行预弯（图4.28，图4.29）。

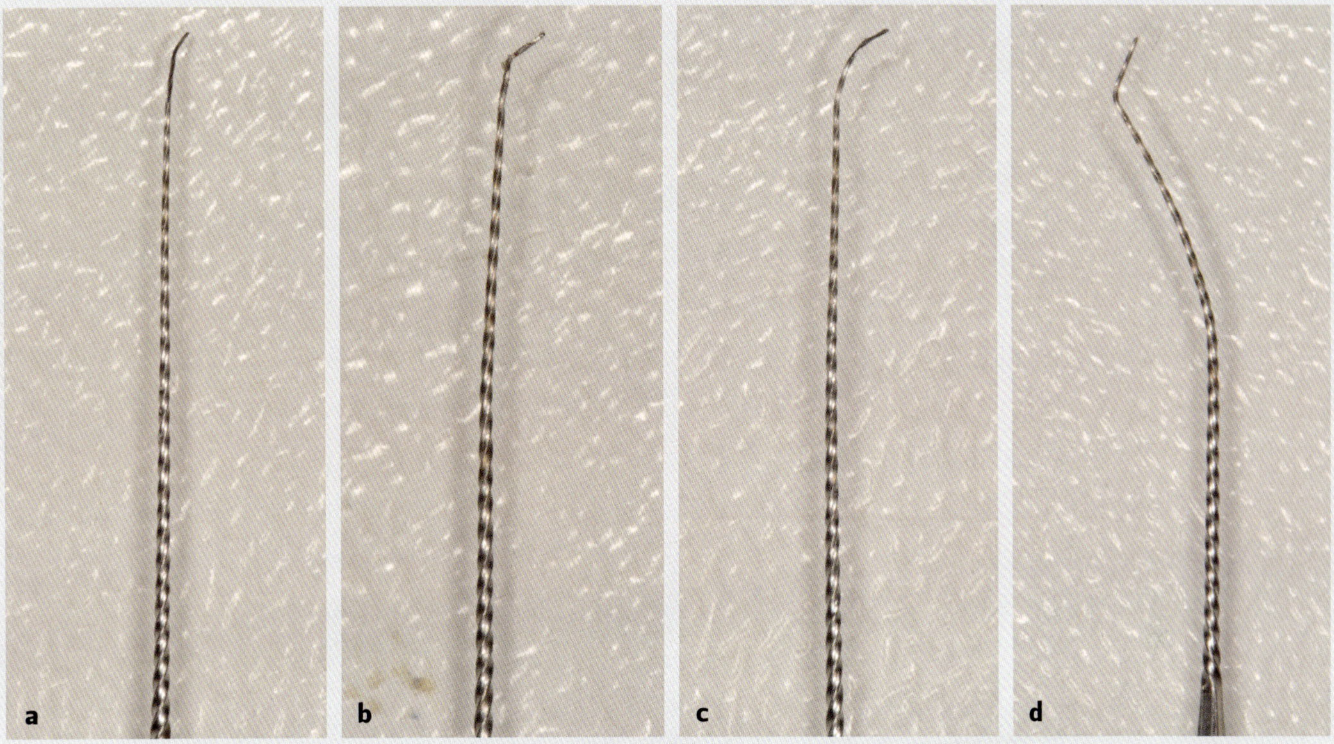

图4.28 手用不锈钢器械不同程度预弯。（a，b）大角度的根尖预弯，（c）规则的根尖预弯，（d）双曲度的根尖预弯。

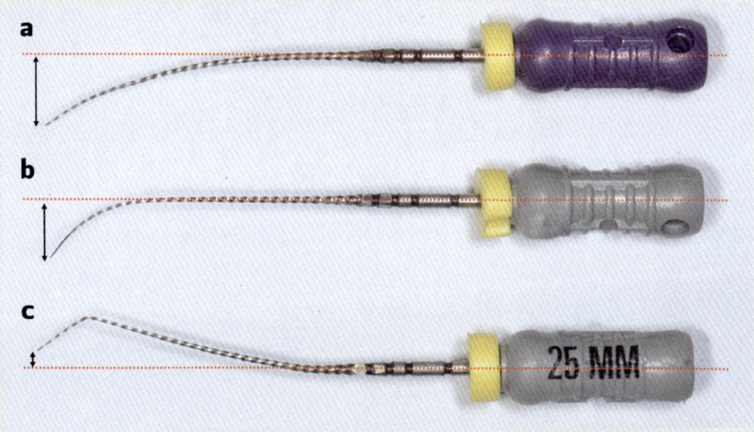

图4.29 探查器械采用不同程度预弯时，器械尖端与主轴的距离。图c的情况下，器械尖端可能与仪器轴线重合。

此时应用的预弯与通常参照常规弯曲度进行的预弯有所不同。在此情况下，只有器械尖端的最后1 ~ 2mm应该预弯，更宽（60° ~ 90°）且弯曲角度更大（图4.28a，b）。这些根管难以探查的原因可能是由于根管最后2 ~ 3mm处有一急弯，其弯曲角度为60° ~ 90°，曲率半径非常小（<1mm）（补充信息框2）。

用上述的预弯器械到达根尖区的困难在于，预弯可能会在根管中段消失。通常，在器械的中间和冠方做一个非常宽的反曲线，以保持器械尖端的旋转中心与手柄的轴向一致（图4.28d，图4.29C）。为了保持预弯度，冠下预备技术在临床上可能是有

补充信息框2

根管的弯曲度

根管治疗的主要困难之一，是在许多情况下，根管的弯曲是三维的。通过分析这一主题相关的大量研究文献，可以看出该临床因素在根管治疗中的重要性。同时，在确定待预备根管的复杂程度时，经常会考虑到需要的器械技术，以此来调整技术或操作顺序。然而，在根管治疗中，以可重复和可比较的方式确定弯曲度并对其进行量化，并不是一件简单的事情。要解决的第一个问题是分析二维X线片时，弯曲度只能进行二维分析，但显然在牙齿上，弯曲度会在多个平面上展开。因此，第一个量化根管弯曲度的近似值，正是源于目前常用的诊断测试所强加扁平化处理的数据。直到最近，研究都是通过评估和测量根管在选定射线平面上弯曲率的方法来处理这些已知的近似值。历史上用于研究弯曲根管的方法是由Schneider在1971年描述的[1]（图1）。这种方法需要确定根管冠方直线部分的长轴，曲线和与根尖相交的轴线从弯曲的起点开始。除了由于在许多弯曲的根管中难以建立冠方的直线长轴而导致的误差外，这种方法的主要局限性在于它测量的是根管的弯曲程度，尽管数值近似，但测量结果不包括其尖锐程度。如图1所示，两个曲度（B和C）可能具有相同的Schneider角，但在操作难度上却大不相同。为了克服这个缺点，Weine[2]提出了Schneider测量法的改良方式，但在Pruett等[3]的另一项研究中，除了角度外，还明确引入了一个新的参数来量化弯曲度——曲率半径。在该方法中，沿着冠方直线部分的长轴画一条直线。由根尖沿弯曲部分的根部长轴再作一直线。这两条直线形成一个角度，在几何学上与Schneider角不同，可以量化弯曲的程度（图2）。Pruett测量法还可以确定最接近上述两轴切线的周长，并测量相应的半径。

圆周的半径表示弯曲的尖锐程度：圆周的半

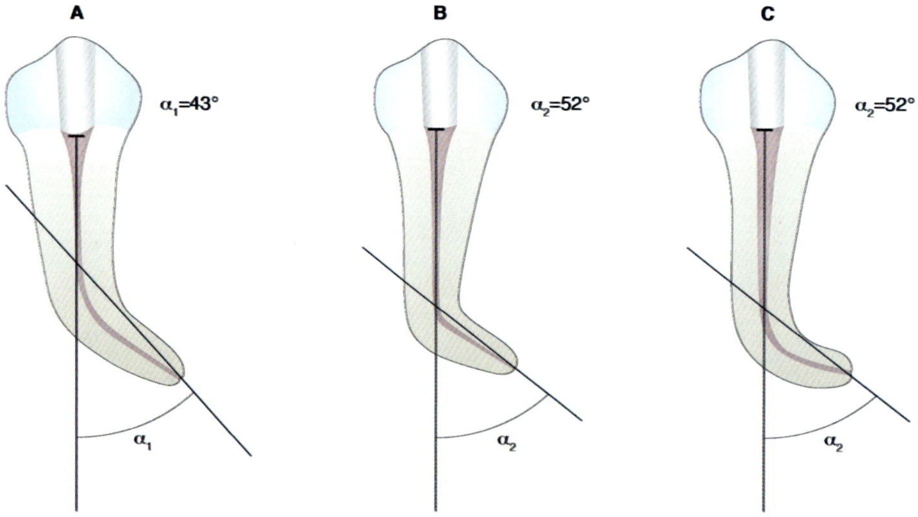

图1 Schneider测量法测量根管弯曲度（A），但只能部分评估根管弯曲的实际临床难度（B，C）。

补充信息框2（续）

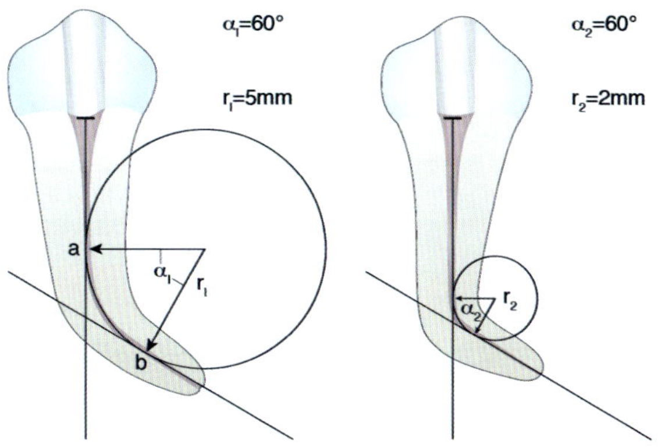

图2 Pruett测量法测量根管弯曲度。这种方法可以计算弯曲的角度和半径，对其实际操作难度有更精确的临床指示。

径越小，从临床管理的角度看，建立根管通道的操作难度越大。还应注意的是，所画轴线的交角也是由确定圆周的两条半径（从切向的点到圆周）形成的角度（图2）。在本文中，这就是最初测量的角度。尽管它更像是直观地测量相应的交角，即由两个轴形成的角度。它在确定垂直轴[4]以及切向周长方面提供了高度近似的参考值，使得从临床角度收集更多关于临床医生正在处理的弯曲类型的信息成为可能。可以很直观地看到，有着同样的角度和不同的曲率半径的根管（图2），在器械所受压力程度方面可能有很大差异。

其他方法也被提出用于对根管弯曲度进行评估和分类[5-8]，然而上述两种方法仍然是实验和临床中使用最广泛的[9]。

应该强调的是，低辐射剂量三维放射学的出现，如小视野CBCT，为根管弯曲度的分析开辟了新前景。因此，市场上出现了许多与CBCT图像相关的计算机软件程序，可能可以精确地计算出根管的三维弯曲度（图3）[10-14]。

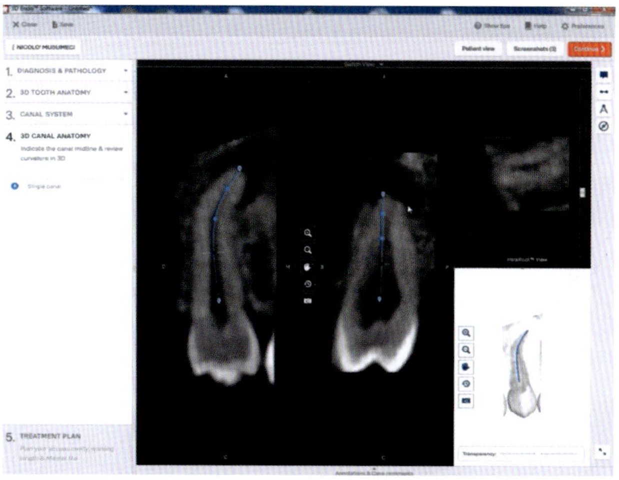

图3 计算机软件实例，以最精确的方式在三维空间计算根管弯曲度。

参考文献

[1] Schneider SW. A comparison of canal preparations in straight and curved root canals. Oral surgery, Oral medicine, Oral pathology 1971; 32(2):271-275.

[2] Weine FS. Endodontic Therapy. St.Louis, MO, USA: Mosby; 1982.

[3] Pruett JP, Clement DJ, Carnes DL. Cyclic fatigue testing of nickel-titanium endodontic instruments. J Endod 1997; 23:77-85.

[4] Faraj S, Boutsioukis C. Observer variation in the assessment of root canal curvature. Int Endod 2017; 50:167-176.

[5] Günday M, Sazak H, Garip Y. A comparative study of three different root canal curvature measurement techniques and measuring the canal access angle in curved canals J Endod 2005; 31:796-798.

[6] Sadeghi S, Poryousef V. A novel approach in assessment of root canal curvature. Iran Endod J 2009; 4:131.

补充信息框2（续）

[7] Sonntag D, StachnissiCarp S, Stachniss C, Stachniss V. Determination of root canal curvatures before and after canal preparation (part II): A method based on numeric calculus. Aust Endod J 2006; 32:16-25.

[8] Sonntag D, Stachniss Carp S, Stachniss V. Determination of root canal curvatures before and after canal preparation (part 1): a literature review. Aust Endod J 2005; 31:89-93.

[9] Balani P, Niazi F, Rashid H. A brief review of the methods used to determine the curvature of root canals. J Rest Dent 2015; 3:57-63.

[10] Gambarini G, Ropini P, Piasecki L, Costantini R, Carneiro E, Testarelli L, et al. A preliminary assessment of a new dedicated endodontic software for use with CBCT images to evaluate the canal complexity of mandibular molars. Int Endod J 2018; 51:259-68.

[11] Krastl G, Zehnder MS, Connert T, Weiger R, Kuhl S. Guided Endodontics: a novel treatment approach for teeth with pulp canal calcification and apical pathology. Dent Traumatol 2016; 32:240-246.

[12] Michetti J, Georgelin-Gurgel M, Mallet JP, Diemer F, Boulanouar K. Influence of CBCT parameters on the output of an automatic edge-detection-based endodontic segmentation. Dentomaxillofacial Radiol 2015; 44:20140413.

[13] van der Meer WJ, Vissink A, Ng YL, Gulabivala K. 3D Computer aided treatment planning in endodontics. J Dent 2016; 45:67-72.

[14] Estrela C, Bueno MR, Sousa-Neto MD, Pècora JD. Method for determination of root curvature radius using cone-beam computed tomography images. Braz Dent J 2008; 19:114-118.

益的，同时为了去除阻塞根管或髓腔的牙本质，进行预敞开和冠部扩大，目的是去除阻塞根管腔及根管冠方的牙本质。

在上述临床情况下，最好使用机用器械预备根管，直到可以用非预弯的10号锉轻松地探查根管，并将此点作为初始工作长度。在这个长度上减去1mm较为合适，以防止机用器械造成探查障碍，在该点上破坏根管解剖结构或损坏锉尖端。在这些情况下，另一个建议是在机用器械阶段，以冠向下的方式大量、频繁地冲洗根管，以避免碎屑堆积，并将它们向根尖推进——该区域探查受阻，进行后续根管疏通更加困难。将冠方机械扩大到障碍点的目的是增加根管的大小，消除冠方的干扰，创造空间以促进预弯手用锉尖端的前进，以便它可以在几何形状不变的情况下到达根尖1/3。事实上，在冠部创造的空间，可以使器械预弯的尖端向不同的方向移动，以便更好寻找根管的根尖部。用08号锉开始探查较为合适，尽量疏通至根尖，并在这个方向上施加轻微的压力。如果不成功，可以用06号锉再次尝试，它可能可以顺着根管通道缓慢前进。

一系列轻微的旋转运动加上大约1mm的短距离垂直运动，将有可能引导器械的尖端进入一些不同的方向——大约有15°的偏差，以确定三维空间中的弯曲度。在电子根尖定位仪的控制下进入根管根尖部分时，应避免将器械从根管中直接取出，因为随后可能很难再次找到该根管弯曲方向。器械应保持在工作长度上，或短于零点几毫米，并且必须以最小的根-冠向距离（0.5～1mm）进行一系列来回的旋转运动。这些动作的目的是使弯曲度略微规则化，并为之后使用大号器械创造所需的空间。

在某些情况下，小号锉（06号或08号）被推到根尖孔外零点几毫米的部位，不会造成危险，因为它们小而灵活。但是，不应该在根尖孔或更远的地方进行上述操作，因为尽管它们有很高的灵活性，但即使是这些器械也主要作用于根尖弯曲处的根管外侧壁以及根管弯曲处冠部内侧壁（图4.30）。这一策略的目的是“降低”弯曲度，以方便随后使用更大型号的根管锉。

因此，这种技术意味着在执行上述操作后，只有当器械在根管内自由移动时，才能将其从尖端1/3处取出。重复该操作，交替使用06号和08号K锉。操作完成后用10号K锉重新进行同样的操作。对其进行预弯之前，先在根管内进行测试，如果它不向前移动，就必须以与先前器械相同的方式进行预弯。对于每一种尺寸，在K型锉之后使用H锉可能有助于更有效地规范根管通道，因为它更锋利；但是必须谨慎操作，因为它脆性更大，有断裂的危险。

应始终确定并牢记器械能够克服解剖学障碍并通过根管移动到根尖孔。出于该原因，在柄部安装一个带有参考标记的硅胶止动环（silicone stop）可能会有帮助，它将与器械上的预弯方向相对应，并作为参考。一旦对较小尺寸锉的策略也被用于10号锉，临床建议是进行一个测试，被称为“10号规则”。用10号锉达到工作长度而不需要预弯。这可能导致两种情况：

① 如果非预弯的手用10号不锈钢K锉无法达到工作长度，则无法获得能够安全应用机用器械的最小和足够的通畅通道。因此，有必要继续使用手用不锈钢器械。当尺寸大于10号时，不锈钢器械往往刚性过大，并可能明显改变根管解剖结构。从10号到15号是一个相当大的尺寸增长[38]，因此建议使用中间的尺寸，正如前文所述，可从一些制造商处获得。从15号开始，最好使用锥度0.02的手用镍钛合金器械，这些器械可以预弯，或者将常规机用器械手工预弯（图4.31）。这些操作有意“改变”了内部根管解剖结构，寻求根管的规则化和软化，最终目标是使机用器械能顺利成形这部分根管，并尽可能减少细菌污染，使这些解剖结构（其形状和大小非常不规则）能够有效地和可预测地被根管

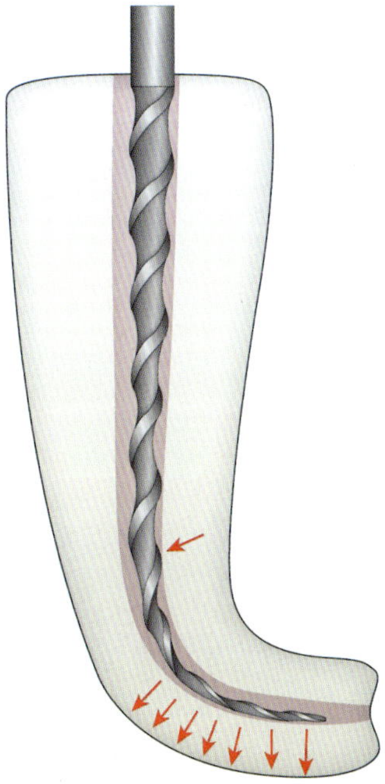

图4.30 由于根管器械容易在弯曲的管中伸直，所有的根管器械都倾向于切削弯曲根管冠部的内侧壁和弯曲根管尖端的外侧壁。

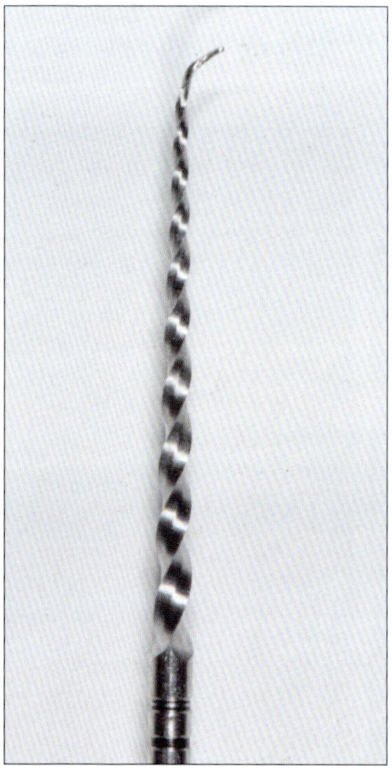

图4.31 具有更大锥度的镍钛合金器械的根尖预弯，通常用于机用操作。

充填物密封（图4.32）。然而，如果一个可重复的通畅通道不能以这种方式实现，整个根管预备和完成必须用手用镍钛合金器械完成。为此，建议交替使用锥度0.02的手用镍钛合金器械，然后用相应的锥度0.04的手用或机用器械，并依次进行后续不同尺寸的操作来完成预备（图4.33）。在这些情况下，预备尺寸受到根管复杂性的限制，但一般来说，可以达到锥度0.04，0.25 ~ 0.30mm的预备直径，满足最终所需的根管形态（图4.34）。

② 如果非预弯的10号手用K锉在此点能达到工作长度，操作者已经重新建立了最小和足够的滑行通道，能够安全地切换机用器械。通常，随后步骤中最好使用小号的机用器械，如滑行通道器械。

这里应该强调，根尖探查困难的病例是最复杂的。在这些病例中，正如前文所述，手用不锈钢器械，特别是大于10号的，如果使用不当，可能会引起医源性问题。在这些解剖结构中使用这些器械的时间越长，就越有可能永久性地改变根管的几何形状，或将牙本质碎屑压入已经狭窄的空间，使治疗情况进一步复杂化。

在这种情况下，建议不要长期使用手用不锈钢器械（即使是小号），避免造成不可逆的损害，而是继续使用机用器械。

机械形成滑行通道

机械形成滑行通道的旋转式器械是一系列操作中的初始器械，常在通过手用器械获得滑行通道后使用。因此，这些器械的设计不是为了创造、形成和获得本章所定义的“滑行通道”。制造商建议，使用这些器械前，滑行通道必须已经用上述的程序通过手用器械获得。商用的机械滑行通道预备器械通常只是在较大尺寸的机用器械之前使用的根管预敞开器械（图4.35）。

因此，显然如果镍钛合金旋转锉系列根管锉的第一个器械是小号锉，它的设计和使用目标与旋转式机用滑行通道器械完全相同，后者通常是在常规操作步骤之外推荐的（图4.36）。

机用滑行通道预备器械更有效的特点是尖端尺寸小、中低锥度（为了处理原始的根管尺寸）、高灵活性以应对尖锐的弯曲和出色的切削能力，这

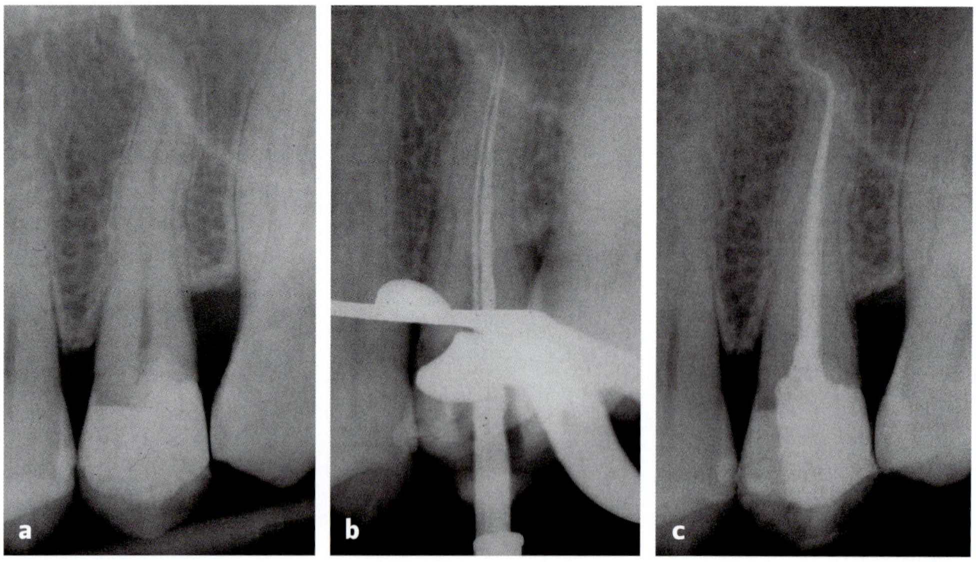

图4.32 （a）左上颌第二前磨牙，双根管，根尖弯曲，（b）用更大的锥形预弯镍钛合金器械处理，（c）并使用热塑牙胶注射充填技术充填。

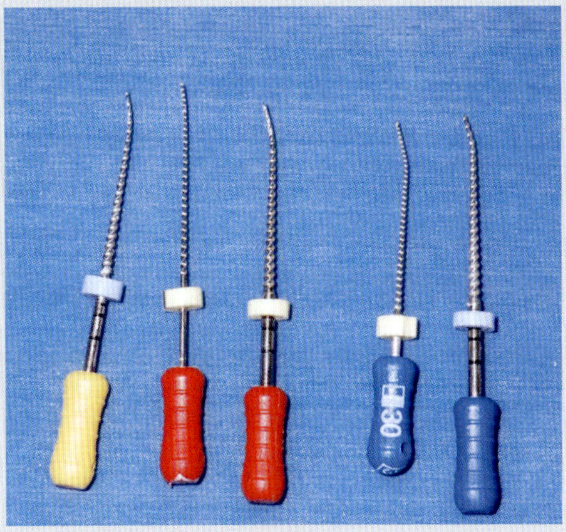

图4.33　锥度为0.02（NitiFlex；Dentsply-Sirona Endodontics，Baillagues，Switzerland）和0.04～0.05的手用镍钛合金器械（Thermafil size verifiers；Dentsply-Sirona Endodontics，Baillagues，Switzerland），尖端部分可以大角度预弯。

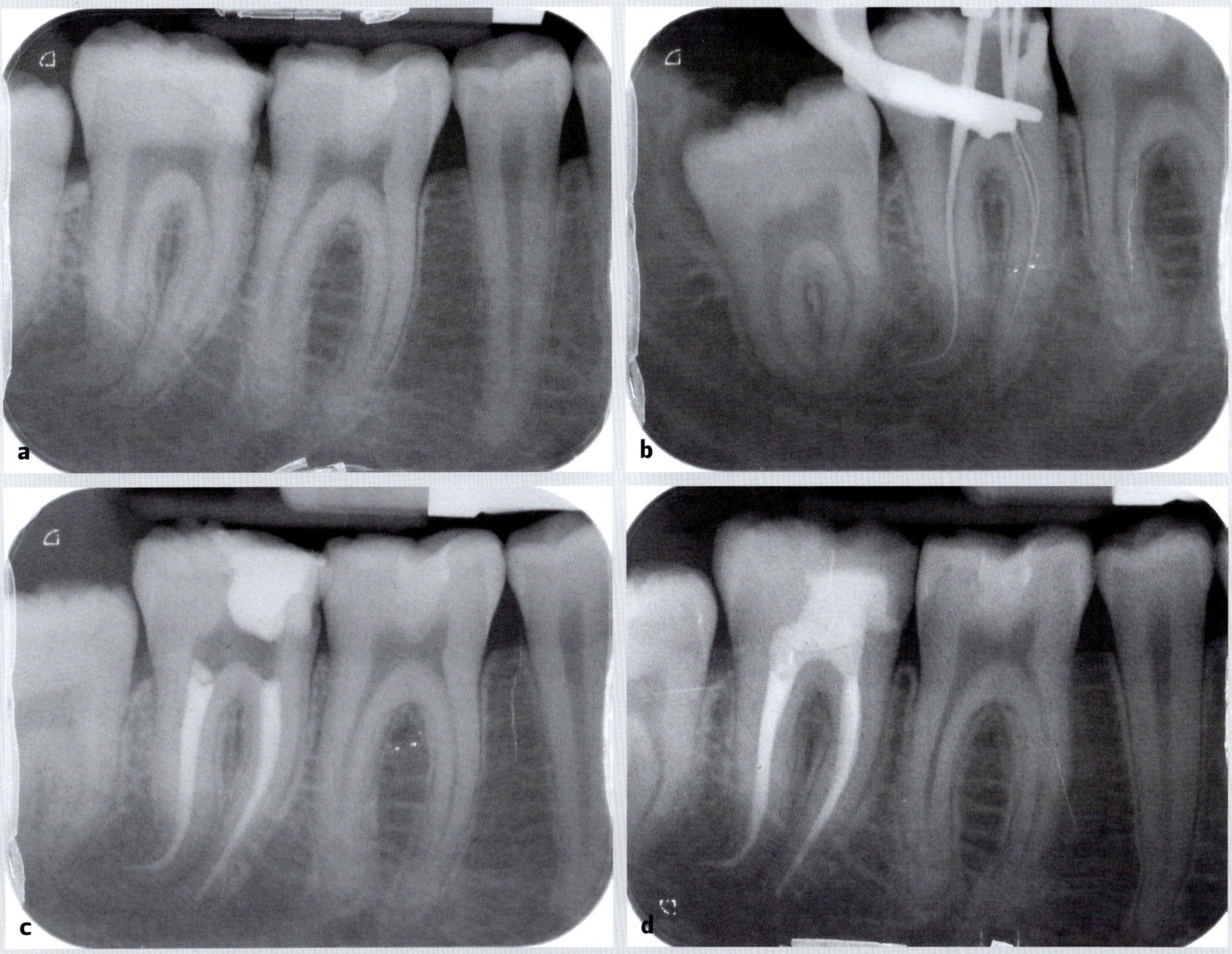

图4.34　（a）右下颌第二磨牙，（b）远中根管向远中严重弯曲，用大锥度器械治疗，（c）尖端可预弯。（d）1年后的随访X线片。（来源：Grande NM, Plotino G, Ahmed HMA, Cohen S, Bukiet F. The reciprocating motion in endodontics. Endodontic Practice 2016; 9:37-42, permission granted by courtesy）。

使得器械能够通过切削牙本质在根管中向前移动，有效地减少锥度锁定的可能性。器械的设计也应使其能在根管中向前移动。器械螺纹的设计应使得器械可以有效确定根管路径，且可通过在器械尖端最后5～6mm处的封闭和恒定的螺纹角来加强。具有这些特点的器械无须在手机上施加轴向的尖端压力，这种情况下应该避免这种压力，因为会增加尖端断裂的风险。在临床医生不希望使用任何手用器械的情况下直接使用机用器械探查根管时，具有这些特征的器械尤其重要（图4.37）。如果进行往复运动而非旋转运动，使用这种类型的器械会更安全，因为它可以防止这些情况下典型的扭转断裂风险，也可以降低在特别弯曲的根管中因循环疲劳而发生断裂的风险。

旋转式机用器械通畅通道的操作顺序应被严格遵循，至少用10号手用器械对根管进行初步探查。在不具备上述条件的情况下，不鼓励使用旋转式器械，除非临床医生有目的性地想在同样尺寸的手用

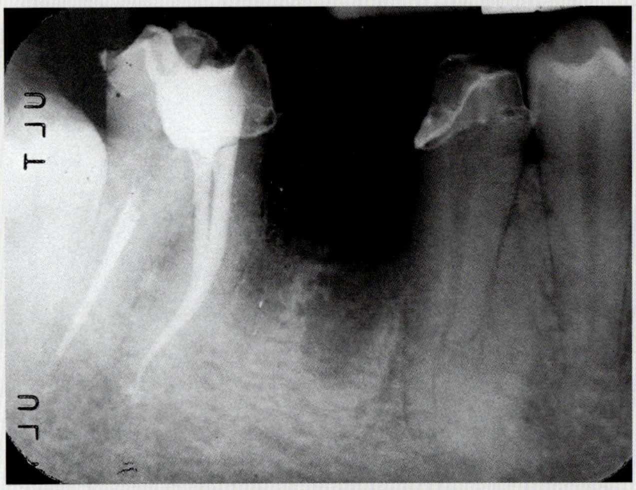

图4.35 右下颌第二磨牙，近中根管S形弯曲，用机用器械建立滑行通道和一系列旋转式器械成形根管。

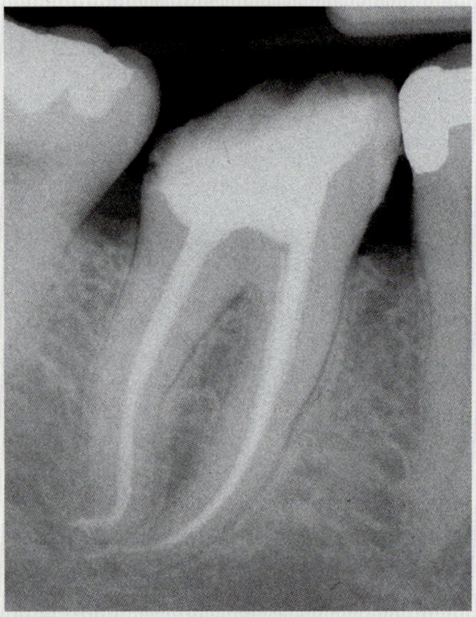

图4.36 右下颌第一磨牙，近中根管规则弯曲，远中根管根尖急剧弯曲，用机用器械治疗。

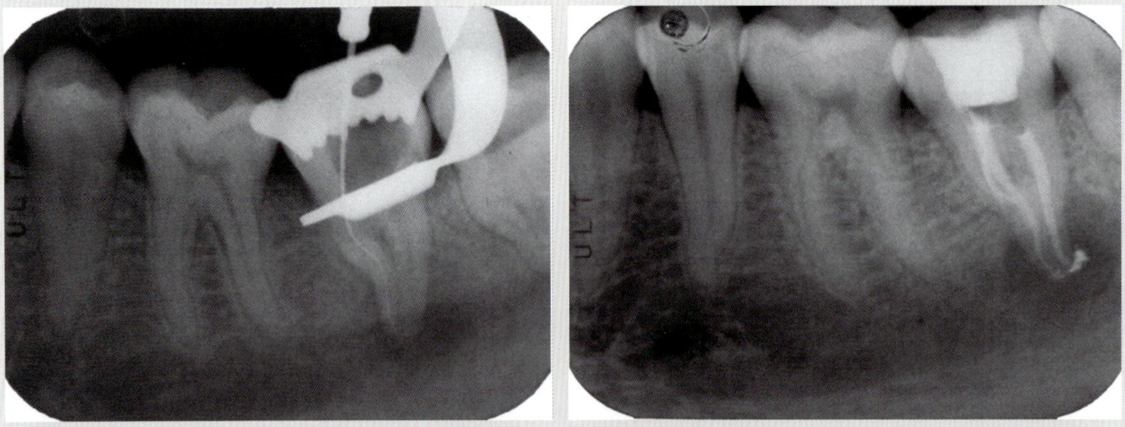

图4.37 左下颌第二磨牙，近中根管有3处弯曲，只能通过机用器械疏通。

探查器械无法到达根尖的情况下冒险使用机用器械。使用这些器械来探查明显不好疏通的根管，并不是制造商发布的正式使用说明，因此必须在充分认识到所有风险的情况下，极其谨慎地进行。在上述情况下，使用可往复运动的器械当然更有优势，为临床医生提供了新视角。

市场上已经出现了一种单根的往复式机用器械（尖端直径0.25mm），可用于探查冠1/3和中1/3根管（将在第5章对其进行描述）。它具有高度的灵活性和切削能力，可以直接在根管内作为探查工具使用[36]。该方案是目前治疗冠1/3和中1/3复杂解剖结构的理想选择。一旦克服了冠1/3和中1/3的困难，应尝试手用器械探查根尖1/3，或如上所述，再次使用小尺寸的机用器械。

这种类型的往复式器械在探查钙化严重的根管时也非常有用，此时根管空间实际上由修复性牙本质组织部分或完全填满（图4.38）。在大多数情况下，所有手用器械探查的尝试都难以成功，因为小尺寸的手用器械在根尖容易弯曲变形。

在这些情况下，即使使用小号的镍钛合金器械进行探查（无论是旋转式还是往复式），也会遇到同样的困难。这些器械缺乏探查完全钙化的根管所需的轴向抵抗力，并且由于它们的小尺寸和灵活性，往往会自身产生弯曲，无法穿透阻挡根管空间的牙本质。尽管听起来很奇怪，但大号的往复式器械可能对这一目的更有效。如前所述，当器械尖端完全插入牙本质并努力向前移动时（例如在钙化的根管中），往复运动大大降低了器械断裂的风险。

由于其较大的尺寸，单支锉器械有足够的质量，能够施加所需的轴向力，沿着阻力最小的路径穿透牙本质，而不发生变形或弯曲。

为了使用机用器械探查根管，建议使用碳钢制成的特殊仪器（Path-finders，SybronEndo，Glendora，CA，USA）来探查和获得滑行通道，小号器械（锥度0.02，尖端直径0.06mm和0.09mm）配合M4安全手机（SybronEndo/Kerr；Orange，CA，USA）做30°往复运动。

更加坚硬的碳钢使这些器械具有更大的轴向强度，同时由于其尺寸而保持足够的灵活性，这是探查阶段的基本特征。这些器械在预备滑行通

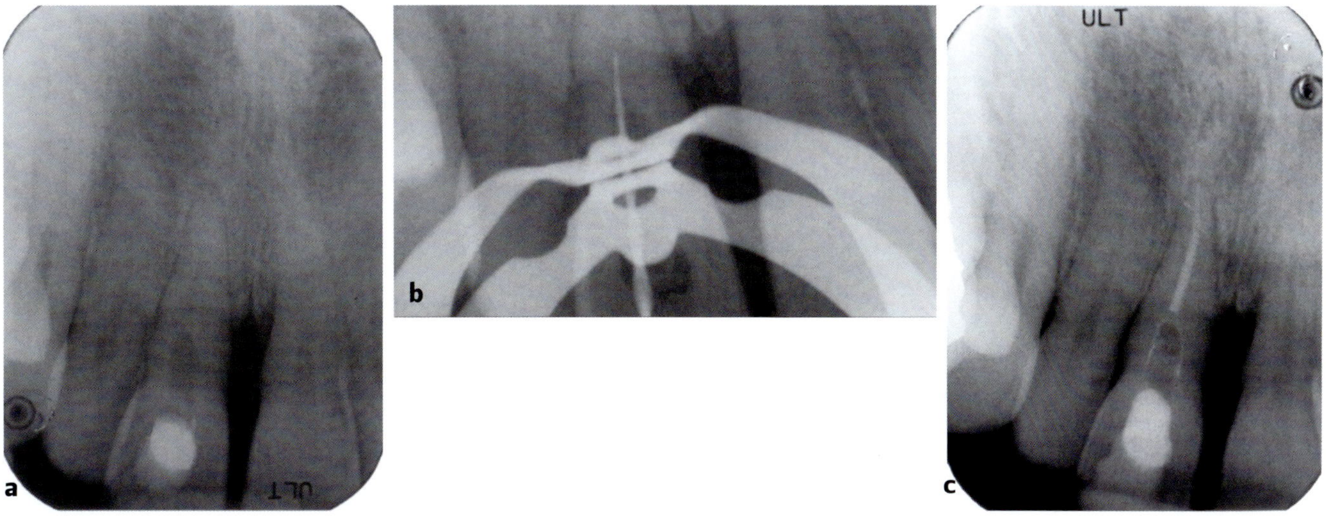

图4.38 右上颌中切牙根管钙化的术前X线片（a），用往复旋转器械（VDW，Munich，Germany）（b）沿着最小阻力的路径，如钙化牙本质（c），一路疏通到根尖。

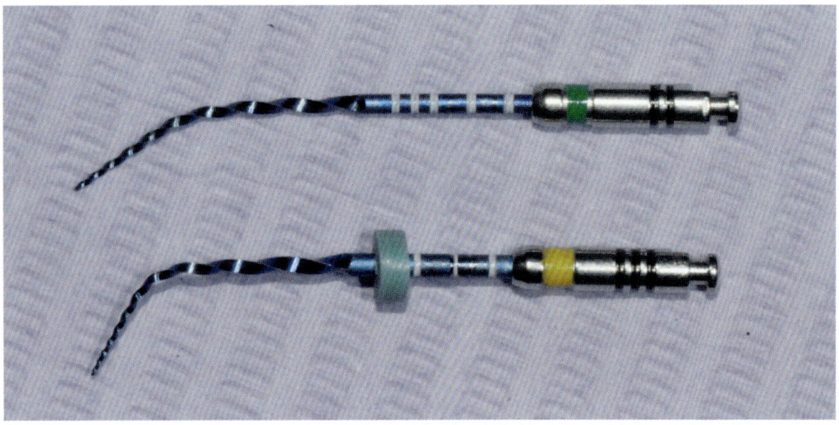

图4.39 更大的热处理的镍钛合金器械，可以很容易地预弯，以克服尖锐的弯曲或障碍，而不改变其机械性能。

道中的初步观察结果似乎很好，但仍然缺乏对这些器械和技术在用于钙化、弯曲和复杂根管时的系列研究[39]。

根据将特定的往复运动应用于器械进行根管探查的原则，近期提出了一种创新的技术，应该能够安全和可预测地进行根管疏通，并在那些不宜使用旋转式器械和目前使用的往复式器械的情况下建立滑行通道[40]。在这种技术中，器械以非常小的角度进行往复运动，作者声称在探查复杂根管时能取得相同的结果，而没有器械断裂的风险。这种技术遵循同一作者在2004年描述的镍钛合金器械的耐力极限的概念[41]。耐力极限是指器械在断裂之前所能承受的应力水平[42]，每个器械的具体偏转角度取决于其空间位置和设计特点。这一目前还未上市的技术，是在电机上设置的6°和1°间来回旋转，且转速必须很慢，为25 ~ 50r/min。

由于采用了这种技术，器械的尖端可以预弯，成功穿过并绕过任何根管障碍物。作者声称，除了小号手用不锈钢器械外，这种技术也可用于小号镍钛合金器械。如原文章中提到的10号、锥度0.04（VDW，Munich，Germany）Mtwo器械。

这项技术还意味着有可能使用可预弯的机用器械而不存在尖端断裂的风险，目前热处理的镍钛合金器械可以做到这一点。由于经过热处理所产生的物理和机械性能，这种类型的器械可以很容易地进行预弯并保持，而不会造成器械的任何结构性弱化（图4.39）。

目前，市场上有各种镍钛合金热处理方法生产的器械，如金丝合金、蓝丝合金以及CM-丝合金和EDM合金，都可以用于前文所述的目的。可预弯镍钛合金器械的最大优点是能够解决某些特殊的临床问题，如下颌开口受限的病例，在这种情况下，器械可能难以完全到达后牙工作长度并充分治疗（图4.40），可采用不同弯曲度来绕过根管台阶、障碍和急弯（图4.41）。

如需获得最新的镍钛合金根管治疗预备器械清单，包括建立滑行通道，临床医生可以参考以下网页：https://rootcanalanatomy.blogspot.com/search?q=Mechanical+Preparation+Systems+in+Endodontics。

根尖1/3无法疏通的根管

当根尖解剖结构极其复杂时，可能由于根管路径的极不规则，进行各种尝试后还是不能到达根尖孔，或者只能用小号使用器械（06号或08号）偶尔到达根尖孔。

在这些情况下，使用往复式机用小号探查器械可能为临床医生提供额外的帮助，来探查这些不可

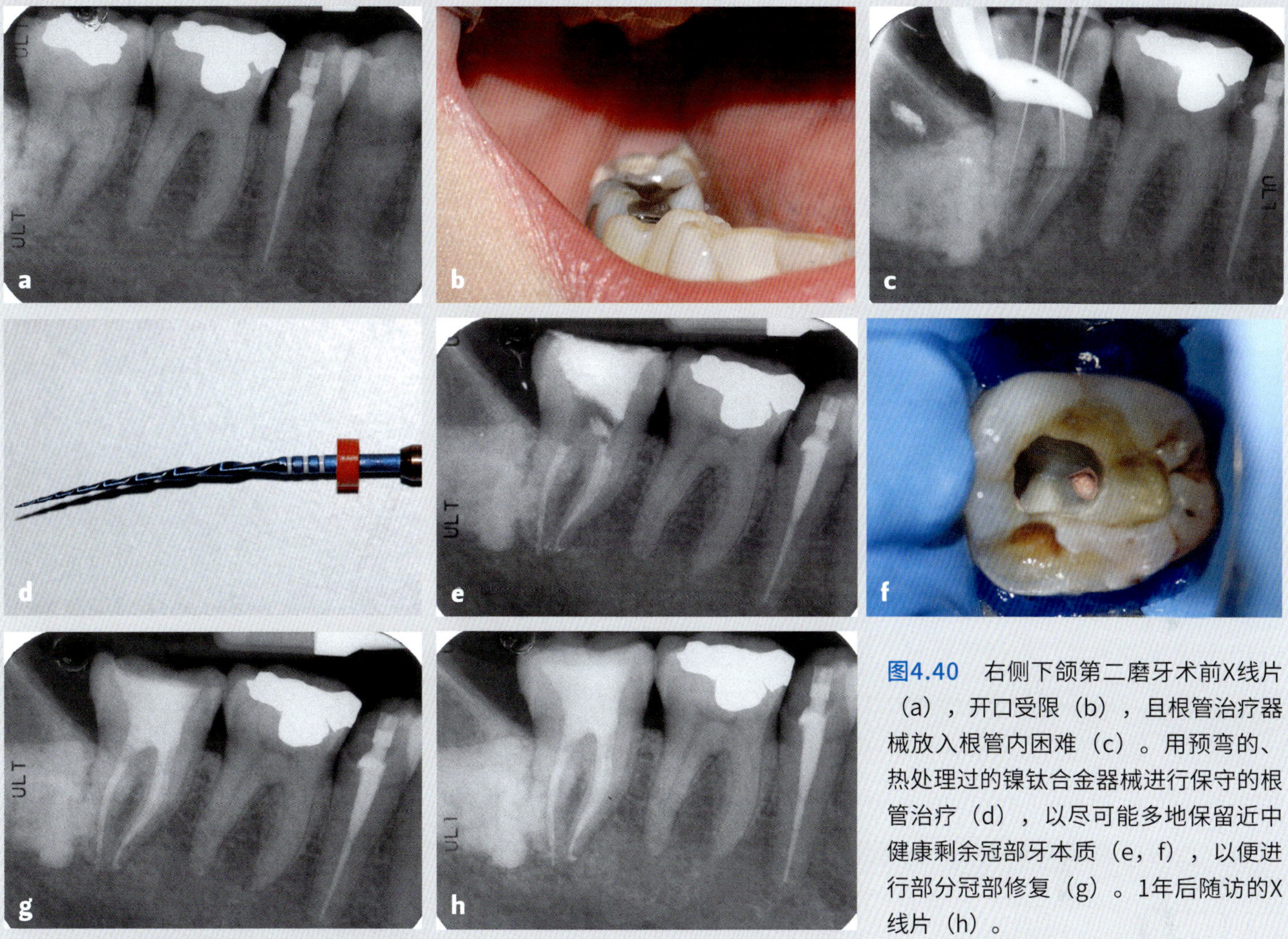

图4.40 右侧下颌第二磨牙术前X线片（a），开口受限（b），且根管治疗器械放入根管内困难（c）。用预弯的、热处理过的镍钛合金器械进行保守的根管治疗（d），以尽可能多地保留近中健康剩余冠部牙本质（e，f），以便进行部分冠部修复（g）。1年后随访的X线片（h）。

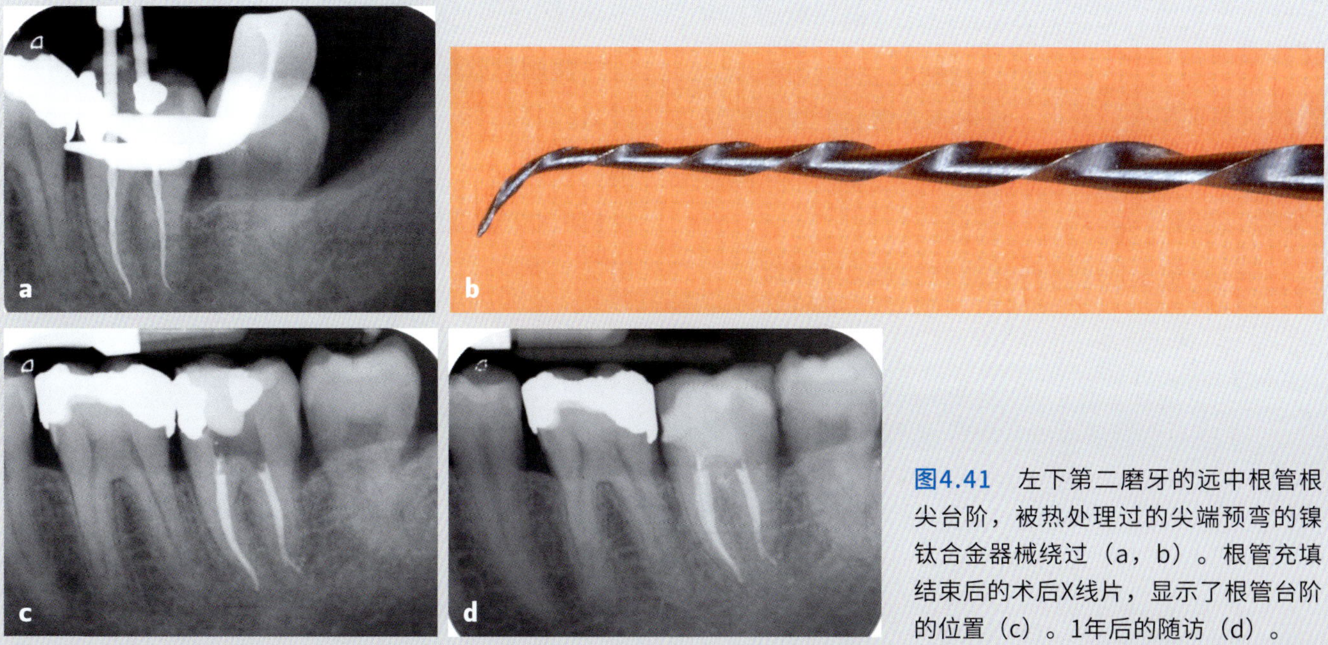

图4.41 左下第二磨牙的远中根管根尖台阶，被热处理过的尖端预弯的镍钛合金器械绕过（a，b）。根管充填结束后的术后X线片，显示了根管台阶的位置（c）。1年后的随访（d）。

疏通的根尖。

具体来说，在这些情况下，小号往复式器械灵活性高、切削能力出色以及能够抵抗轴向压力（由较硬的金属提供），使用快速和短暂的重复“轻啄”动作，可能有助于临床医生到达根尖孔。毋庸置疑，这种使用方式远远超出了任何制造商的建议范畴，应该由熟悉该器械的、有经验的临床医生非常谨慎地进行。

如果这种根尖探查的尝试也不成功，这些根管就不能用机械方法疏通到根尖孔，因此在最后几毫米必须依靠化学清洗。这意味着，在这些病例中，临床医生应更加注重化学冲洗和清洁程序。好在这种复杂病例的发生率很低，98% ~ 99%的病例可以用手用操作和/或旋转式器械，通过前文所述的技术和策略，疏通根管至根尖孔。

在后一种情况下，器械在距根尖孔不远处停止，如果临床医生操作手用或机用器械太过用力，有可能造成根管堵塞或严重错误，如根尖偏移、器械断裂或根尖穿孔。在这种不规则的解剖结构中，特别是当电子根尖定位器显示离根尖孔很近时，最好不要坚持反复的、无效的尝试，以免对根管造成不可挽回的影响。可以使用手用器械和/或机用器械，直到达到可探查的长度，这标志着明显不规则的根尖部分的开始，因此只能使用加强的冲洗程序进行“化学”处理[43]。

第7章中可以更详细地看到，在这些情况下，化学冲洗时间必须更长，以使冲洗液以化学预备方式实现机械预备方式无法实现的目标，即在根管的不规则空间获得通畅性。可以被称为非成形预备，因为在根尖无法疏通的区域没有成形。在这个区域有限地使用机用器械可以促进化学清洗，避免产生玷污层，从而降低医源性损伤的风险。一旦进行了‘化学排空”，则可以使用热牙胶或者生物陶瓷封闭剂来封闭这些地方，完成稳定的三维充填[44]。

治疗初始阶段使用的冲洗液和润滑剂

在任何情况下，冲洗在根管器械操作的初始阶段都是必不可少的[45]。第7章中将提到，每次使用新器械时，最好用高浓度（5%或更高）的次氯酸钠进行大量的冲洗，尽管此时根管没有完全扩大，操作可能只是将冲洗液留在髓室中和/或可能将冲洗液注入尚未进行器械处理的根管[45]。

当探查有明显的困难时，特别是在根尖1/3处，液体乙二胺四乙酸（EDTA）可以在这个阶段使用，作为螯合剂和润滑剂在根管内进行疏通，并降低由于器械引起的根尖碎屑积累的风险[45]。

使用凝胶形式的螯合剂被认为可能是多余的，因为已经证明，常用的液体冲洗液，特别是次氯酸钠，可以发挥与润滑凝胶相同的润滑作用[46]，减少机用器械旋转引起的压力。此外，还没有发现使用这些凝胶可以减少牙本质微裂纹[47]。

结论

总结这一阶段治疗的各种操作顺序，很明显，先天存在的解剖学上的滑行通道总是存在的，并由牙齿内的神经血管束路径决定。

同样重要的是需要考虑到，尽管这种路径可能被病理现象所改变，但其原始位置的“痕迹”始终存在。临床医生不能充分实现和建立滑行通道，是他们所掌握的器械应用技术缺陷造成的，显然不能与原始解剖结构“竞争”。最先进的根管治疗器械和技术为临床医生提供了一系列功能不断升级的机用镍钛合金器械，使操作者能够从治疗的初始步骤起选择机用器械。在根尖难以推进的所有情况下，在最初的根管评估中，小号（06号、08号和10号）手用不锈钢器械仍然是研究根管解剖结构的首选，但绝不能强行使用，因为存在造成医源性损害的风险，可能会对临床病例的预后产生不可挽回的影响。因此，在使用小号手用不锈钢器械时，原则是及时停止，不可强行采用本章节描述的替代探查策略。

第5章
根管的“基本”预备

“BASIC” PREPARATION OF THE ROOT CANAL

背景

一旦获得了进入根管的通道，确定了根管口，并且在根尖定位仪的帮助下用前文所述的技术抵达所有的根管根尖，真正的根管预备阶段就开始了。

将根管成形为标准的尺寸和几何形状，称为根管的“基本”预备，这是一个相对简单的步骤，可以使用市场上的任何器械和操作顺序完成（图5.1，图5.2）。现有的众多系统在机械性能、设计、效率和技术方面为临床医生提供了广泛的选择，能满足任何需求[1-4]。有些器械具有特定的临床特点，并建议采用特定的方法、技术和操作顺序，以便更轻松、更安全地完成此步骤，同时获得更好的预备质量。然而，应避免选择非原装器械——这些器械现在在市场上很容易找到，价格也极具竞争力——因为在许多情况下它们是劣质的仿制品，会严重影响治疗的成功率[5]。

根管“基本”预备的目标

根管成形阶段的主要目标是将根管扩大到被称为标准或“基本”的最小尺寸（图5.3）。如前所述，在根管器械制造中应用镍钛合金极大地改善了根管预备的质量，使其更易于操作、更快速、更可预测[6]。

由特定根管马达（补充信息框1）运转的镍钛合金器械使标准的基本根管尺寸更易成形，这通常是指根尖直径为0.25mm，锥度为0.04 ~ 0.06或冠向递减的可变锥度。通常情况下，这个尺寸可以通过基本操作步骤中的最后一个器械来获得。这是所有根管预备器械系统所共有的，不考虑它们的其他差异。

很多原因可以解释为什么这种预备尺寸可以被认为是标准的根管成形尺寸。接下来的章节中更详细地说明，当用25号、锥度0.06（甚至是0.04）器械完成基本的预备步骤时，根管冠1/3和中1/3在机械和化学预备上都已经足够干净（图5.4）[7-8]。

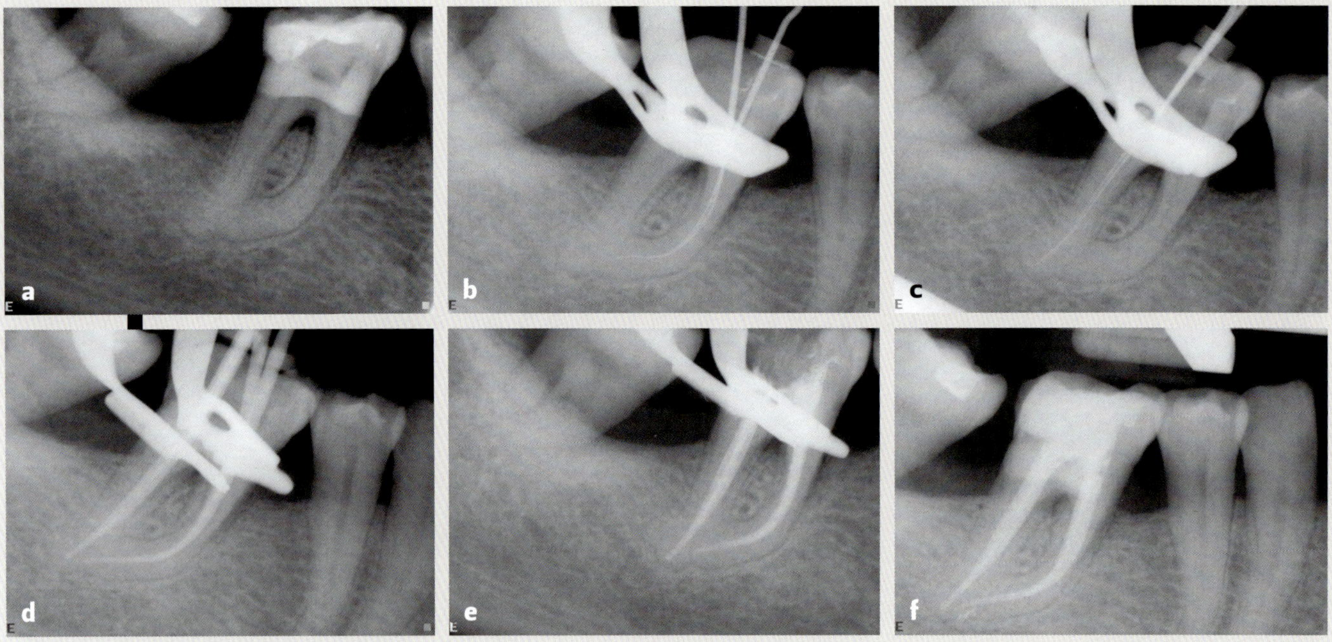

图5.1 右下颌第一磨牙（a）牙根长、弯而细（b，c）用镍钛合金器械成形（d，e），1年后随访（f）。

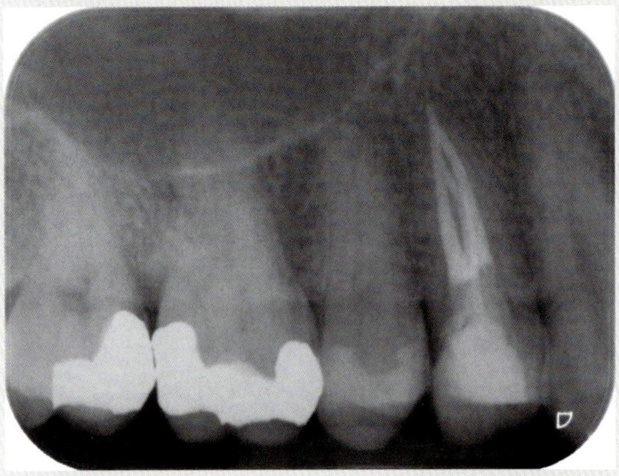

图5.2 右上颌第一前磨牙，3个弯曲根管，用镍钛合金器械治疗。

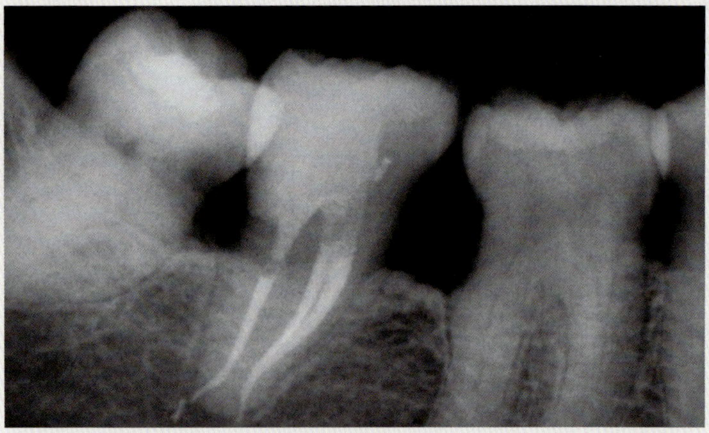

图5.3 右下颌第二磨牙的根管治疗。

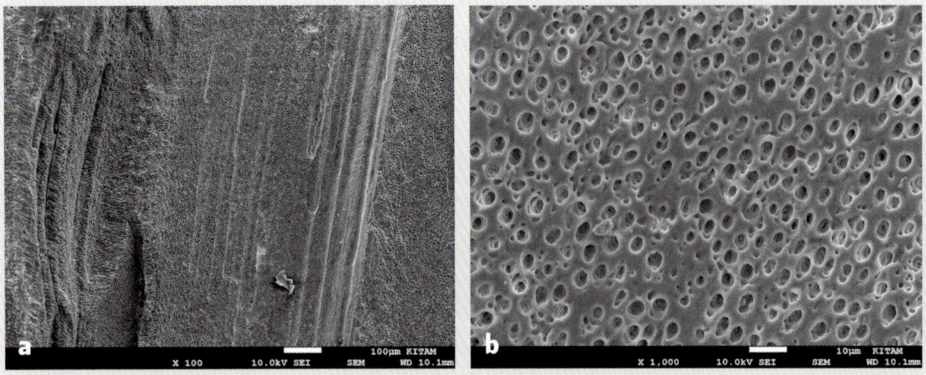

图5.4 不同放大倍率下的根管扫描电镜图像，显示冠1/3和中1/3清洁度良好。（a）全景视野100倍；（b）更大放大倍率视野，1000倍。

在考虑各种器械的机械性能时，使用非常柔韧的锉也能够将根管基本预备至不超过25号、锥度0.06[9]，并且即使是最复杂的解剖结构它也能有效地处理，改变原始解剖结构[10-11]或因循环疲劳导致折断[12-13]的风险很低。

由常规镍钛合金制成的25号、锥度0.06器械，其设计不强调柔韧性，可以被认为是刚性的。因此，为了在颈部1/3更为保守，某些操作步骤，建议将标准基本预备限制在更小的尺寸，例如20号、锥度0.04 ~ 0.06或25号、锥度0.04，这些器械即使在制造时使用常规镍钛合金，也仍然有足够的柔韧性，并能够充分清理根管冠1/3和中1/3[7]。还应强调的是，在25号、锥度0.04 ~ 0.06或20号、锥度0.04 ~ 0.06器械的基本步骤中，大多数情况下需要使用额外的器械来预备和修整根尖1/3，以便通过扩大实现该部位的解剖和生理直径[8]，详见第6章。

补充信息框1

扭矩控制的根管马达

自从超弹性的手用镍钛合金器械问世以来[1]，许多旋转镍钛合金根管器械已经上市，现在是日常临床实践中不可或缺的。此后，各种器械设备和技术被研发出来，进一步提高器械的效果，并使根管预备更加简单和快速[2]。

尽管镍钛合金锉具有良好的机械性能[3-4]，并且通过根管机械预备技术实现了最佳的成形效果[5]，但主要问题仍然是它们可能在根管内折断[6]。这种医源性错误仍然是一种发生十分频繁和令人沮丧的情况，特别是与传统手动预备器械相比，可能对治疗结果产生不利影响。

在成形过程中，旋转式器械可能会堵塞和/或卡入根管，因此会受到高水平的应力。这往往会导致器械因扭转而折断或变形[6]。人们已经提出了许多技术来减少镍钛合金器械在根管预备过程中的断裂情况，但没有一种能够完全解决这个问题。Boessler等[7]表明，使用螯合剂溶液时可以显著降低不同的旋转式器械预备过程中记录的最大扭转应力值，并且液体比糊剂产品效果更好[8]。为了降低旋转镍钛合金器械折断的风险，越来越多先进的根管马达已经上市，它们可以确保对连续旋转使用的器械的扭转应力（扭矩）进行良好的控制，或者采用新的运动学（如往复运动）以控制机用镍钛合金器械的折断风险[9-13]。

简而言之，牙科手机是微型、高度专业化的钻头装置，既可以是气动驱动，也可以是电动驱动，并且能够以高速或低速状态运行。扭矩测量的是作用在物体上使其旋转的力。扭矩，也被称为力矩，是指一个力使物体在轴、支点或枢轴上旋转的趋势。正如一个力可以被认为是推或拉一样，扭矩可以被认为是扭转。简而言之，扭矩衡量的是作用在物体上的旋转力。

在日常口腔医学实践的许多方面，尤其是在根管预备中，都会对器械施加一个扭转力。因此，

补充信息框1（续）

在使用旋转式器械进行根管预备时，控制扭矩是至关重要的。在此阶段，器械的安全使用还取决于了解器械在折断前能够承受的最大扭矩值。

在根管成形过程中，器械会承受不同程度的扭转应力，如果达到或超过该器械特定的折断扭矩，就会发生分离[14]。

已经推出了各种类型的根管马达，以用于所有不同的旋转式镍钛合金器械，并防止器械承受等于或超过其特定断裂扭矩，以应对根管成形阶段发生的扭转应力[9]。

气动的手机和马达无法直接控制扭矩大小，气压的变化可能会影响到转速和扭矩本身。例如，当气压降低时，扭矩可能会随之减小，导致器械动力减弱，操作者就会倾向于用力将器械深入根管，这样极有可能造成器械变形甚至折断。

理论上，扭矩控制的马达考虑到了旋转式器械的最大折断扭矩，因此可以将马达设置为较低的扭矩值，从而降低器械的折断风险。事实上，当根管预备过程中施加到器械上的扭转应力超过为该特定器械设置的扭矩值时，马达会自动停止器械的运动并开始反向旋转，以防止折断[10]。显然，每种器械都有其特定的最大折断扭矩值，这取决于许多因素，包括它的尺寸、设计和材料特性。因此，为了确保器械的有效使用和安全性，每个马达都必须针对每种特定器械设置专门的安全使用参数[13]。

起初，低速和高扭矩的电动马达，与新近推出的旋转式镍钛合金器械一起使用，已经证实是有效的[15-16]。

然而，使用高扭矩马达时，所施加的力通常非常大，器械被堵塞在管道内的风险增加，因而超过器械的特定弹性极限，导致变形和/或折断的可能性增加。这些概念是非常有趣的，特别是考虑到传统扭矩控制的根管马达具有高扭矩设置（10 ~ 55N·cm，最低的设置为1 ~ 3.5N·cm）[9-10]。然而，大多数器械的扭转阻力要低得多，往往低于1N·cm[3-4]。这意味着，如果一个旋转式镍钛合金器械被堵在管腔内，它将承受极高的应力，尤其是在马达的扭矩设置已经非常高的时候。这种情况下，马达对旋转式器械施加的高扭矩可能会导致其折断，在很大程度上是因为临床医生往往来不及对器械堵塞做出反应并将其从根管内取出[10]。

新一代的低扭矩或极低扭矩马达为这个问题提供了一种可能的解决方案。这些马达可以设置低于1N·cm的扭矩值，低于器械的最大扭矩极限[9]，可以设置比器械的弹性极限更低的扭矩值，从而大大降低了器械受到的机械应力和变形折断的风险。在临床上，这种类型的马达在使用机用器械时可以提供更好的触觉感受，因为低扭矩值也意味着施加在器械上的应力低。当旋转式器械承受的扭矩水平与马达设定值相当时，低扭矩马达会停止旋转，甚至可能反向旋转，从而防止器械变形和折断[17]。每个特有的最大折断扭矩值都应该由制造商测算出来，这样就可以在扭矩控制的马达上进行设定。马达对这些数值的变化非常敏感，能够在高切削能力和旋转式器械的安全性之间保持良好的平衡。

补充信息框1（续）

显而易见，扭矩控制对于具有较高切削能力的器械来说并不那么重要，因为它们往往更容易切削牙本质，在根管中堵塞的情况较少。因此，对于这些器械，可以将扭矩控制设置在较高的值，甚至使用直接安装在牙椅上的扭矩控制手机，这样即便对这一参数的控制程度较低，也能够以同样安全的方式获得出色的效果[18-20]。许多研究表明，无论是高、低还是极低扭矩控制，包括气动手机在内[21-22]，当由有经验的操作者使用时，所有类型的马达都是安全的。

相反，由于其设计或者特点，切削能力较低的器械必须运用较低的扭矩值，否则它们更容易像螺丝一样旋转卡死在根管内，继而变形或折断。在临床上，这些器械的使用显然特别令人懊恼，因为当扭矩值降低时，这些器械的效能也会降低，而且马达的自动逆转功能经常被触发，大大增加了临床操作时间。由于低扭矩控制导致的效能降低，可能会使器械在根管内前进更加困难，从而使操作者对旋转式器械施加更多的压力，进而造成器械在根管内卡住、变形和折断[23]。

尽管已经广泛地强调了使用最现代化扭矩控制马达重要性[24]，但事实上，一些研究发现无论是否有扭矩控制[26-27]，使用马达的器械折断的百分比并没有任何差异，这些结果是矛盾的[25]。这种差异仅在经验不足的操作者中是显著的[28]。此外，一些研究报告指出，这些马达并不精确，它们的实际扭矩值并不是所标称的，而是高于大多数旋转式器械标明的最大折断扭矩值[29-31]。这些结果解释了，尽管采取了各种可能的预防措施，旋转式镍钛合金器械的折断仍然在临床中频繁发生且令人沮丧的现象。

根管马达的革新最近达到了一个新的高峰，尤其是引入了不同于连续旋转的运动学（往复运动），以进一步降低镍钛合金根管治疗器械折断的风险[11-12]，详见第3章。

▶参考文献

[1] Walia HM, Brantley WA, Gerstein H. An initial investigation of the bending and torsional properties of Nitinol root canal files. J Endod 1988; 14:346-51.

[2] Schafer E, Schulz-Bongert U, Tulus G. Comparison of hand stainless steel and nickel titanium rotary instrumentation: a clinical study. J Endod 2004; 30:432-5.

[3] Camps I, Pertot W. Torsional and stiffness properties of Canal Master U stainless steel and Nitinol instruments. J Endod 1994; 20:395-8.

[4] Wolcott I, Himel VT. Torsional properties of nickel-titanium versus stainless steel endodontic files. J Endod 1997; 23:217-20.

[5] Hülsmann M, Peters OA, Dummer PM. Mechanical preparation of root canals: shaping goals, techniques and means. Endodontic Topics 2005; 10:30-76.

[6] Plotino G, Grande NM, Cordaro M, Testarelli L, Gambarini G. A review on cyclic fatigue testing of nickel-titanium rotary instruments. J Endod 2009; 35:1469-76.

[7] Boessler C, Peters OA, Zehnder M. Impact of lubricant parameters on rotary instrument torque and force. J Endod 2007; 33:280-3.

[8] Peters OA, Boessler C, Zehnder M. Effect of liquid and paste-type lubricants on torque values during simulated rotary root canal instrumentation. Int Endod J 2005; 38:223-9.

[9] Gambarini G. Rationale for the use of low-torque endodontic motors in root canal instrumentation. Endod Dent Traumatol 2000; 16:95-100.

[10] Gambarini G. Advantages and disadvantages of new torque-controlled endodontic motors and low-torque NiTi rotary instrumentation. Aust Endod J 2001a; 27:99-104.

补充信息框1（续）

[11] Grande NM, Ahmed HM, Cohen S, Bukiet F, Plotino G. Current Assessment of Reciprocation in Endodontic Preparation: A Comprehensive Review-Part I: Historic Perspectives and Current Applications. J Endod 2015; 41:1778-83.
[12] Plotino G, Ahmed HMA, Grande NM, Cohen S, Bukiet F. Current assessment of reciprocation in endodontic preparation: A comprehensive review - Part II: Properties and effectiveness. J Endod 2015; 41:1939-50.
[13] Capar ID, Arslan H. A review of instrumentation kinematics of engine-driven nickel-titanium instruments. Int Endod J 2016; 49:119-135.
[14] Yum J, Cheung GS, Park JK, Hur B, Kim HC. Torsional strength and toughness of nickel-titanium rotary files. J Endod 2011; 37:382-6.
[15] Gambill JM, Alder M, Del Rio CE. Comparison of nickel-titanium and stainless steel hand-file instrumentation using computed tomography. J Endod 1996; 22:369-75.
[16] Glosson CR, Haller RH, Dove BS, Del Rio CE. A comparison of root canal preparation using NiTi hand, NiTi engine driven, and K-Flex endodontic instruments. J Endod 1995; 21:146-51.
[17] Suffridge CB, Hartwell GR, Walker TL. Cleaning efficiency of nickel-titanium GT and.04 rotary files when used in a torque-controlled rotary hand piece. J Endod 2003; 29:346-8.
[18] Schafer E, Erler M, Dammaschke T. Influence of different types of automated devices on the shaping ability of rotary nickel-titanium FlexMaster instruments. Int Endod J 2005; 38:627-36.
[19] Burklein S, Schafer E. The influence of various automated devices on the shaping ability of Mtwo rotary nickel-titanium instruments. Int Endod J 2006; 39:945-51.
[20] Zarei M, Javidi M, Erfanian M, Lomee M, Afkhami F. Comparison of air-driven vs electric torque control motors on canal centering ability by ProTaper NiTi rotary instruments. J Contemp Dent Pract 2013; 14:71-5.
[21] Yared GM. Behaviour of Hero NiTi instruments used by an experienced operator under access limitations. Aust Endod J 2002; 28:64-7.
[22] Yared G, Sleiman P. Failure of ProFile instruments used with air, high torque control, and low torque control motors. Oral Surg, Oral Med, Oral Pathol, Oral Radiol & Endod 2002; 93:92-6.
[23] Yared GM, Bou Dagher FE, Machtou P. Influence of rotational speed, torque and operator's proficiency on ProFile failures. Int Endod J 2001; 34:47-53.
[24] Gambarini G. Cyclic fatigue of nickel-titanium rotary instruments after clinical use with low-and high-torque endodontic motors. J Endod 200lb; 27:772-4.
[25] Berutti E, Negro AR, Lendini M, Pasqualini D. Influence of manual preflaring and torque on the failure rate of ProTaper rotary instruments. J Endod 2004; 30:228-30.
[26] Iqbal MK, Kohli MR, Kim JS. A retrospective clinical study of incidence of root canal instrument separation in an endodontics graduate program: a PennEndo database study. J Endod 2006; 32:1048-52.
[27] Zarrabi MH, Javidi M, Vatanpour M, Esmaeili H. The influence of torque and manual glide path on the defect or separation rate of NiTi rotary instruments in root canal therapy. Indian J Dent Res 2010; 21:107-11.
[28] Yared GM, Kulkarni GK. Failure of ProFile Ni-Ti instruments used by an inexperienced operator under access limitations. Int Endod J 2002; 35:536-41.
[29] Yared G, Kulkarni GK. Accuracy of the DTC torque control motor for nickel-titanium rotary instruments. Int Endod J 2004a; 37:399-402.
[30] Yared G, Kulkarni GK. Accuracy of the TCM Endo III torque-control motor for nickel-titanium rotary instruments. J Endod 2004b; 30:644-5.
[31] Yared G, Kulkarni GK. Accuracy of the Nouvag torque control motor for nickel-titanium rotary instruments. Oral Surg, Oral Med, Oral Pathol, Oral Radiol & Endod 2004c; 97:499-501.

值得反复强调的是，尽管所描述的预备直径足以清理冠1/3和中1/3，但肯定不足以达到根尖1/3的最佳清洁度。

根管成形的新趋势

最近几年，机械性根管治疗器械市场的变革引发了许多创新，包括生产类型和方法、设计及使用方法等方面的创新。因此，现在根管成形的工具和技术选择变得非常广泛，其中大部分保证了出色的质量和极高的性能。

如前所述，镍钛合金器械近期最重要的创新之一是提供了2种工作模式的选择：一种是传统的、连续旋转式器械；另一种是为往复运动方式设计的新型器械。

在往复运动技术的各种应用中，Reciproc Blue

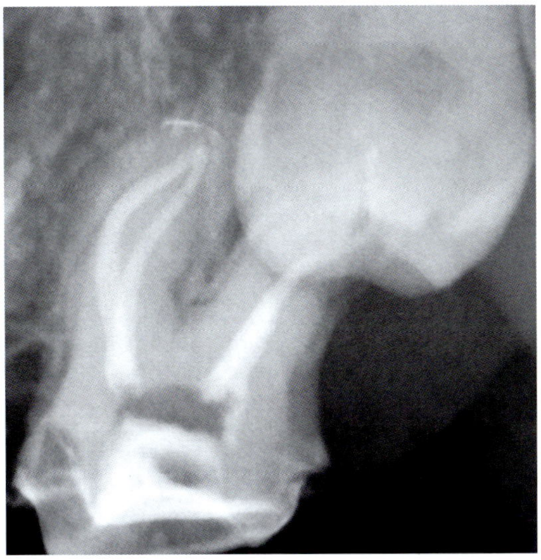

图5.5 左上颌第二磨牙用单支锉技术往复运动，基本预备成形，随后修整根尖。

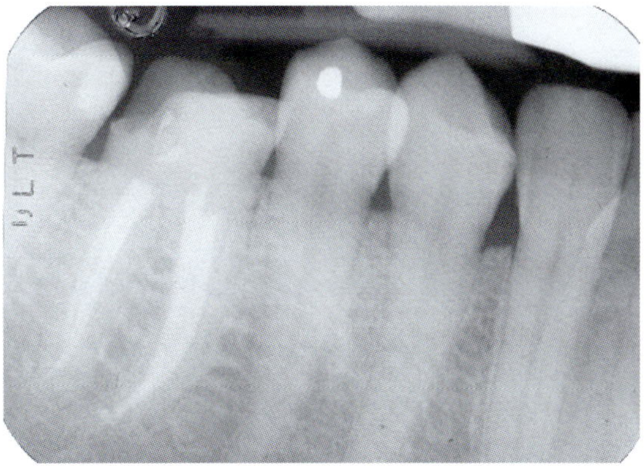

图5.6 用一系列往复式运动器械预备右下颌第一磨牙。

器械（VDW，Munich，Germany）可以将第4章描述的器械探查阶段与使用单支锉往复进行的根管基本预备阶段相结合。该技术要求使用同一器械探查根管冠1/3和中1/3，而不先使用任何手用器械。一旦根管冠部和中部预备完毕，根尖1/3则通过10号不锈钢手用锉来确认根尖的通畅性（补充信息框2），随后再次使用同样的往复式器械使根管末端成形，这样操作者可以根据需要直接进入根尖的预备和成形阶段（在第6章中讨论）（图5.5）。

此外，也有往复技术需要使用一系列器械进行滑行通道建立和根管预备，例如在使用WaveOne Gold之前，先使用PathFiles、ProGlider或WaveOne Gold Glider。此外，所有常规旋转使用的器械都可以通过使用特定的马达进行顺时针和逆时针方向的往复运动（图5.6）。因此，往复式器械和单支锉技术之间的联系常常令人误解，因为往复式器械也可用于正常的多支锉操作步骤[14]。

使用往复式器械进行根管预备的优势已被证实。首先，据文献报道，使用这种运动模式的器械比使用连续旋转式器械更安全，降低了器械断裂的发生率（0.13% ~ 0.26%），特别是在降低甚至几乎消除扭转断裂风险方面[15-17]。因此，为了降低甚至几乎消除扭转断裂风险，往复式器械已经被重新引入根管治疗。同时，研究表明，该运动方式也增加了金属抗循环疲劳能力所导致的抗折性能，延长了机用器械的使用寿命[18-22]。相同弯曲根管内，往复式器械比连续旋转式器械使用寿命更长[23]。

尽管人们对于往复运动是否会减少器械的切削效率存在一些疑虑，但一些体外研究已经证明了两种运动之间没有区别[24-25]。因此，得益于往复运动向前和向后的不对称角度所提供的整体“旋转效应”，采用往复运动的锉仍能在根管内保持向前移动的趋势。

此外，据观察，往复式器械可能比旋转式器械有更好的成形能力，特别是对于较大的器械，它们在塑料材料制成的人工根管中造成的移位更少[26]，并且在显微计算机断层扫描下分析，具有更好地保持在离体牙的冠1/3和中1/3中心的能力[11]。即使是往复运动单支锉也能有效地提供与市售旋转式器械相当的根管成形质量，尽管在单支锉技术中，器械的尺寸比初始根管直径要大。

补充信息框2

根尖通畅性的维持

牙髓病学文献广泛提到根尖通畅性的概念，该技术得到了许多临床医生和研究人员的认可[1-6]。

美国牙髓病学协会(American Association of Endodontics，AAE)的术语表将根尖通畅性定义为"一种使用小号锉反复通过根尖孔以保持根管的根尖部分无碎屑的技术"[7]。根尖通畅性是指用06号～10号的K型锉通过根尖孔，确保根管可被反复地通过，保持通畅。Buchanan将疏通锉定义为一个小的、有柔韧性的K型锉，被动地、有目的性地在超过其最小直径0.5～1mm的根尖狭窄处移动，而不会扩大此处[8]。使用极小型器械（最大直径0.10mm）的目的是不接触根尖孔壁，几乎不改变其形状[9-10]，减少将碎屑或有毒产物推到根尖以外的风险[11]，并防止在这个关键区域发生台阶、阻塞、移位和穿孔等并发症[12]。

因此，维持根尖通畅性是通过疏通锉来实现的，即被动地插入一个小型器械，通过根尖孔，超过既定的工作长度。在此过程中不要试图用器械去成形根尖孔，因为唯一的目的是保持根尖孔的开放或通畅，有意识地清除任何可能存在的碎屑。这有助于防止根管预备过程中碎屑堆积在根尖区[13]，从而避免阻塞器械和冲洗液进入根尖1/3区域[14]，同时在根尖周组织引流的情况下保持根尖孔开放[12]。因此，根尖通畅性的概念主要是控制根尖碎屑堆积并维持原有工作长度的一种方法[8,15]。

在根管预备过程中，器械产生的牙本质碎屑和根尖牙髓组织碎屑往往会堆积在根管根尖段区域及根尖孔，并可能导致根尖堵塞，影响工作长度[16]。在根管机械预备过程中，用小型器械小幅度地往复运动，反复穿过根尖孔，可能有助于防止碎屑在该区域的堆积，使根尖孔保持开放。因此，建立根尖通畅性意味着在不存在牙髓组织碎屑和其他碎屑的情况下，确保根尖孔的可达性[16]。

然而，在根管机械预备过程中使用疏通锉仍然有争议，因为没有研究证明它在清理和成形方面的有效性。这些操作可能会刺激根尖周组织，最重要的是，没有对照研究证明使用它可以为根管治疗的牙齿提供更好的预后，无论是活髓牙还是感染牙髓和患有根尖周炎的牙齿[1,12]。一些研究似乎证实了，实现根尖通畅性应该是根管治疗的一个有利预后因素[17]。并且显而易见，未达到恰当工作长度的治疗成功率较低[17-19]。此外，也有人提出反对意见，认为使用疏通锉可能会促进根管机械预备作过程中产生的碎屑被推挤到根尖之外，尽管从文献研究中还不清楚这是否构成一个真正的风险[12]。因此，尽管研究发现保持根尖通畅对术后疼痛或复发没有影响，这也可能会对根尖周组织造成更大的刺激，增加术后疼痛更剧烈的可能性[20-22]。

众所周知，有牙髓坏死和有根尖周病变的根管中充满了细菌，直至根尖孔，甚至可能位于根尖孔外。通过在根管机械预备阶段使用疏通锉建立根尖通畅性，可以保持这部分根管的通路和工

补充信息框2（续）

作长度（预备目的）。然而还必须考虑到，由于这是一个被动的过程，保持通畅并不能清理根尖孔，而只是防止它被牙本质碎屑所堵塞。理想情况下，在这些感染病例中，根管机械预备结束时，根尖孔不仅要保持通畅，还应当达到清洁状态（生物学目标）。

换句话说，开放的根尖孔不一定是干净的，因为根尖孔的通畅和清理是两个不同的步骤。清理只能通过通畅来实现[16]，然而由于根尖部位结构的复杂性，这并不总是能够实现，保持根尖孔的开放并不能确保附属结构、侧支根管和根尖其他区域的清洁[23-24]。

然而，无法到达工作长度在根管治疗过程中可能经常发生，尤其是在经验不足的操作者中，其主要原因是形成了根尖牙本质栓塞[14,16]。因此，即使在活髓牙的根管治疗过程中，仍然建议保持根尖通畅性。在这些情况下，根尖通畅的目的仅仅是防止牙本质碎屑在根尖区域形成堵塞而影响工作长度。在这些有活髓的病例中，必须始终用极其细小的器械建立通畅性，以尽量减少对根尖组织的创伤[16]。在这些病例中，使用疏通锉的一个明显缺点是损伤根尖区活性牙髓组织和根尖周组织，从而延迟其愈合[12]。

尽管已经尽力避免，但文献显示，在根管机械预备过程中，一些牙本质碎屑仍可能被不经意地填塞在根管的根尖部位，如果不注意清除这些碎屑，可能会造成根尖牙本质栓塞[25]。在这种情况下，冲洗阶段使用化学制剂的功效可能会降低，甚至被中和[16]。事实上，在这些情况下，根尖牙本质栓会作为一个实际的机械屏障，阻碍冲洗液与根尖区域的牙本质壁接触。

因此，使用疏通锉对促进冲洗液在这些区域的渗透、碎屑清除和防止根尖牙本质栓塞的形成极为重要。事实上，一些研究已经清楚地表明，在根管机械预备过程中，与不使用疏通锉相比，使用疏通锉时冲洗液能更深入地渗透到根尖1/3处[26-27]。事实上，通过进行通路疏通能够减少所谓的"蒸汽锁效应"，即在根管内困住空气泡的现象[28]，这显然是导致冲洗液无法被动地到达根尖的主要原因[29]。此外，大多数关于电子根尖定位仪的研究建议将锉向前推进，直到定位仪屏幕上显示"超出"信号的标志，然后将其回退，直到显示锉'位于根尖孔处"或'稍短于根尖孔"[30]。这就是用电子仪器确定工作长度时进行的通路疏通。电子根尖定位仪是现代根管治疗中不可或缺的仪器，为了正确地使用它，治疗过程中至少需要使用一次疏通锉。

鉴于这一操作可能对根尖周组织造成的潜在损伤尚不明确，并且在根管预备阶段额外使用这一操作2 ~ 3次可能会在临床上显著提高这种损伤的可能性，在根管成形过程中使用疏通锉的优点似乎超过了可能的相关不利影响。

▶ 参考文献

[1] Cailleteau JG, Mullaney TP. Prevalence of teaching apical patency and various instrumentation and obturation techniques in United States dental schools. J Endod 1997; 23:394-396.

[2] Souza, RA. Clinical and radiographic evaluation of the relation be-

补充信息框2（续）

tween the apical limit of root canal filling and success in Endodontics. Part 1. Braz Endod J 1998; 3:43-48.

[3] Goldberg F, Massone EJ. Patency file and apical transportation: an in vitro study. J Endod 2002; 28:510-511.

[4] Izu KH, Thomas SJ, Zhang P, Izu AE, Michalek S. Effectiveness of sodium hypochlorite in preventing inoculation of periapical tissues with contaminated patency files. J Endod 2004; 30:92-94.

[5] Cemal Tinaz A, Alacam T, Uzun O, Maden M, Kayaoglu G. The effect of disruption of apical constriction on periapical extrusion. J Endod 2005; 31:533-535.

[6] Holland R, Sant'anna Júnior A, Souza V, Dezan Junior E, Otoboni Filho JA, Bernabé PFE, Nery MJ, Murata SS. Influence of apical patency and filling material on healing process of dogs' teeth with vital pulp after root canal therapy. Braz Dent J 2005; 16:9-16.

[7] Glossary of Endodontic Terms. 9th ed. Chicago: American Association of Endodontists; 2016; p. 6.

[8] Buchanan S. Management of the curved root canal. J Calif Dent Assoc 1989; 17:18-27.

[9] Tsesis I, Amdor B, Tamse A, Kfi. r A. The effect of maintaining apical patency on canal transportation. Int Endod J 2008; 41:431-5.

[10] Sanchez JA, Duran-Sindreu F, Matos MA, Carabaño TG, Bellido MM, Castro SM, Cayón MR. Apical transportation created using three different patency instruments. Int Endod J 2010; 43:560-4.

[11] Parris J, Wilcox 4 Walton R Effectiveness of apical clearing. Histological and radiographical evaluation. J Endod 1994;20: 291-224.

[12] Vera J. The Role of the Patency File in Endodontic Therapy. In: Basrani B. (eds) Endodontic Irrigation. Springer, Cham; 2015.

[13] Carrotte P. Endodontics: Part 7 Preparing the Root Canal. British Dental Journal 2004:197; 611.

[14] Al-Omari MAO, Dummer PM. Canal blockage and debris extrusion with eight preparation techniques. J Endod 1995; 21:154-158.

[15] Flanders DH. Endodontic patency. How to get it. How to keep it. Why it is so important. N Y State Dent J 2002; 68:30-32.

[16] Souza RA. The importance of apical patency and cleaning of the apical foramen on root canal preparation. Braz Dent J 2006; 17:6-9.

[17] Ng YL, Mann V, Gulabivala K. A prospective study of the factors affecting outcomes of nonsurgical root canal treatment: part 1: periapical health. Int Endod J 2011; 44:583-609.

[18] Strindberg LZ. The dependence of the results of pulp therapy on certain factors - an analytical study based on radiographic and clinical follow-up examinations. Acta Odontol Scand 1956; 14:1-175.

[19] Sjögren U, Hägglund B, Sundqvist G, Wing K. Factors affecting the long-term results of endodontic treatment. J Endod 1990; 16:498-504.

[20] Torabinejad M, Kettering JD, McGraw JC, Cummings RR, Dwayer TG, Tobias TS. Factors associated with endodontic interappointment emergencies of teeth with necrotic pulps. J Endod 1988; 14:261-6.

[21] Siqueira JF, Rocas IN, Favieri A, e coll. Incidence of postoperative pain after intracanal procedures based on antimicrobial strategy. J Endod 2002; 28:457-60.

[22] Arias A, Azabal M, Hidalgo JJ, de la Macorra JC. Relationship between postendodontic pain, tooth diagnostic factors, and apical patency. J Endod 2009; 35:189-92.

[23] Vera J, Siqueira Jr JF, Ricucci D, e coll. One- versus two-visit endodontic treatment of teeth with apical periodontitis: a histobacteriologic study. J Endod 2012a; 38:1040-52.

[24] Arnold M, Ricucci D, Siqueira Jr JF. Infection in a complex network of apical ramifications as the cause of persistent apical periodontitis: a case report. J Endod 2013; 39:1179-84.

[25] Beeson TJ, Hartwell GR, Thornton JD, Gunsolley JC. Comparison of debris extruded apically in straight canals: conventional filing versus profile .04 taper series 29. J Endod1998; 24:18-22.

[26] Vera J, Arias A, Romero M. Effect of maintaining apical patency on irrigant penetration into the apical third of root canals when using passive ultrasonic irrigation: an in vivo study. J Endod 2011; 37:1276-8.

[27] Vera J, Hernandez EM, Romero M, Arias A, van der Sluis LW. Effect of maintaining apical patency on irrigant penetration into the apical two millimeters of large root canals: an in vivo study. J Endod 2012b; 38:1340-3.

[28] Vera J, Arias A, Romero M. Dynamic movement of intracanal gas bubbles during cleaning and shaping procedures: the effect of maintaining apical patency on their presence in the middle and cervical thirds of human root canals: an in vivo study. J Endod 2012c; 38:200-3.

[29] Tay FR, Gu LS, Schoeffel GJ, e coll. Effect of vapor lock on root canal debridement by using a side-vented needle for positive-pressure irrigant delivery. J Endod 2010; 36:745-50.

[30] Stöber EK, de Ribot J, Mercadé M, Vera J, Bueno R, Roig M, Duran-Sindreu F. Evaluation of the raypex 5 and the mini apex locator: an in vivo study. J En-dod 2011; 10:1349-52.

这个特点可能很重要，因为它可以解释单支锉技术如何保持根管的原始解剖结构：单支锉比根管直径更大，总是用尖端切削，这是最易受力的部分，因此它至少接触到管周的2个相对点，并以相同的方式切削这2个相对的壁。这似乎可以使器械保持在根管的中心位置，而不是倾斜到1个壁上。如果锉的刚性过大则可能会向这个壁偏移，通常是弯曲根管的外侧壁。据推测，这一概念可能是Roane提出的平衡力技术的应用，以减少使用刚性不锈钢器械造成的弯曲根管根尖1/3的偏移[27]。

然而，对往复运动的主要反对意见是，它可能诱发牙本质微裂纹的形成，并堆积碎屑，从根尖挤出[28]。

采用现有最好技术进行的研究明确指出，在口内并未观察到牙本质微裂纹的出现[29]，也不会因任何旋转或往复运动的机用器械而产生[30-31]，明确地结束了这一争议。

讨论器械在往复运动中可能造成的碎屑积累或排出时，理论上，相对于器械螺旋方向的反向旋转可能会将碎屑推向根尖端而非朝冠部移除，类似Lentulo器械的作用。对于这个话题的许多研究报告结果相互矛盾，但最近的文献综述[28]得出结论，碎屑的积累和排出并不取决于机用器械使用的运动方式，也没有证据表明往往复运动的锉会将更多的碎屑挤出根尖之外；关于这个主题进行的唯一体内研究并未发现不同系统之间没有差异[32-35]。

不管怎样，使用往复运动系统时，建议临床医生每次在根管内使用冲洗液时都进行激活操作，包括在预备过程中而不仅仅是在这个阶段结束时。关于冲洗的章节中描述了一种技术，称为分布式术中激活（SIA）。对清理研究的初步结果似乎表明，这种技术有助于减少器械操作过程中碎屑的堆积，这些碎屑往往在治疗结束时难以清除。

近年来提出的第二项重要创新在第3章"镍钛合金根管器械的生产与特征"这一段中详细描述，即市场上出现了大量经过热处理、在马氏体相中展现完全不同冶金特性的镍钛合金器械。因此，操作者应该能够根据所面临的临床需求，选择具有合适机械性能的器械[36-38]。使用热处理器械的主要优势在于显著提高了其在柔韧性和抗疲劳断裂方面的机械性能[9,39-44]。

由于这些仪器具有较高的柔韧性和抗疲劳性，在极度弯曲的情况下可以使用。因此，往复式和热处理器械的结合似乎保证了使用的安全性，对于大号器械也是如此。

热处理器械柔韧性更好，它的另一个优势在于能够保持根管的原始解剖结构较为居中，减少偏移，尤其是在严重弯曲的根管中。

热处理马氏体锉具有预弯性也有助于在特别复杂的病例中提供更好的入路，如病人张口度小、或磨牙根管口特别向远中方向倾斜的情况。此外，这种预弯性也能让临床医生能更有效地应对台阶或突然出现的根尖弯曲部位。

某些马氏体器械由于其在较低应力作用下易发生可塑性变形，导致其对扭转负载的抵抗能力有限[45]。从临床的角度来看，一方面，这种易变形的特性可能成为一个劣势，因为更容易变形的器械需要更频繁地更换；但另一方面，这也是一种安全性优势，因为在器械断裂前，变形可以作为一个警示信号（图5.7）。虽然这种类型的器械会在扭转力较低的情况下发生变形，但同样可以承受更大的变形角度，从而在断裂前为临床医生提供更多时间发现并处理潜在问题[45]。

如前所述，其中的一些器械在适当提高温度后也能恢复原始形状，通常与高压灭菌器中的灭菌温度一致[46]。这一特性与它们的马氏体相有关，

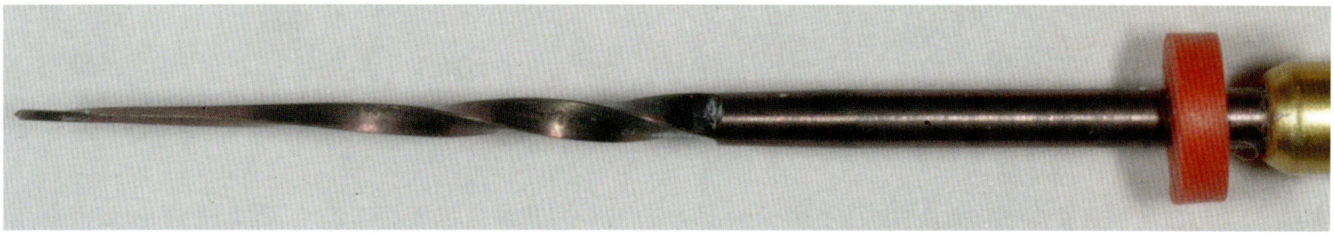

图5.7 热处理螺纹器械

这使它们能够在形状记忆的限度内顺应一定程度的变形。

器械设计的发展让器械具有更强的切削能力，主要是通过从具有切削平面的横截面转向带有锋利切刃和“更纤细”设计的横截面，增加了柔韧性和抗疲劳性。

第3章中描述的机用镍钛合金器械设计的演变，同时也导致了器械操作顺序和器械进入根管操作方式的演变。首先，经典的“冠向下预备法”概念已被彻底改变。“冠向下预备法”指的是先预备根管冠部，然后预备中1/3，最后预备根尖1/3的根管成形技术，沿冠-根方向移动。正如在第2章中所分析的那样，Talbot早在1880年就提到了冠向下技术[47]，Riitano在1976年引入这种技术用于具有更大锥度的机用器械[48]，并运用多年[49]，直到20世纪90年代被Ruddle以其他形式采用并推广开来[50]。在旋转式镍钛合金器械的时代，冠向下技术与在冠1/3处使用较大尺寸的器械有关，随着向根管尖端逐渐进展，使用的器械尺寸越来越小，以逐步达到预备的根尖末端[51]。根据较大的器械为逐号变小的器械开辟道路的观念，可以通过交替改变器械尖端或锥度的大小(或两者兼而有之)到达根尖。目前，市场上几乎所有的器械都采用了较新的系统，其主要变化包括采用改良版冠向下预备法，虽然是在早期阶段使用较小器械而仅在后期使用较大器械。在这种方式下，每个器械都以渐进的方式达到工作长度，从而实现同时向根尖的移动和冠向下预备[52]。在这种技术中，器械的顺序随着尖端直径和锥度增加，但各个器械的目标都是逐步达到根尖，即首先开阔冠1/3，然后是中1/3，直到达到根尖1/3，完全遵循冠向下技术的概念。

这些变革的历史性突破与2002年意大利推出的Mtwo器械（Sweden-Martina，Due Carrare，Padova，Italy）有关，该器械由Vinio Malagnino教授开发[12-13]。这些器械已经具备了数个创新特点，多年来，几乎被所有后来在市场上推出的器械所采用，并且至今仍被广泛使用。由于其双刃截面设计，Mtwo器械具有高切削能力[53-55]，同时也提供了出色的柔韧性和抗疲劳性，至少在采用不同合金制造的器械推出之前是如此[13,56]。

这些器械首先引入了向外侧方切削的概念，即所谓的“提刷”动作，它在推进能力和使用安全性方面具有优势[57-59]。Mtwo系统带来的变化包括先前描述的操作技术，发明者称之为同步技术，其他学者也称之为单一长度技术，即首先使用较小器械，之后使用较大器械，逐渐增加尖端直径和锥度。第一支锉尺寸为10号、锥度0.04，被认为是市场上后来推出的所有用于建立滑行通道的器械的先驱。这种操作技术也需要用每支锉逐步到达根尖，具有与保持根管通畅和清除冠部碎屑相关的所有优势[60]。

同步技术也预示了保守和微创根管预备的概念及优势，在今天仍然非常先进。它引入了选择性冠部扩大，并彻底改变了早期冠部扩大的原则，详见第4章。重新定位根管口和早期扩大根管冠1/3，使之能够直线进入根管，无论手动操作还是机械操作（被称为早期冠部扩大），如今已被文中描述的选择性冠部扩大逐步取代。有了这种技术，就不再需要过早且不加区分地去除位于根管口上方及冠1/3弯曲区域的牙本质三角区干扰。相反，在进行成形的同时，可以通过使用与根管预备相同的器械来实现这一目标。事实上，为了能够朝着根尖方向顺利、安全地前进，自然会使这些器械在操作过程中主动选择性地通过侧方刷壁动作来移除牙本质以及冠部的阻碍物。这一概念适用于序列中的每一种器械，因为它与每种器械的物理机械特征密切相关：根据其几何尺寸和机械特征，为了向根尖推进，每种锉将有选择地去除牙本质。牙本质的去除程度也取决于根管的解剖结构以及弯曲度、长度和尺寸上的困难程度。所有这些因素将指导操作者的手，只去除必要数量的牙本质，以便每支锉都能以有效、安全和保守的方式到达根尖（图5.8，图5.9）。根管的选择性冠部扩大完美地符合在预备阶段动态打开开髓口和动态去除冠部阻碍的观念，这是现代微创根管成形的基本原则。

有研究表明，同步根管预备技术在颈部1/3处比冠向下技术更保守，颈部1/3处是根管治疗后牙齿抗折裂的关键区域，是产生最大咀嚼应力的地方，牙齿折断和结构破坏往往发生于此[10]。虽然没有发现统计学上的差异，但在这一区域保留零点几毫米的完好牙本质肯定有助于降低折断的风险，改善治疗的长期预后。在另一项研究中，笔者评估了不在早期去除冠部阻碍是否会影响器械向磨牙分叉方向推进，从而有可能使该部位的根壁变薄，增加穿孔的风险。未发表的结果表明，实际上不管是采用同步单一长度技术与选择性根管冠部扩大的方法，还是采用早期不加选择地去除所有冠部阻碍的经典冠向下技术，根分叉处残余根壁厚度是没有差异的（图5.10）。相反，同步技术在分叉处保留牙本质方面更可取。

目前，用Mtwo器械引入的单一长度技术也可以用市场上其他有足够柔韧性和切削能力的旋转式器械来进行，并且确实是现在市场上推出的大多数新器械的推荐技术。

采用这种方法，旋转系统操作顺序应在治疗的

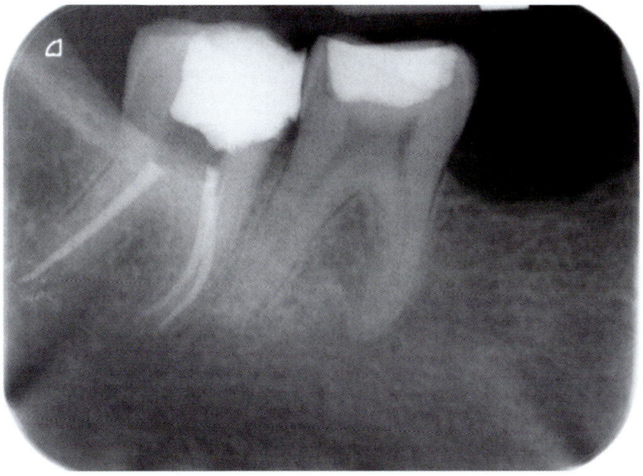

图5.8 右下颌第二磨牙，近中根管弯曲，在颈部1/3预备特别保守。

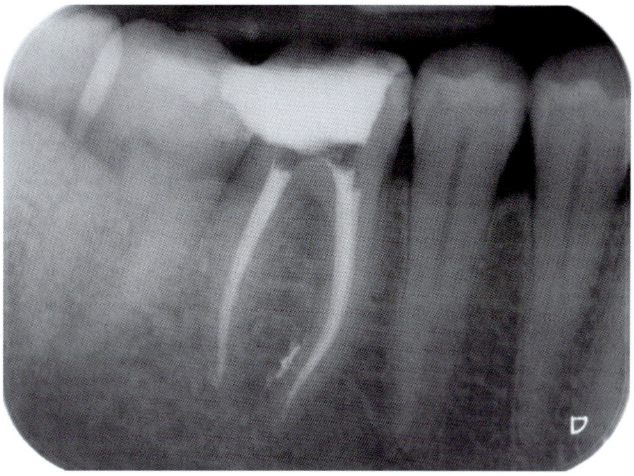

图5.9 右下颌第一磨牙，近中根管长伴S形弯曲，为了安全到达根尖1/3，有必要在颈部水平更广泛地建立直线通路。

下磨牙近中根分叉处牙本质厚度减少的百分比

	Mtwo 同步预备技术	ProTaper 冠向下预备技术
CEJ	39%	46%
CEJ - 0.5mm	41%	41%
CEJ - 1mm	43%	47%
CEJ - 1.5mm	42%	48%
CEJ - 2mm	41%	41%
CEJ - 2.5mm	38%	48%
CEJ - 3mm	28%	45%
CEJ - 3.5mm	30%	42%
CEJ - 4mm	25%	37%

CEJ = 釉牙本质界
CEJ - = 低于釉牙本质界水平

图5.10 显示了笔者未发表的一项研究结果。早期去除冠部阻碍（ProTaper）的冠向下技术与选择性去除冠部阻碍（Mtwo）的同步技术在牙本质在分叉方向变薄方面没有差异。相反，Mtwo器械在这个层面上似乎也更为保守。

初始阶段使用小型器械，以便与刚刚探查到的小尺寸根管的初始大小“兼容”，并且在整个操作步骤中只需要稍微增加每个器械的尺寸。遵循这些概念，循序渐进地进行根管成形，会使每1个后续器械承受尽可能小的切削应力，并确保每1个器械在按照自己的尺寸成形和扩大根管的同时，为下一个器械预备好足够的空间。此外，由于这一系列操作的目的在于通过每个步骤逐步到达工作长度，每支器械在充当疏通器械的同时，还能防止可能的阻塞形成，并维持根尖通畅性。显然，使用热处理器械和往复式运动可以使这种方法更加安全。

根管基本预备的技术和器械

虽然本专著的目的是介绍根管成形概念和技术上的主要革新，但由于器械不断发展，很难列出和描述目前市场上所有可用的预备器械。

因此，笔者力求在本章中概述基本概念，使临床医生能够根据需要和具体病例选择最佳器械。如需获得最新的根管治疗机用镍钛合金器械预备系统清单，临床医生可以参考以下网页：https://rootcanalanatomy.blogspot.com/search?q=Mechanical+Preparation+Systems+in+Endodontics。上面介绍了所有用于根管基本预备的器械特点，这些器械可以根据前面描述的原则使用，完全由临床医生个人选择他们喜欢的器械类型。

然而，正如本章前面及本专著剩余部分所述，作者们更倾向于使用热处理器械，并配合往复运动操作。这类器械具有卓越的切削性能、柔韧性和抗循环疲劳能力，尽可能在单支锉技术或同步技术中使用。如果需要使用一系列器械，则推荐采用一种操作步骤，即逐渐增大器械尖端直径和锥度，这样可以减少对每支单独器械的压力，并将其分散到步骤中的各个器械之间。此外，为了在根管主体基本预备阶段保护近颈缘牙本质，建议限制器械冠部锥度以及相应的直径。

图5.11 ~ 图5.17展示了本章概述的概念，使用不同的技术和器械治疗特别复杂的病例。

根管中上1/3处异常解剖结构的机械预备

历史上，旋转式镍钛合金器械以被动的来回运动进入根管。然而，观察发现，当根管横截面不规则（如椭圆形）时，这种运动会导致根管空间的不完全预备，形成一种与器械在根管内周长相匹配的圆形形态（图5.18）[61]。由于根管很少呈圆形，而通常是椭圆形或带状的，尤其是在冠1/3和中1/3[62]，因此推荐使用侧向外刷动作（图5.19）的机用器械，即通过沿着根管壁的刷削动作以尽量触及这些根管的解剖延伸部分（图5.20）。使用手用器械和机用器械的不同方法也可以进行如下比较。在根管内向根尖推进过程中，机用器械应在中心线

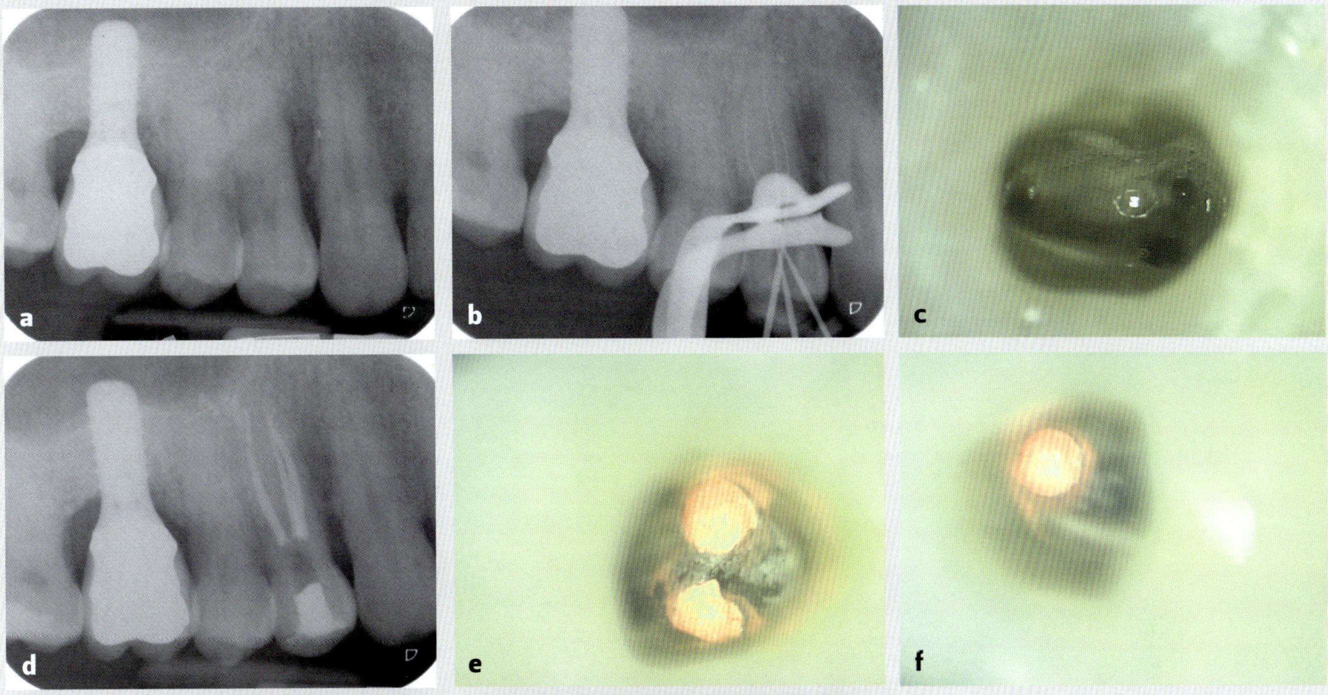

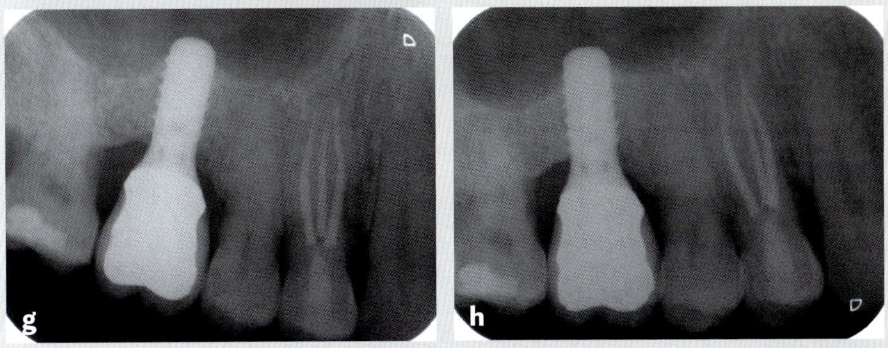

图5.11　对3个牙根的右上颌第一前磨牙进行根管治疗的X线片（a，b，d）和临床图像（c，e，f）。通过使用0.08不锈钢手用器械和一系列热处理旋转式器械的同步预备技术，对3个独立的根管进行了探查。1年后（g）和3年后（h）的随访X线片。

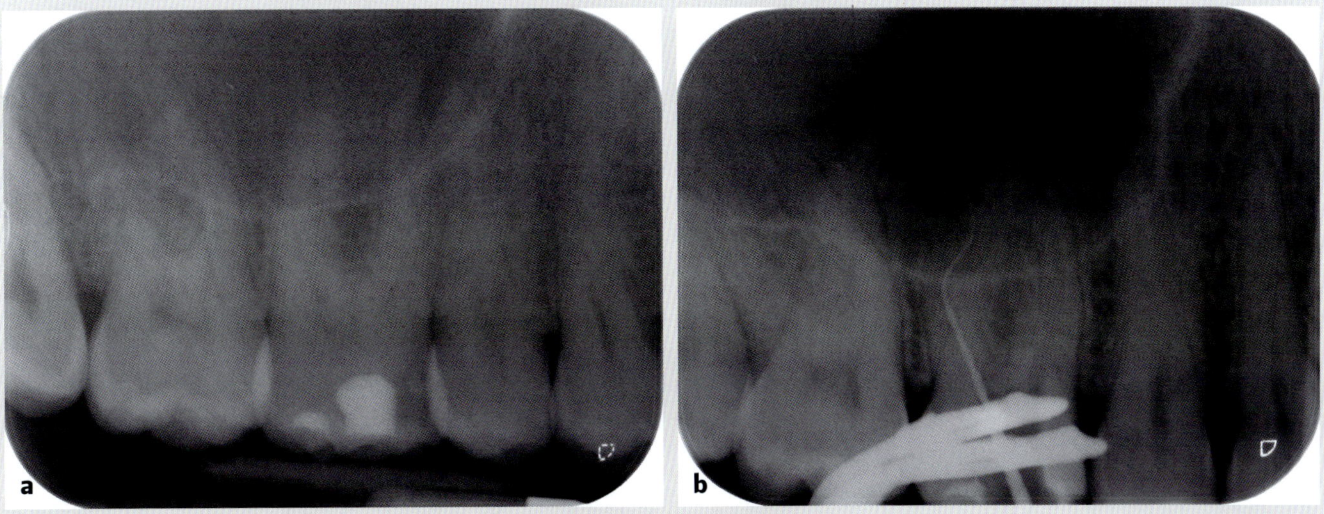

图5.12　右上颌第一磨牙（a）的根管治疗，使用一系列热处理的往复式器械进行预备，没有进行任何手动探查（b~e）。需要注意的是此牙有3个牙根和4个独立的根管，其中远中根具有狭窄的S形弯曲，尤其有难度。

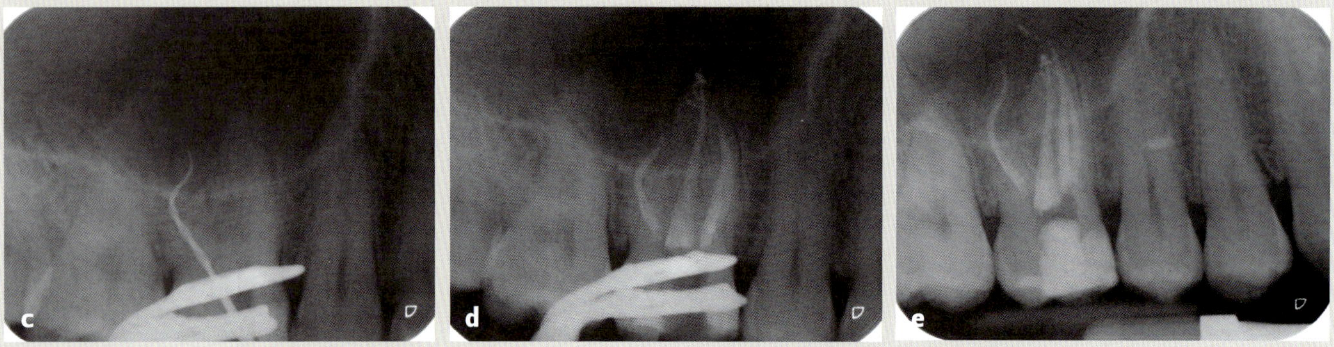

图5.12（续）

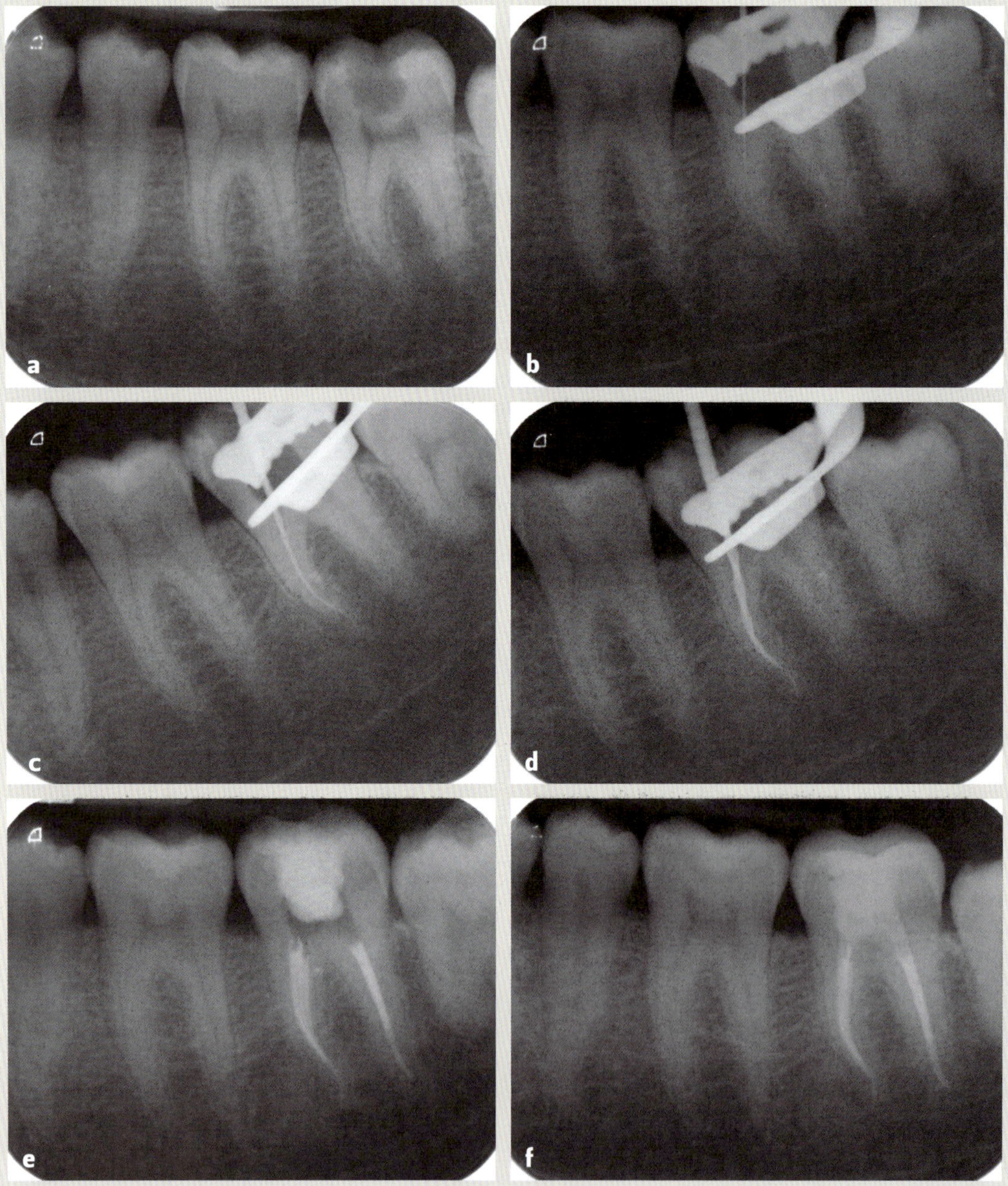

图5.13 左下颌第二磨牙的根管治疗，其中近中根具有与图5.12相似的S形弯曲但线条更柔和、更规则（a）。在使用一系列热处理的往复式器械（c，d）进行成形之前，可以用0.08器械进行手动探查（b）。治疗后的X线片（e）和1年后的随访X线片（f）。

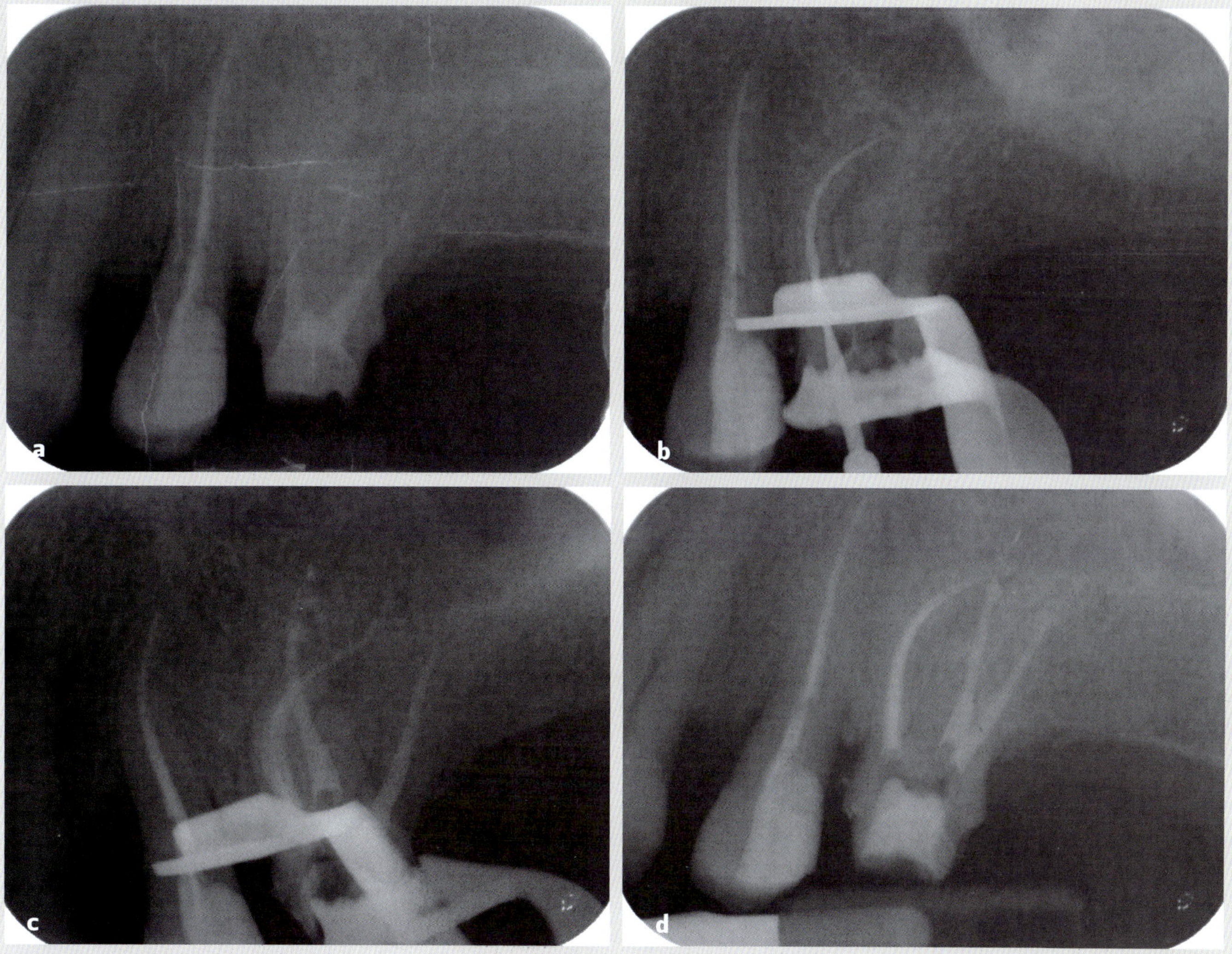

图5.14 左上颌第一磨牙（a）的再治疗，近中根有2个汇合且明显弯曲的根管（b，c），使用往复式器械的单支锉技术进行预备，没有使用任何手用器械（d）。

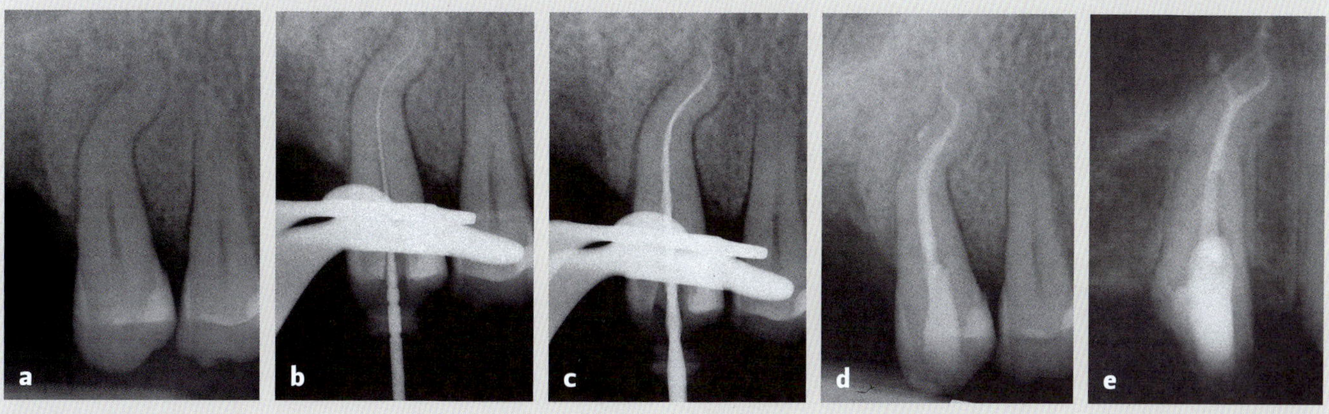

图5.15 3颗不同的上颌前磨牙，它们均具有S形根管，使用不同的器械技术预备S形根管：（a～d）一系列传统镍钛合金旋转锉使用同步技术；（e）使用经过热处理往复式器械的单支锉技术进行预备；（f～i）使用2个经过热处理往复式器械的步骤进行预备。

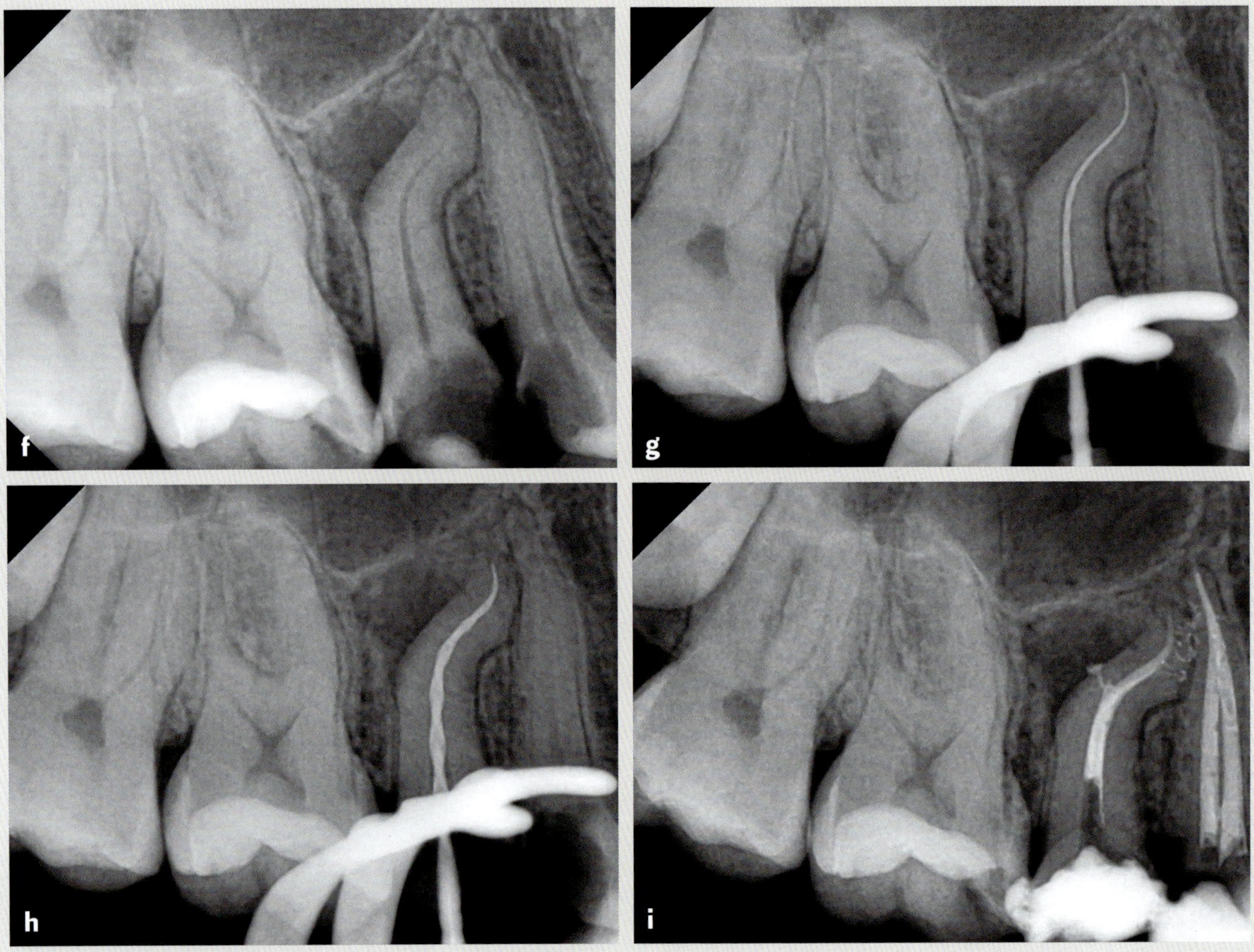

图5.15（续）

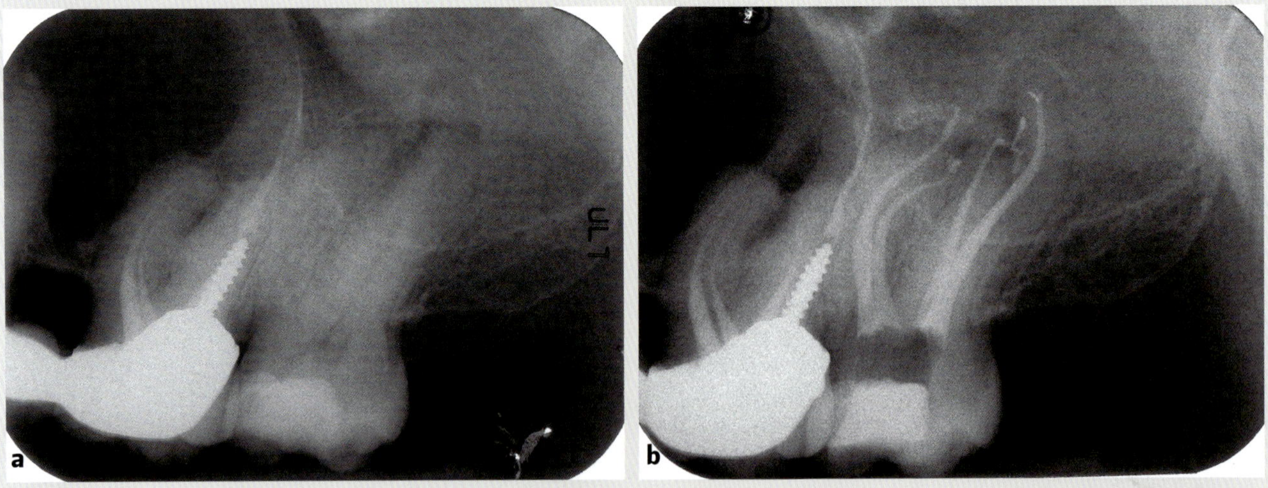

图5.16 左上颌第二磨牙的根管治疗（a），采用单支锉技术和往复式器械处理4个完全分离且非常弯曲的根管（b）。（来源：Grande NM, Plotino G, Ahmed HMA, Cohen S, Bukiet F. The reciprocating motion in endodontics. Endodontic Practice 2016;9:37-42, permission granted by courtesy）

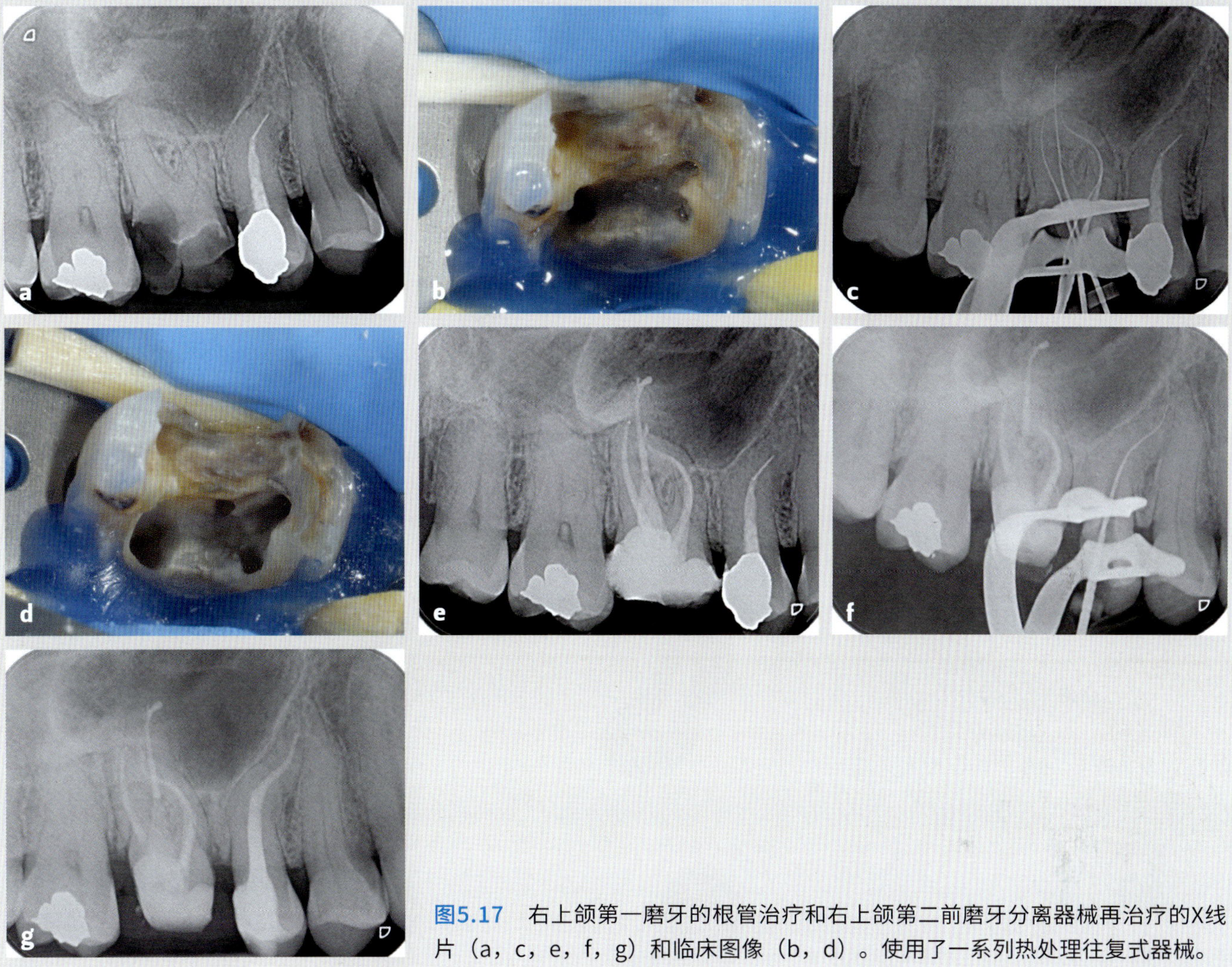

图5.17 右上颌第一磨牙的根管治疗和右上颌第二前磨牙分离器械再治疗的X线片（a，c，e，f，g）和临床图像（b，d）。使用了一系列热处理往复式器械。

上做被动的往复垂直运动，可以将其定义为扩孔器样运动，因为它类似于手动操作传统扩孔器时的动作。相反，侧方刷壁运动是在器械向外移动时使用的，因此是一种主动运动，始终在管内自由进行，目的是用机械预备触及那些仅通过单纯往复被动运动无法触及的根管部分。这种运动可以被定义为Hedström样运动，因为它类似于用H型锉手动进行的侧向外刷运动。当将器械向根尖方向推进时，不建议进行侧向运动，因为可能会失去对器械尖端的控制，特别是对较小的器械来说有折断的风险。因此，向根尖推进时，建议始终沿着根管的自然路径进行垂直移动。

许多研究表明，通过用这种方法预备椭圆形根管，可以机械性地预备到更大比例的根管壁[61,33]，尽管永远不会达到100%的牙本质表面[64]。

形状与根管三维解剖结构相适应的器械被发现在不规则根管解剖结构的机械预备和清洁方面非常有效，如自适应锉（SAF，ReDent Nova，Israel）[65]和XP-Endo Shaper（FKG Dentaire，La-Chaux-de-Fonds，Switzerland），适用于整个根管的预备，

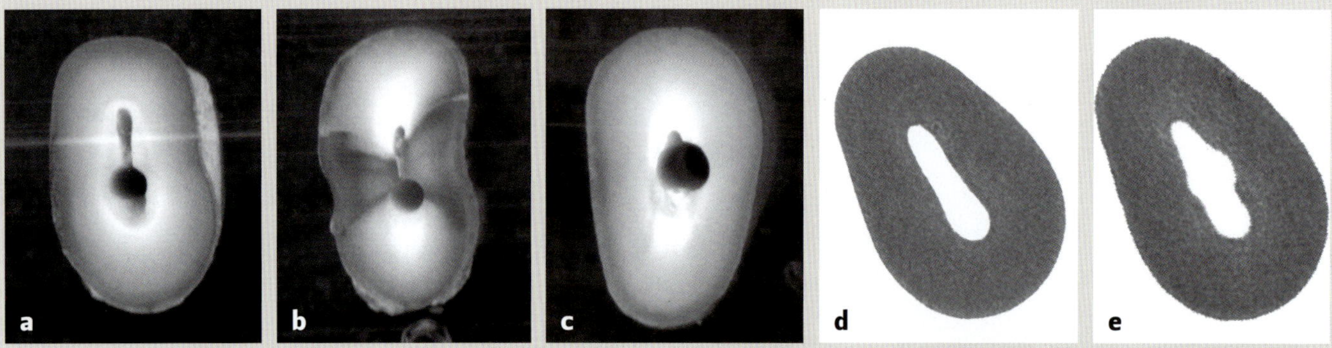

图5.18 使用Bramante技术在椭圆形根管的冠1/3（a）、中1/3（b）和根尖1/3（c）完成的剖面，观察到在这些解剖结构中用圆形器械进行的经典预备形状。使用另一种研究技术显微计算机断层扫描，也可以观察到相同类型的图像：预备前（d）和预备后（e）。[图a、图b来源：Grande NM, Plotino G, Butti A, Messina F, Pameijer CH, Somma F. Pameijer CH, Somma F. Cross-sectional analysis of root canals prepared with NiTi rotary instruments and stainless steel reciprocating files. Oral Surg Oral Med Oral Pathol Oral Radiol Endod 2007; 103(1):120- 6, ©2007 Mosby, courtesy of Elsevier。图d, 图e来源：Malagnino VA, Grande NM, Plotino G, Somma F. The simultaneous technique for root canal preparation with the Mtwo NiTi rotary system. Endodontic Practice 2008; 11 (2):13-21，由FMC提供]

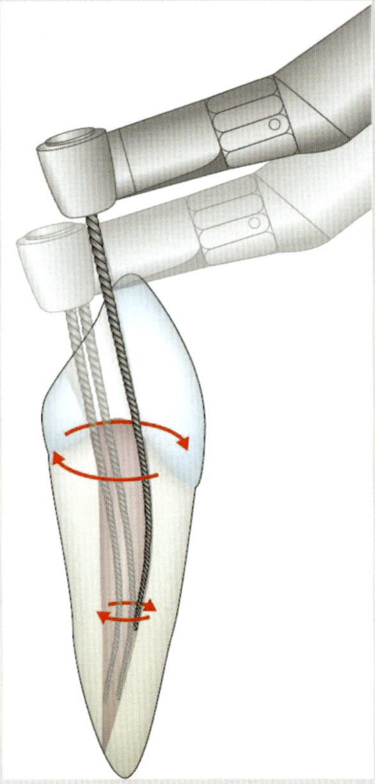

图5.19 试图接触椭圆形解剖结构的侧面部分而向外刷的动作。

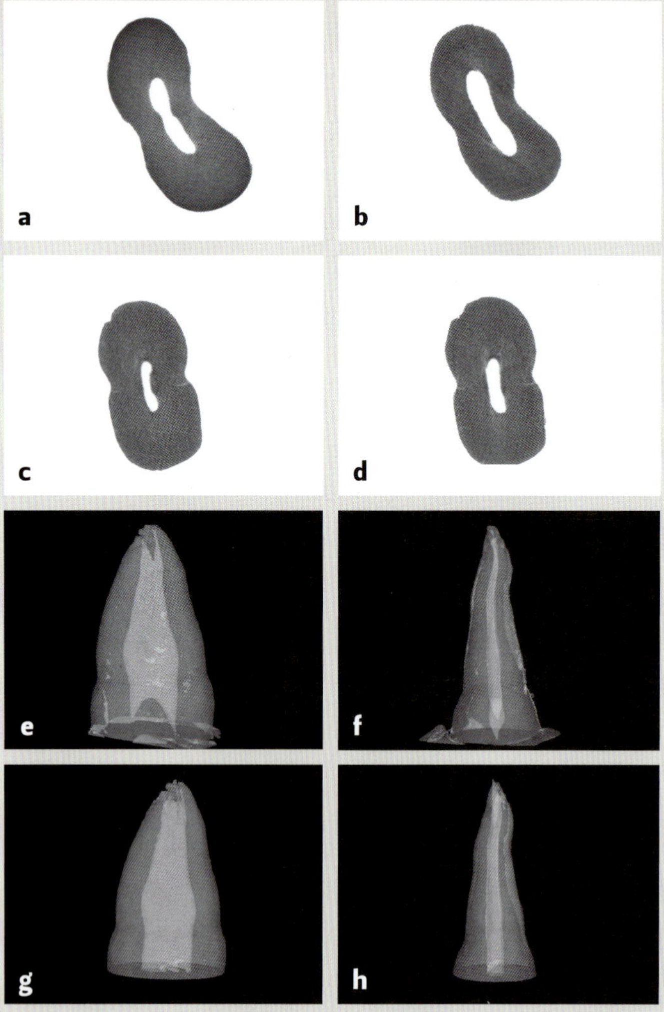

图5.20 使用显微计算机断层扫描技术呈现具有椭圆形根管的前磨牙的剖面，进行根管预备和使用辅助侧方刷壁运动前（a，c）和运动后（b，d），清楚显示了该技术如何触及解剖结构的外缘，预备前（e, f）和预备后（g，h），近-远中侧（e，g）和颊-舌侧投影（f，h）的三维渲染。[来源：Malagnino VA, Grande NM, Plotino G, Somma F. The simultaneous technique for root canal preparation with the Mtwo NiTi rotary system. Endodontic Practice 2008; 11 (2):13-21，由FMC提供]

XP-Endo finisher（FKG Dentaire）适用于最终的根管成形[66]，或者使用振荡机械往复运动的手用K锉（例如90°）（M4 Handpiece，Kavo-Kerr）[67]。也可以用手用器械进行管壁的修整和最后的清理，如补充资料框3中所述。

补充信息框3

现代手用器械

新型改进的旋转式或往复式机用器械的发展减少了目前手用锉的使用，笔者认为手用锉只应在特定的临床情况下使用。尽管使用手用器械进行根管预备的经典原则始终适用于基本器械操作技术，但目前仍使用手用锉的临床情况主要是：治疗开始时根管的探查和疏通阶段（第4章）；根管预备后进行的根尖直径测量（即根尖测量）和根尖预备与成形（第6章）；再治疗过程中清除旧的根管充填材料，如牙胶和封闭剂；处理根管内障碍物，如台阶或断裂的器械；在椭圆形结构和再治疗的情况下清理管壁。

根据临床情况，有些器械可以在不同的适应证中用手动操作。笔者认为，除了具有ISO标准锥度（0.02）的经典不锈钢器械外，在现代根管治疗中可能有用的主要手用器械是具有锥度0.02和较大或可变锥度的镍钛合金器械，以及通常用于机械操作，但也可以手动操作的镍钛合金器械。

手动探查

目前的市场趋势无疑会推动操作者向完全机械根管预备和成形的方向发展，也包括通常由手用器械完成的阶段，例如初步探查阶段和预备滑行通道。目前，临床医生之间存在争议，一些医生建议在进入根管的这些关键初期阶段也使用机用器械；另一些医生仍然支持在治疗初期时只使用手用器械，目的是为了更加仔细地探查根管解剖结构和走向，并确保从根管口到根尖孔的全程能够以一种可预测、可重复且连续不断的方式顺利通过，这被视为安全使用机用器械，尤其是旋转式器械的必要条件（图1）。

无论使用哪种根管预备技术，笔者认为一旦确定了根管口，只要这些器械使用得当，使用手用器械探查根管绝对没错。

笔者认为，临床上执行这些步骤的理想器械是简单的、小号的ISO标准锥度0.02，尺寸为08号的不锈钢K锉。有几种具有这些规格的手用器械可以使用，它们可能因使用的不锈钢类型、设计、尺寸，甚至手柄的舒适度而有所不同。由于这个步骤的重要性，大多数公司都生产了专门用于根管探查的器械，通常采用更为坚硬且能承受轴向压力的金属材质制造，以便更容易地深入弯曲、狭窄的根管。

一些公司还生产了锥度小于0.02的探查器械，因为这些公司认识到在探查特别狭窄根管时的困难主要集中在中1/3和冠1/3，这里存在着明

补充信息框3（续）

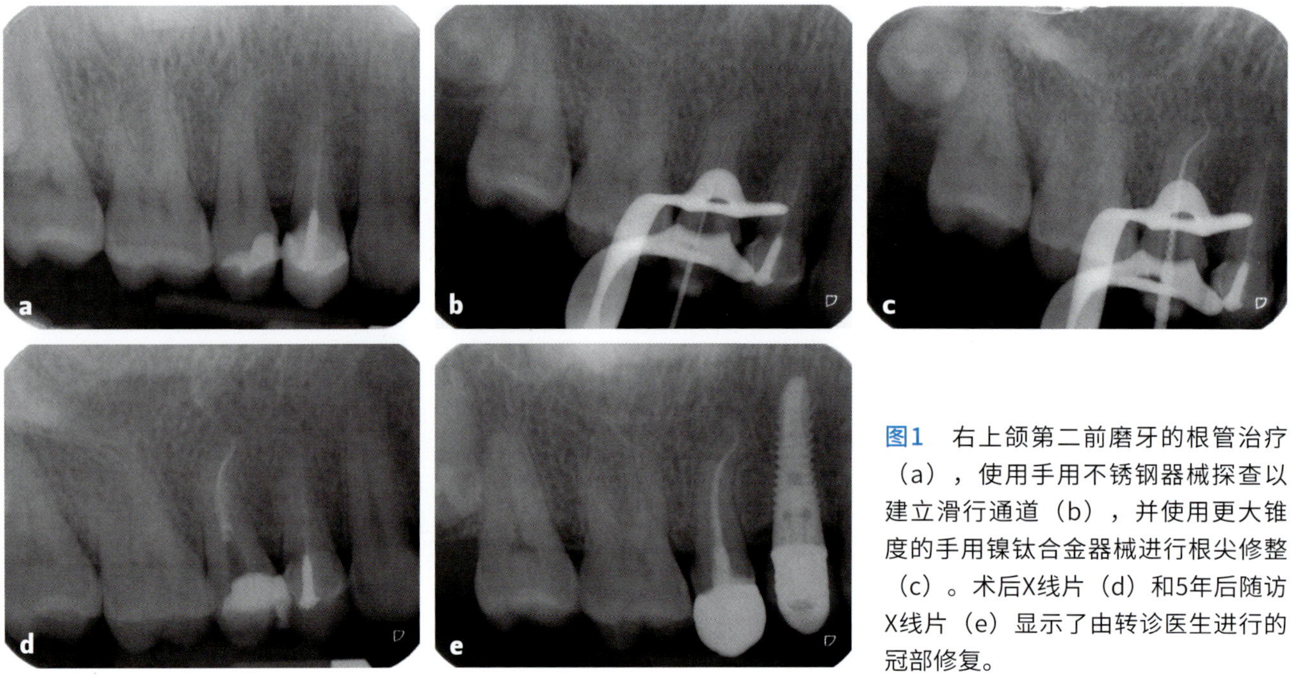

图1 右上颌第二前磨牙的根管治疗（a），使用手用不锈钢器械探查以建立滑行通道（b），并使用更大锥度的手用镍钛合金器械进行根尖修整（c）。术后X线片（d）和5年后随访X线片（e）显示了由转诊医生进行的冠部修复。

显的、多平面的根管弯曲和牙本质结构干扰，会导致相当大的疏通困难。临床上，当试图探查具有这些特点的根管时，操作者可能会注意到即使已经触及根尖，器械仍然与根管中部和冠部的牙本质相接触，并需要在根管的这些区域进行进一步的操作以消除由根管路径复杂性和尺寸变化所造成的牙本质阻碍。

然而，在根尖1/3处探查遇到困难的根管，可能存在特别急的弯曲（图2），这时手用动器械几乎是必不可少的。在这些情况下，当电子根尖定位仪显示已经到达根尖区域时，临床医生仍然无法到达根尖孔，一般可使用尖端有不同的预弯度的小型手用不锈钢器械来进行操作（06号、08号）。

对于这些操作，不建议使用具有ISO标准锥度（0.02）或更大锥度甚至可变锥度的镍钛合金手用器械，因为它们不具备成功完成这一阶段探查所需的适当机械性能和尺寸特征。最佳的选择仍然是ISO标准锥度（0.02）的不锈钢手用器械。

根尖测量

一旦根管预备到一个标准的基本预备尺寸，另一种推荐使用手用器械的情况是测量根尖直径，以决定正确的最终根尖预备尺寸。最简单的器械是手动操作的，通常是K锉（锥度为0.02、直径 > 0.25mm）。

然而，在这种情况下，理想的器械是镍钛合金而不是不锈钢器械，因为这些尺寸的不锈钢锉太硬而无法弯曲，而镍钛合金超柔韧性则可以毫不费力地通过任何弯曲，更加遵循根尖的解剖结构。

使用专门为根尖测量技术而设计的手用器械可能是有优势的。这些器械的设计是将其锥度减

补充信息框3（续）

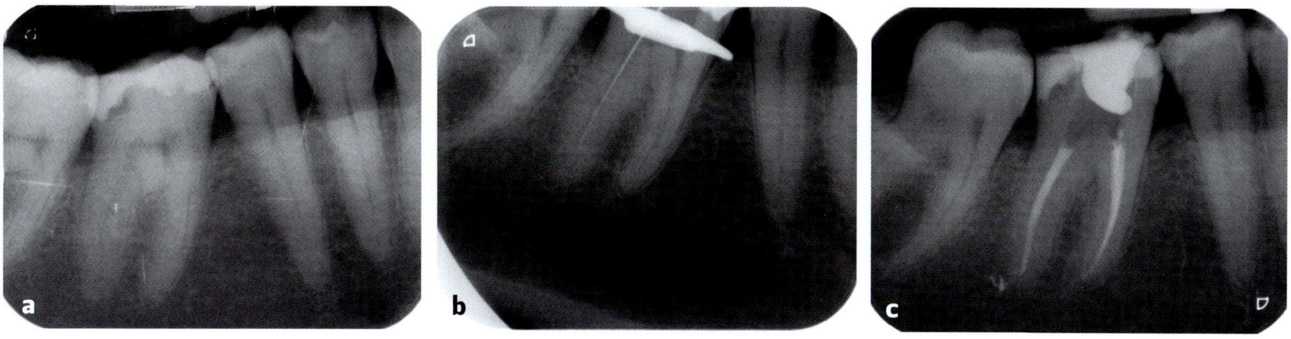

图2 右下颌第一磨牙的根管治疗（a），在远中根根尖1/3处出现了明显的弯曲，只能用预弯的手用不锈钢器械探查（b）。由于根尖弯曲不规则，不适合用牙胶尖，使用生物陶瓷封闭材料推入根尖1/3处充填根管（c）。

小到0，或采用反向甚至负锥度，并去除了刃部使其光滑，不会接触已预备好的根管壁。

根尖修整

在根尖修整阶段，手用根管器械也是可取的（图1c）。由于通常需要使用大于0.25mm尖端直径的器械来完成这一阶段，因此不建议在这个阶段使用刚性强的不锈钢器械，而是推荐使用更柔韧的镍钛合金器械。随着科学研究不断强调，在第6章中描述的为了获得最佳临床效果，需要进行直径大于0.25mm的根尖预备。受此推动，如今所有公司都生产了用于各种临床情况下的机用器械来进一步完成根尖修整和预备工作。完成这一预备阶段最简单的方法是使用合适的机用镍钛合金器械，它们通常具有较小锥度（0.04 ~ 0.02），并且是任何技术的正常操作步骤的一部分。

另一种选择是在根尖修整这一非常精细阶段，通过手动连续旋转的方式来操作这些器械，以便更好地控制操作过程和在极其精细的根尖区域进行工作。为了便于使用通常安装在马达手柄上的机用器械，可以在机用器械的柄上安装特殊手柄；或者如果同样的器械有生产手用版本，也可以使用。

市场上还提供了一些非专门设计用于器械操作阶段的手用镍钛合金器械，而是主要用在基于载体的热牙胶根管充填技术中选择合适的充填材料。这些手用器械被称为尺寸核实器（Dentsply-Sirona Endodontics，Ballaigues，Switzerland），因为它们用于在根管充填之前验证根管的大小。尽管不是出于这个主要目的而生产的，但它们是效率显著的根管预备器械。这些器械的锥度0.04 ~ 0.05、直径0.25 ~ 0.90mm，因此它们可以在基本预备后的根尖1/3处工作，即使在大直径下也能保持良好的柔韧性。此外，它们具有非侵略性切削表面（切削平面），这非常适合用于根尖修整阶段（图3）。这样的设计使得在根尖1/3区域能够创建出足够的连续锥度，从而适当地进行热牙胶的热充填操作，并最大限度地减少由于器械刚性（尤其是随着尺寸增加，即使是镍钛合金材质的器械刚性也会增加）导致的根尖偏移风险。

在根尖修整和预备阶段，还可以使用标准

补充信息框3（续）

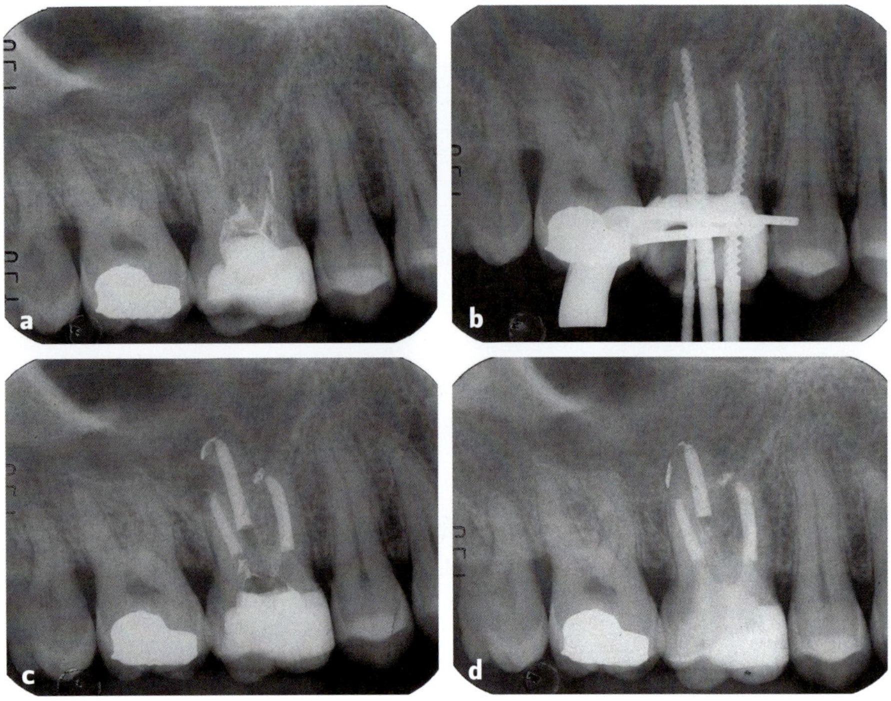

图3　右上颌第一磨牙的再治疗（a），其中使用Termafil核实器进行了宽大根尖预备（b）。术后（c）和2年后随访的X线片显示病变完全愈合（d）。

ISO锥度为0.02的镍钛合金手用K锉。当需要非常大的预备尺寸时，为了减少中1/3和冠1/3牙本质的不必要的去除，这些具有较小锥度且柔韧的器械可以用于根尖预备。在这种情况下，难点在于根管充填阶段，除非采用一种能适应0.02锥度主尖的压实技术。然而，对于那些喜欢使用热牙胶进行热充填技术的临床医生而言，在根尖1/3处锥度0.02的预备是不理想的，仍然需要使用更大锥度的器械修整，使用先前描述的技术之一为后续的充填操作创造更为适宜的空间形状。

移除根管内充填材料

在另一种临床情况下，尤其是根管再治疗时，需要移除主要由牙胶和糊剂（可能包含或不包含载体）组成的半固态充填物，这时使用手用操作的ISO标准锥度0.02的不锈钢器械非常实用。在所有这些需要移除根管内充填材料的病例中，尽管存在一些局限性，但使用锥形镍钛合金机用器械是目前最为简便且快速的去除方法。

建议在术前用平行投照技术拍摄精确的X线片，估计要去除的旧根管充填物的长度，并保持机用器械比该长度短1mm。这样，临床医生能够更快、更有效地移除大部分根管充填材料，相比之下完全使用手动不锈钢器械来去除这些材料，不仅耗时较长，而且相当费力。

得益于机用镍钛合金器械更高的切削效率，溶剂的使用也可以降到最低，而当仅用手用器械完成这些步骤时，溶剂几乎是必不可少的。

一旦大多数旧的根管充填材料被机械性地去除，建议使用ISO标准锥度0.02 的手用不锈钢器械，在电子根尖定位仪的控制下，逐渐增加尺寸

补充信息框3（续）

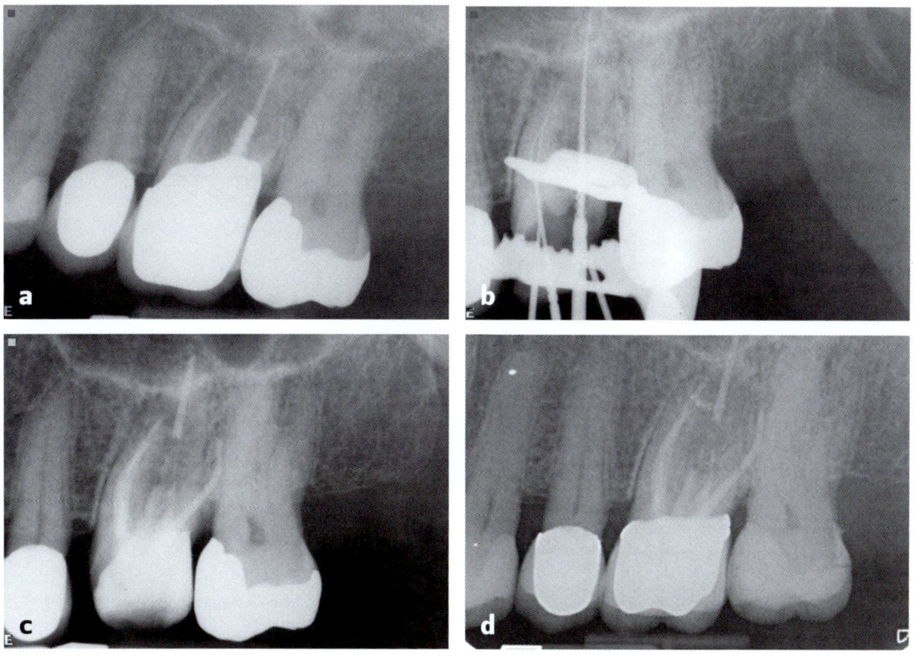

图4 左上颌第一磨牙的再治疗，旧填充材料到达影像学止点（a）。使用手用不锈钢器械穿透最后1mm的旧充填物（b）。所有4个治疗过根管的术后X线片（c）和8年随访X线片完全愈合（d）。

（10号、12号和15号），穿透最后1mm的材料。不建议使用锥度0.02的镍钛合金器械，因为它们太柔软，无法有效地穿透旧的充填材料。我们的目标是在旧的根管充填材料内部创建空间，以便随后使用更大的手用或机用镍钛合金器械清除残余材料。

锥形镍钛合金器械的使用提高了去除材料的数量，而机用器械的使用加快了治疗过程。

这种步骤在去除旧的根管充填材料时，除了方便、快捷以外，还为临床医生提供了其他的优势。如果旧的根管充填材料靠近根尖孔，通过手动操作可以减少碎屑溢出至根尖孔之外（图4）。如果用机用器械在靠近根尖孔的地方进行此过程，则碎屑外溢的情况更为常见。另一个优点是，术前X线片显示旧的根管充填物终止于靠近或位于根管弯曲中部的情况下，使用细的不锈钢器械手动去除最后1mm的材料，可以让操作者仔细观察并研究可能存在的任何障碍物、台阶状结构以及旧充填材料下方的根尖部解剖结构，从而安全地处理这类复杂情况（图5）。

显然，如果通过术前X线片可以确定，或只是怀疑在旧根管充填材料中存在折断的器械，则建议始终手动进行这些再治疗，并在任何情况下，都要非常小心地使用机用器械去除牙胶，并且只能在分离器械的冠部区域使用。

解决台阶或器械分离

在根管再治疗过程中，临床医生可能经常面临某些并发症，例如已经提到的可能存在的台阶或分离器械。在这些情况下，虽然开始提出机用器械技术来克服难题，尤其是往复式运动。但为

补充信息框3（续）

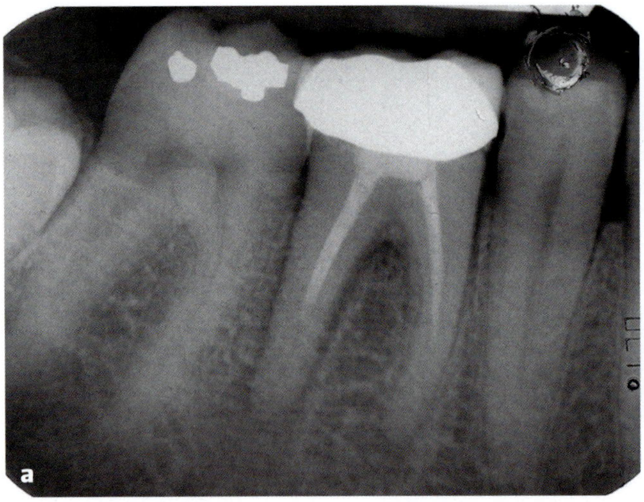

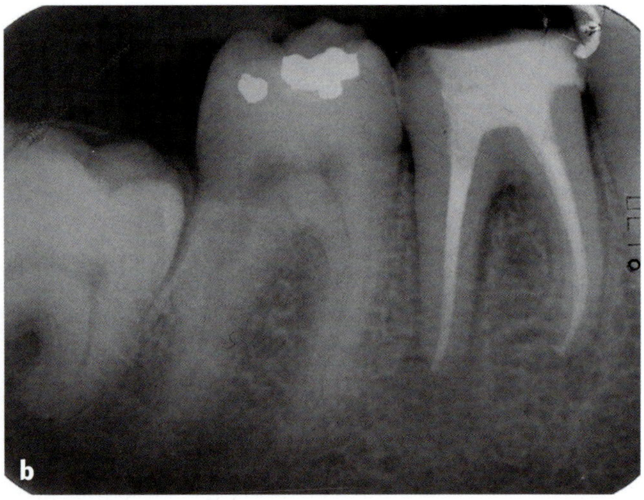

图5 右下颌第一磨牙的再治疗，旧根管充填材料止于近中根管弯曲的中心（a）。因此，为了研究根管解剖结构并排除原始解剖结构的改变，使用不锈钢手用器械去除最后1mm的旧填充材料（b）。

了避免造成进一步的医源性损害，严格地说不建议使用机用器械。在这些情况下，手动操作的器械是必不可少的，特别是具有标准ISO锥度（0.02）的不锈钢K锉，因为它们可以预弯以克服台阶，或尝试绕过分离的器械。

当操作者成功越过台阶或分离的器械后，根管预备通常会以手工方式进行收尾。从15号锉开始，建议使用预弯的镍钛合金器械进行预备工作，锥度可以是0.02或更大，这样能够避免较大尺寸不锈钢器械在根尖1/3区域由于刚性过大可能导致的不良后果，尤其是可能引起的根尖孔偏移问题。此时，最好使用预先弯曲、较大锥度的镍钛合金器械手工完成预备，以获得尽可能规则的预备形状，并采用热牙胶三维充填技术，这有助于充填因解剖结构改变而产生的不可避免的不规则空间（图6）。绕过一个分离的器械后，使用更大锥度的器械更加困难，操作者常常被迫用0.02锥度的不锈钢锉来完成预备，因为在分离器械之后使用更大锥度的器械既不可行也不被建议。

侧壁结构的修整

最后一种建议使用手用器械的情况是，在使用机用器械预备后，需要环形地完成峡部或椭圆形或不规则根管的预备，或加强根管再治疗中管壁的清洁。在这两种情况下，建议使用的器械是不锈钢手用锉而不是镍钛合金器械，具体来说是H锉而不是K锉或K扩。实际上，在使用与最后一次机械预备所采用的相同尺寸的手用H锉时，可以在根管最冠方和最直的部分，沿着根管所有内壁以圆周方向向外手动“刷拭”，以增加器械接触的牙本质表面积（图7）。之所以选用不锈钢锉，是因为相比于之前的镍钛合金预备器械，它们具有较大的刚性，因此在根管壁上可以更有

补充信息框3（续）

效地向外和侧向施力。

这些不锈钢锉具有较高的硬度和较强的切削力，因此在根尖或根管弯曲处不能使用，并且在操作时必须格外小心谨慎。无论如何，在所有这些情况下，确保未被器械触及区域得到清洁的关键策略始终是后续的根管冲洗阶段以及冲洗液激活技术，详见第7章。

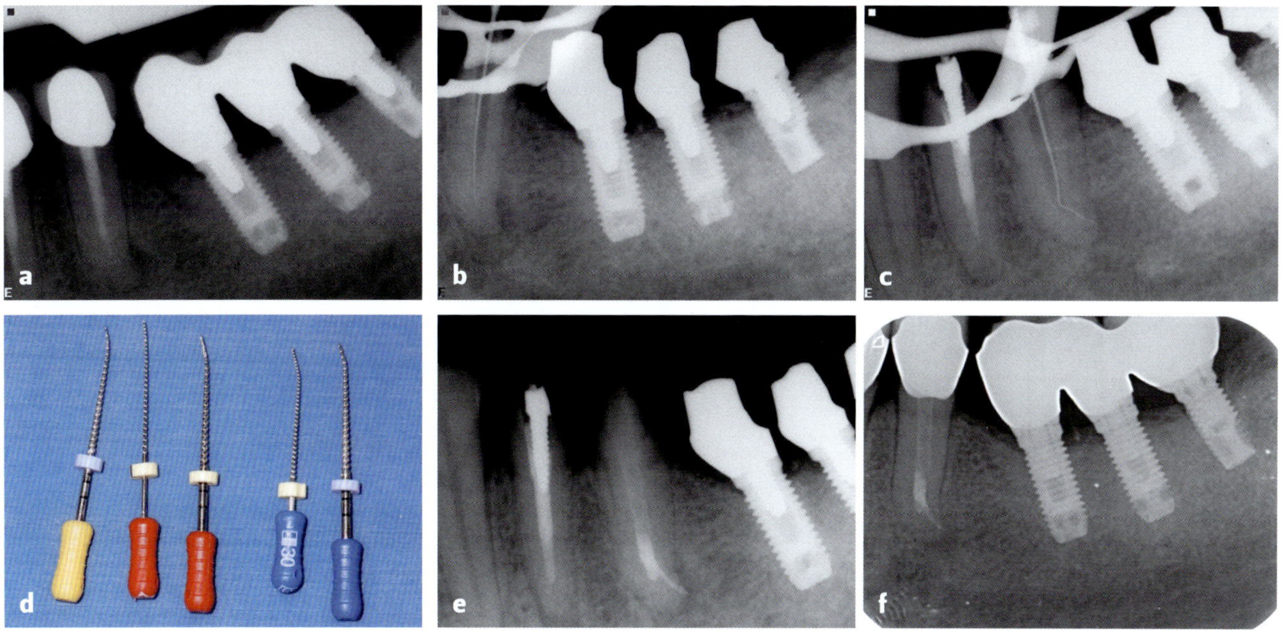

图6　左下颌第二前磨牙的再治疗（a），手用器械最初停在由先前治疗造成的台阶处（b），然后使用预弯的手用不锈钢锉绕过台阶（c）。使用锥度为0.02以及更大锥度、预弯的手用镍钛合金锉完成预备（d），以形成适合用热牙胶进行三维根管充填的锥形预备形状（e）。10年后随访的X线片显示病变完全消失（f）。

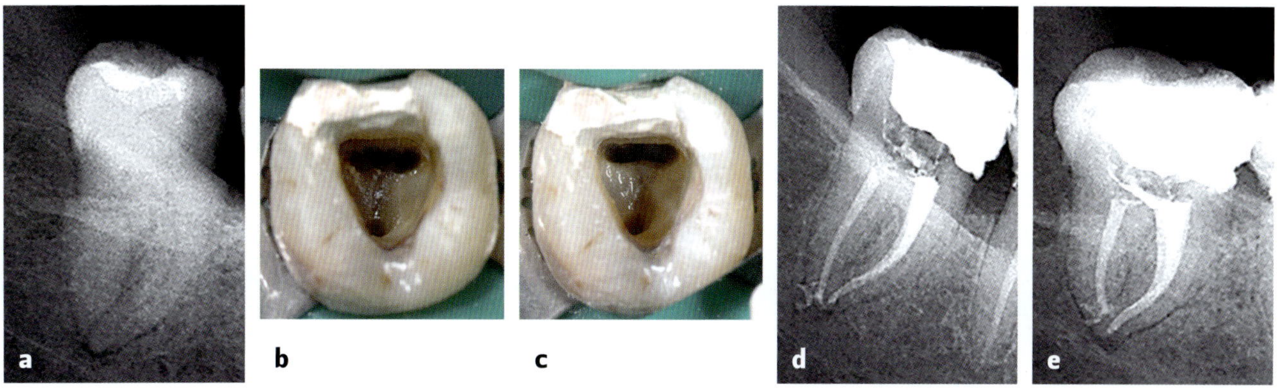

图7　右下第二磨牙的根管治疗（a），近中单根管，椭圆形（b），在冠部区域，通过使用手用不锈钢H锉完成了侧壁空间的预备工作（c），术后拍取的2个不同角度的X线片，显示了侧壁空间已得到充分清理，并且封闭（d，e）。

结论

镍钛合金机用器械的引入：（1）极大地提高了根管预备的质量，使其操作更容易、快速和可预测（图5.21）；（2）手用器械的应用仅限于少数特定临床情况，并显著降低了使用不锈钢器械进行手动预备所带来的风险（补充信息框3）。

虽然本章介绍了根据接近0.25mm尖端直径和0.06锥度或类似的标准来进行基本预备的观念，但应该强调，当前的趋势是进一步减小这个基本尺寸。如前所述，为了遵循微创根管治疗的原则，实现保守预备，根管的基本预备可能被限制在20号、锥度0.06、25号、锥度0.04，甚至是20号、锥度0.04这样的尺寸。从机械和化学的角度来看，这些预备尺寸可能足以确保冠1/3和中1/3得到有效的清理[68]，而较小的直径和锥度可以让操作者在保留剩余的健康牙体结构方面更加保守。然而，需要注意的是，使用这些尺寸可能会导致根尖1/3区域清洁不充分。

应更加谨慎地考虑到根尖1/3的预备和修整，以及根管中发现的结构变异，并根据操作者的需要使用适当的机用器械。如前所述，可以采用侧向外切削运动，以及针对复杂解剖结构设计的特殊器械，尝试触及不规则根管最外侧的区域。

从微生物学的角度来看，笔者建议，即使使用单一长度同步预备技术[49]，也应始终沿冠-根方向完成预备。这确保在冠-根方向上去除细菌污染，防止那些尚未污染根尖区域的任何碎屑和细菌因预备过程而被推向根尖，同时也能更好地处理最后受污染且最难清理的区域[69]。

在使根管成形到先前描述尺寸的基本步骤之后，应使用特定的根尖预备和修整器械。理想的根尖修整器械应具有随着尖端直径的增加而更小的锥度，避免在中1/3和冠1/3处过度切削。同时，通过减小锥度，即使在增大尖端尺寸的情况下，也可以保持一定的器械柔韧性，从而能够在不改变原始解剖结构的前提下实现根尖扩大，详见第6章。

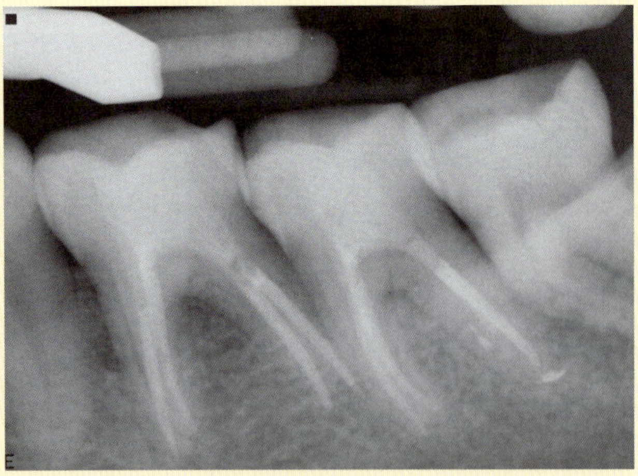

图5.21 得益于当今器械和技术的发展，在单次治疗中完成了左下颌第一磨牙和第二磨牙的根管治疗。

第 6 章
根尖预备与修形
APICAL PREPARATION AND FINISHING

背景

根尖1/3的预备和成形是根管治疗长期成功的关键（图6.1）。文献清楚地表明，根尖1/3的预备直径不足是根管治疗失败的主要原因之一，因为它可能降低机械清理和化学冲洗的效果从而降低根管消毒的程度[1-2]。因此，深入了解根尖解剖学是十分重要的，无论是患牙在生理或病理情况下发生根尖吸收还是结构改建时，它都可以帮助我们在根尖预备过程中更好地吻合根尖区域的实际解剖结构。

根尖预备的要求

根尖预备的要求一直是一个具有争议的话题。一方面，生物学流派提倡使用较大直径的锉并预备至距离根尖孔较“短”的根尖止点[3]（图6.2a）；另一方面，Schilder流派推荐预备至根管影像终点的锥度预备法，保持根尖孔“像原本一样小”[4]（图6.2b）。

镍钛合金器械的引入和最新一代的高精度根尖定位仪已经彻底改变了这些观点，几乎解决了上述争议。事实上，对于上述2种方法，临床医生现在可取其精华、去其糟粕。

正如大多数文献所述，目前市场上的根尖定位仪非常准确[5]。基于这些研究，可以认为“电测”根尖即牙髓的末端，临床医生必须参考并以此确定预备的终点[6]，它克服了临床上无法检测牙髓组织末端以及过往文献中报道的根尖解剖学多样性所引起的问题[7]。如果临床医生希望在选择预备长度时保持一定的自由抉择权，可以在定位器面板上使用不同的读数。例如，临床医生可以决定在他所认为的“0”处停止预备而不是在设备所显示的“0.5”处。本书笔者所整理的研究表明这2个点的真实距离小于0.5mm[8]。

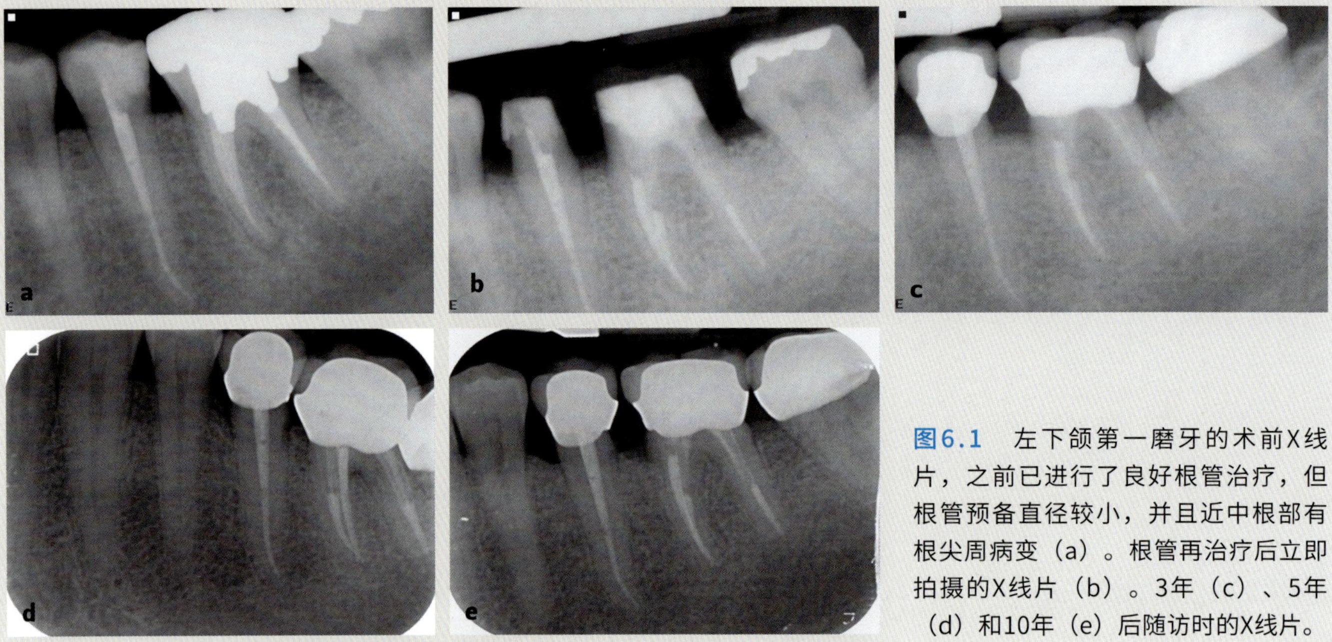

图6.1 左下颌第一磨牙的术前X线片，之前已进行了良好根管治疗，但根管预备直径较小，并且近中根部有根尖周病变（a）。根管再治疗后立即拍摄的X线片（b）。3年（c）、5年（d）和10年（e）后随访时的X线片。

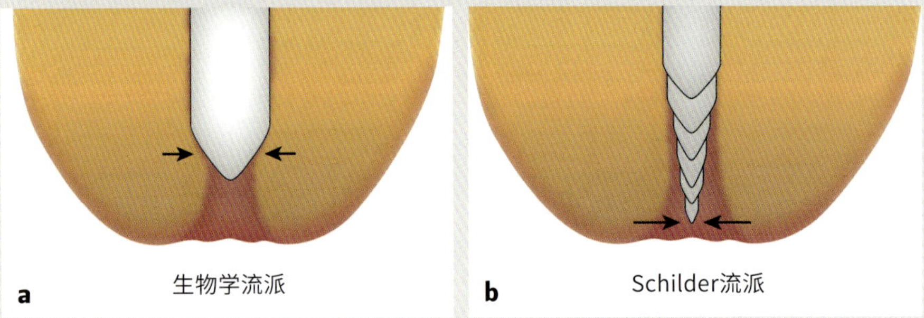

图6.2 用于根尖预备的生物学流派（a）和Schilder流派（b）。

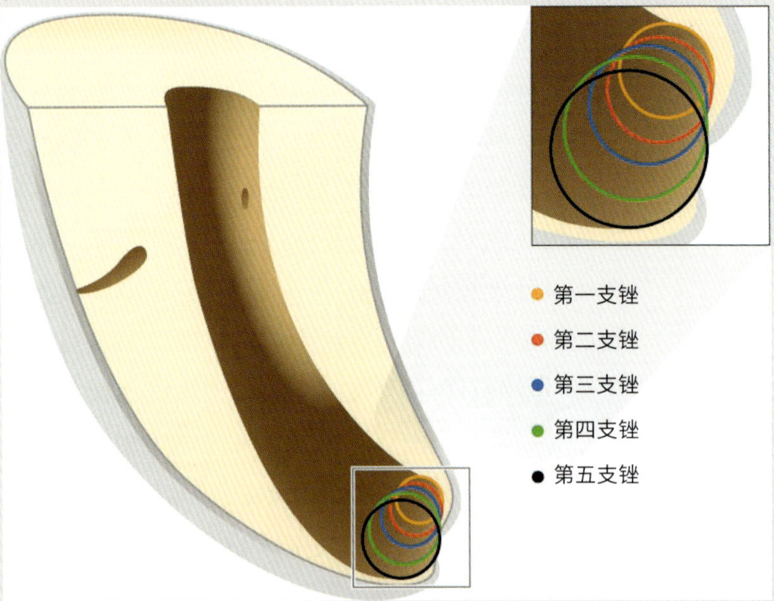

图6.3 图示用硬质手用不锈钢器械可能导致的根管和根尖偏移顺序。

与此同时，镍钛合金的出现和发展成功克服不锈钢（SS）器械在预备过程中产生的巨大限制尤其是在弯曲根管中避免根尖解剖结构改变或根尖孔偏移[9]（图6.3），因为不锈钢器械在大于一定尺寸时会变得非常坚硬，使得临床医生无法使用直径大于0.20 ~ 0.25mm的锉到达根尖。根尖孔偏移会在不同程度上影响根管填充材料的密封能力，从而降低根管治疗的远期疗效[10]。

目前镍钛合金器械可塑性和性能都非常好，包括可供临床根管预备使用的较大尖端尺寸，尺寸范围0.30 ~ 0.60mm[11-12]。而且器械折断的风险也被降到最低[13]（图6.4）。

当然，现代临床医生可以获得最适合的器械，来满足解剖学、生物学和微生物学对根尖预备尺寸的要求，以达到最高水平的清理和清创。

完善的根尖预备应该满足以下目标：尽可能接触根尖1/3的管壁边缘以机械去除可能受感染的牙本质；创造足够的空间以有效地将冲洗液和根管内封药注入根尖1/3并达到根尖孔；创建一个尽可能圆的形状以精确地容纳根管充填材料，例如放置1个圆形的主牙胶尖。

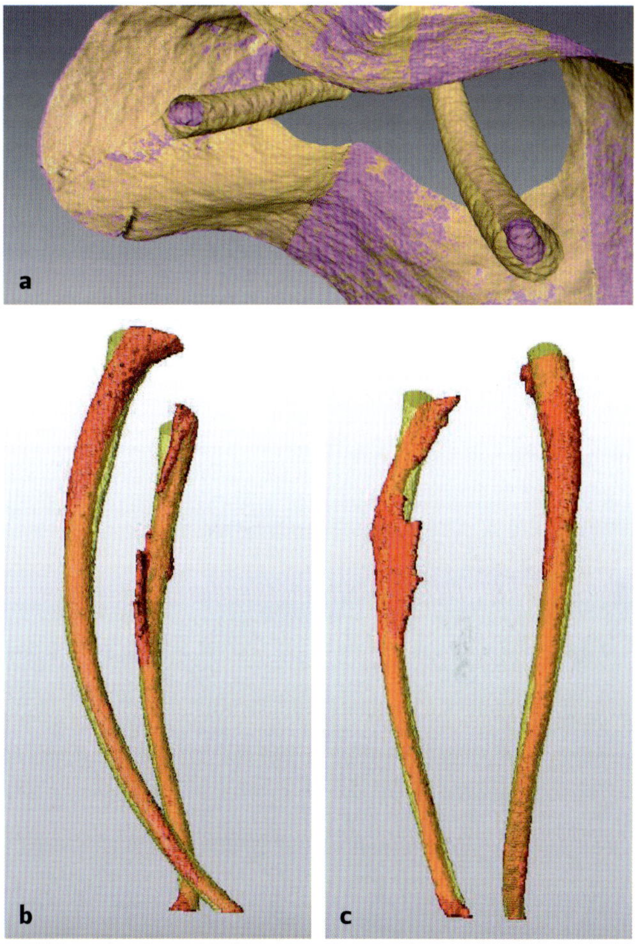

图6.4 显微计算机断层扫描图显示根管术前（a，紫色；b、c，红色）和术后（黄色）的重叠扫描图像，表明即使根尖预备直径为0.40mm也能表现出良好的中心化能力并遵循原始解剖结构。

根尖1/3的解剖基础

预备和成形根尖1/3的基本原理基于对这一区域以及整个根管的众多解剖学知识。因此，根管预备直接与根尖孔以及靠近根尖孔的最后5mm根管的三维特征相关。

许多研究都对根尖1/3的解剖学特征进行了分析，其结果能清楚地显示出一些基本概念[14-34]。

总而言之，我们可以发现，根尖1/3的根管尺寸通常比一般认为的还要大，甚至在被认为十分窄的根里面也可以有一个非常宽的根管（图6.5）。一个常见的观察结果是，根管一般反映了牙根的外部形状。因此，根尖孔和根尖1/3的根管形状很少是圆形的，通常是不规则的，从椭圆形到长椭圆形不等（图6.6，图6.7）。然而，个别根管根尖1/3处相较于根管冠部，仍更有可能是圆形（图6.8，图6.9）。

这些因素使得在临床上选择正确的根尖预备直径变得复杂，因为在根管的这一部分，需要通过尽可能增大器械和管壁之间的接触来实现根尖预备。

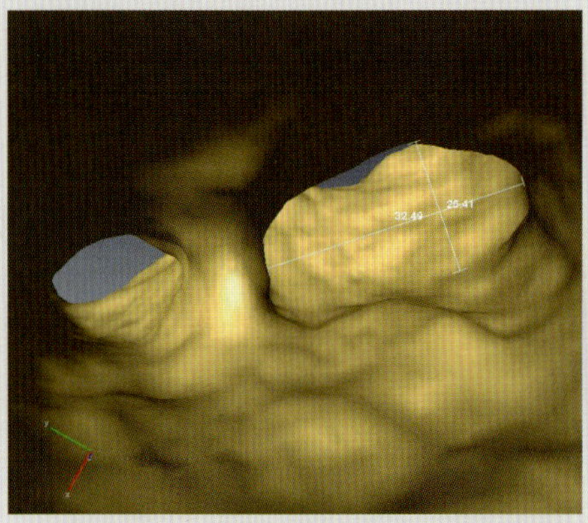

图6.5 显微计算机断层扫描图显示，根管较小，主根尖孔不规则，副根尖孔较小。

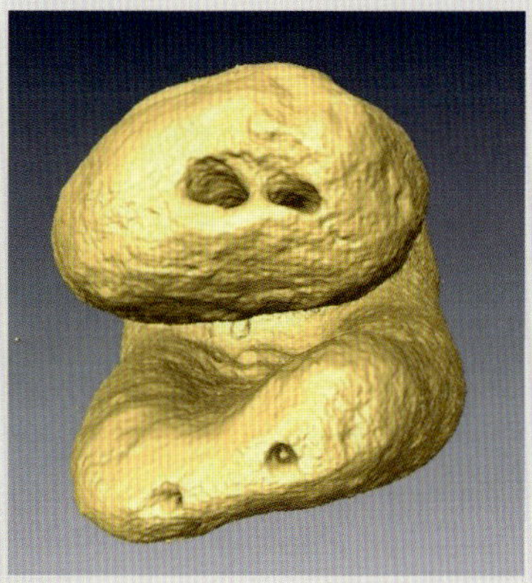

图6.6 显微计算机体层摄影扫描的三维渲染图，展示了从外部看到的各种形状和大小的根尖。（来源：Grande NM, Plotino G, Gambarini G, Testarelli L, D'Ambrosio F, Pecci R, Redini R. Present and future in the use of micro-CT scanner 3D analysis for the study of dental and root canal morphology. Ann Ist Super Sanità 2012; 48(1):26-34, doi: 10.4415/ANN_12_Q1 _ Q5, permission granted by courtesy)

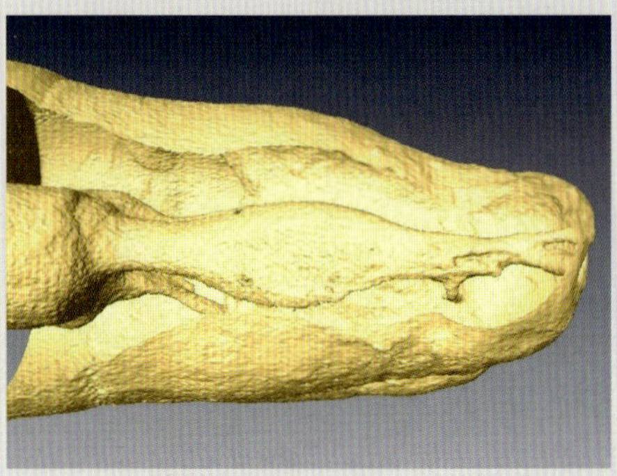

图6.7 显微计算机断层扫描三维渲染图，展示了整个椭圆形根管以及内部看到的许多根尖分支。

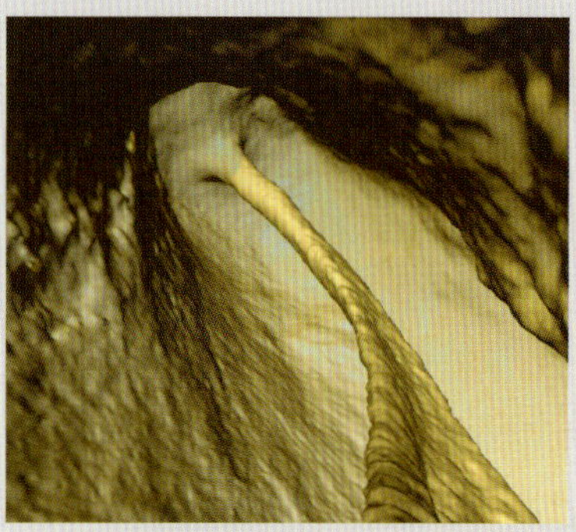

图6.8 显微计算机断层扫描三维渲染图，展示了根管冠1/3和中1/3呈椭圆形的根管，其根尖1/3更接近于圆形的形态。

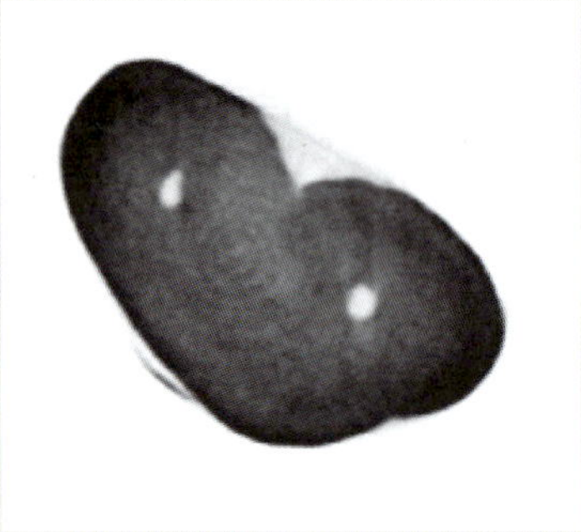

图6.9 显微计算机断层扫描图显示2个同根根管倾向于更圆的形态，并且在根尖部变得更小。

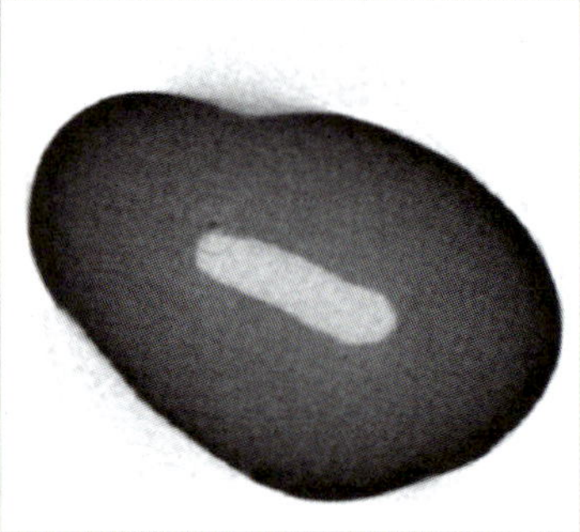

图6.10 显微计算机断层扫描图显示单根椭圆形根管在根尖部倾向于保持与牙根相同的外形，呈现较大、椭圆形的形态。

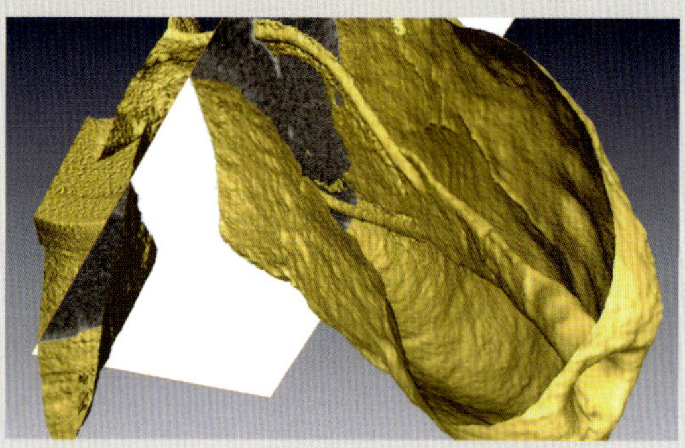

图6.11 显微计算机断层扫描三维渲染图，展示了在同根的两根管汇合处发现的典型根尖旁孔，其末端呈椭圆形并且较大。

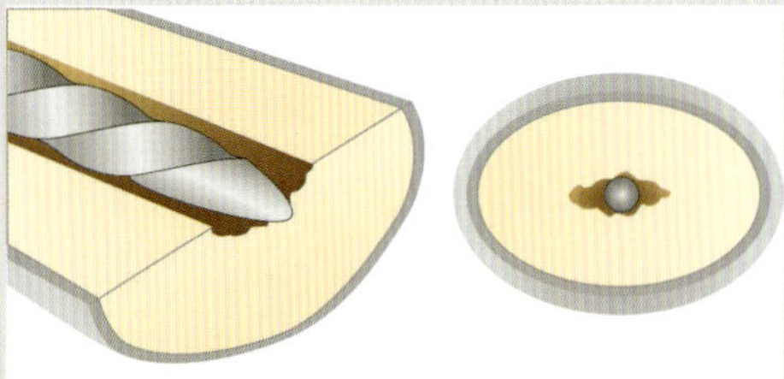

图6.12 通过目视评估法预测较小根尖直径的过程。

将这些关于形状和大小的发现结合起来，可以认为根尖部分直径要么很大要么很小，且一般颊/舌侧的直径通常较大[1-2]，因此无法在影像上辨认。这时候进行根管环周预备是为了获得更大的直径，该直径可以在根尖水平的根管椭圆形横截面上测量。当分析不同的解剖情况时，已有的实验研究表明当同一个根中有2个或更多独立的根管时，它们往往更圆，大小与之前描述过的标准基本根管锉尖25号、锥度0.06相似。然而应该强调的是，存在大于25号锉所能预备的根尖直径[26-27,32]，这种情况下需要进一步增加根管锉的尺寸。根据文献中描述的解剖学例子，当一个根中只有一个根管时，这些根管总是更偏椭圆形，并且在根尖最后3～4mm的直径明显大于那些可以使用25号、锥度0.06或类似器械预备的根管（图6.10）。一个例外情况是，单根管且根尖往往是圆形（例如中切牙和侧切牙、上磨牙的腭根和远中颊根），成形时也为圆形。在根尖附近合并的根管是另一种复杂的解剖状况，其中汇合处的根尖区域以及根尖孔本身往往呈明显的椭圆形。这种存在根管汇合的情况通常很难处理[35]（图6.11）。根尖孔的椭圆形受汇合处与根尖距离的影响：2个根管的汇合处离根尖越近，根尖孔就越椭圆和不规则。在这种情况下，即使从2个根管内都能用器械触及汇合处临床上几乎不可能进行环周预备，与根管表面尽可能大量接触似乎是一种合理的妥协方案。

另一个可能影响根管解剖和空间特征并帮助临床医生尽可能三维地进行根尖1/3预备的因素是患者的年龄。一份研究显示，即使根尖1/3和根尖孔的形状不受影响，随着年龄增长它们的直径也会减小[36]。从临床角度来看，在这些根管中，即使接触整个管周所需的直径大于使用25号、锥度0.06或类似器械进行基本预备的常见直径，也不需要创造过大的根尖预备空间就可以更容易地与根尖1/3的管壁三维接触。

预估根尖预备理想尺寸的方法

解剖学研究的相关结果使得临床上为所谓的“主锉”（MAF）选择合适的直径产生顾虑。主锉是根尖预备中最后使用的工具。

关于如何选择MAF现已有几个指标：一个经典的指标是结合测量根尖处第一支锉的直径，然后继续使用直径大3个尺寸的锉作为主锉；其他学者推荐使用大4～5个尺寸[37]甚至6～8[38]个尺寸的锉。

大多数根管中应使用比通常建议的锉更大尺寸的锉以确保环周根尖段根管预备中根尖1/3的清洁和清创[39]。

根尖段根管直径的测量，也被称为根尖孔测量，需要在基本根管塑形结束时使用小锥度或没有锥度的手用锉（通常为0.02 ISO标准K锉）进行。为此，已经提出了只用尖端进行切削的器械，或者具有0锥度甚至反向锥度的特定器械，如光滑的镍钛合金锉，然而其刚性仍具有一定限制[40]。实际上已经证明无论使用何种器械，根尖孔测量技术都不能准确得出正确的根尖孔直径测量结果[41]。由于没有一个根尖是圆形的，这种技术只能且总是测量到较小的根尖孔直径（图6.12）。现已被广泛证明，临床医生手动操作器械时所感觉到的阻力并不是由于器械在根尖处卡住，而是由于多平面通道导致器械在冠部的管壁上摩擦，这种现象甚至在基础预备末期仍然存在[38,42-45]。

因此，尽管目前有各种方法来提高精度（如在根管预敞开或预备末期应用一些技术或专门的器械等），这种测量方法仍会严重低估根尖直孔径[46-52]。

根尖段根管预备对根管清理的影响

越来越多的文献证明，根管治疗中根尖1/3的预备和成形对长期预后起着重要作用[53-54]。研究表明更大的根尖段根管预备直径可使该区域有更好的机械和化学清洁效果[55-63]。这种提升来自器械的运用，可以去除更多的感染牙本质，直接清除更多存在的细菌负载，并且冲洗液也能更有效地到达根尖1/3根管。改进的机械和化学作用提供了更好的根管消毒效果。对文献进行分析发现，在解剖结构未变的根管中，具有统计学意义的、能够更有效地清除根管根尖1/3细菌负载的平均根尖段根管预备直径为0.35 ~ 0.40mm，锥度为0.04[53,64-79]。

2012年进行的一项随机对照临床试验中[80]首次通过科学手段确认：增加根尖预备尺寸可能会影响根管治疗的长期预后，该试验表明使用较大直径进行根尖预备可导致更高的治疗成功率。具体而言，作者分析了使用比根尖段根管初始测量时所用器械大2 ~ 6个尺寸（平均尺寸25 ~ 45号）的MAF时的根管治疗成功率。研究结果表明，根尖段根管预备尺寸仅比初始使用器械直径大2个号数（平均为25号）的治疗成功率（48%）在1年后显著低于其他组（平均30号或更大）。虽然其他组之间的差异在统计学上并不显著，但与初始器械相比，根尖段根管预备尺寸增大3、4、5和6个号数所得到的治疗成功率（71%、80%、84%、92%）明显表明随着预备直径的增加，成功率显著提高。

随后的一项临床研究[81]还表明，根尖段根管预备直径大于35号的牙齿比使用较小直径进行预备的牙齿愈合速度更快（图6.13）。

使用扫描电镜（SEM）和显微计算机断层扫描术（MCT）对根尖1/3根管的清洁进行了研究，并观察到了这一区域的机械性拓宽，证实了增加预备直径会提高根尖1/3根管的清洁度，并使器械与根管壁之间的环周接触变得可预测(图6.14 ~ 图6.17）。这些研究还证实，在根尖未吸收的牙齿中，平均直径为0.40mm和锥度为0.04的预备尺寸能与根管壁良好接触，并且与标准25号、锥度0.06预备尺寸相比能够更好地清洁根尖1/3根管的有机和无机碎屑[39,66-73]。

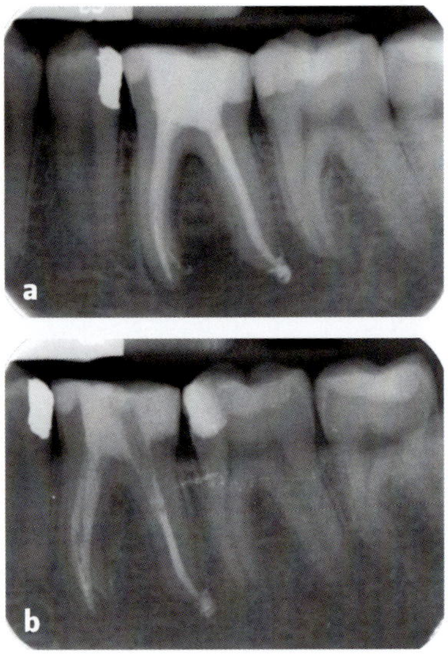

图6.13 （a）右侧下颌第一磨牙术前X线片显示在进行了充足根尖预备的根管治疗结束后出现广泛的根尖周损伤。（b）6个月后的随访显示根尖周损伤已迅速且完全愈合。

此外，关于冲洗液渗透到根尖1/3根管的问题，已经证明预备尺寸在0.35 ~ 0.40mm是统计学上获得更好结果的转折点[74-79]。

总之，为了能够实现根尖预备的主要目标，即实现器械和根管壁的环周接触[82]以去除感染牙本质、使冲洗液更有效地渗透以及获得满足根管充填的、较好的空间形状，预备时需要至少达到0.35 ~ 0.40mm的直径和0.04的锥度（图6.18）。如今为了对最复杂的根管进行塑形，临床医生可以使用在前几章中分析过的多种器械。它们在柔韧性和抗折性方面的机械特征使其即使在更大尺寸下也能安全使用（图6.19）。如需获得根管治疗中机用镍钛合金预备系统（包括根尖段预备器械）的最新列表，临床医生可以参考以下网页：https://

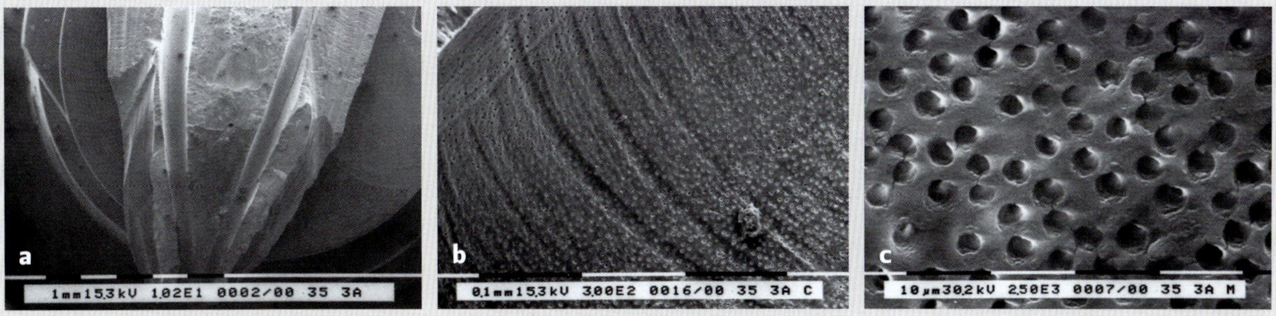

图6.14 下颌磨牙根管在不同放大倍率下的扫描电镜图像；使用基本预备尺寸（25号、锥度0.06）可以看到中部和冠部段清洁度正常。（a）全景视图，10倍；（b）中部截面更大放大倍率的视图（300倍）；（c）2500倍下图b的细节。

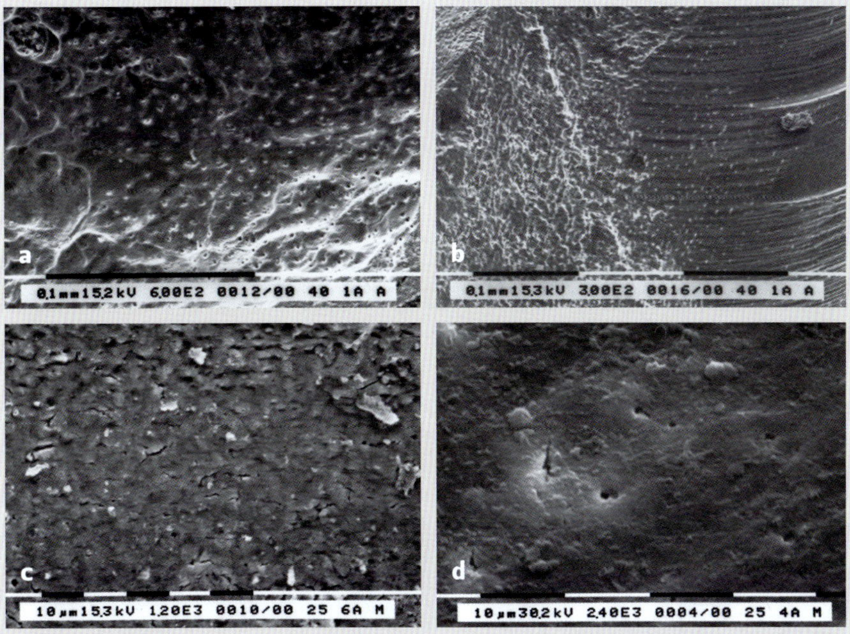

图6.15 下颌磨牙根管根尖1/3在不同放大倍率下的扫描电镜图像。（a）注意器械未触及的前期牙本质（600倍）。（b）器械清理部分根管壁并在右侧壁上留下凹槽，左侧前期牙本质层未被器械触及（300倍）。由于冲洗液无法深入未充分预备的根尖1/3根管（25号、锥度0.06），导致沿着根管壁形成了密集的涂层物质（c，1200倍），同时还有无机碎屑（d，2400倍）。这些物质由器械操作产生且未被冲洗液清除。

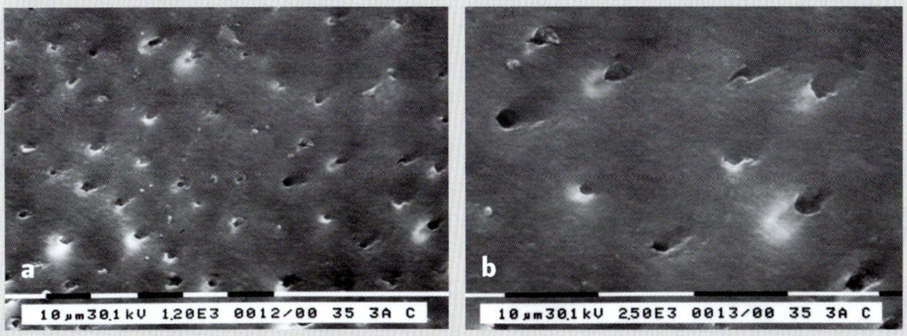

图6.16 扫描电镜图像显示，在根尖段根管预备尺寸较大（40号、锥度0.04）的有效清理根管中，根尖1/3根管壁的情况良好（a，1200倍；b，对图a进行了2500倍的局部放大）。

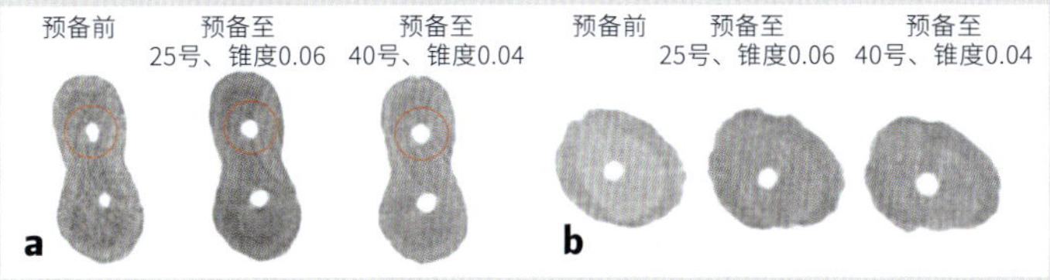

图6.17 显微计算机断层扫描图像显示上颌磨牙的近中颊根（a）和远中颊根（b）根管，已经过器械清理（25号、锥度0.06）和根尖修整（40号、锥度0.04）。注意到根尖1/3根管逐渐扩大，所使用的器械与管壁之间的三维接触逐渐增加。

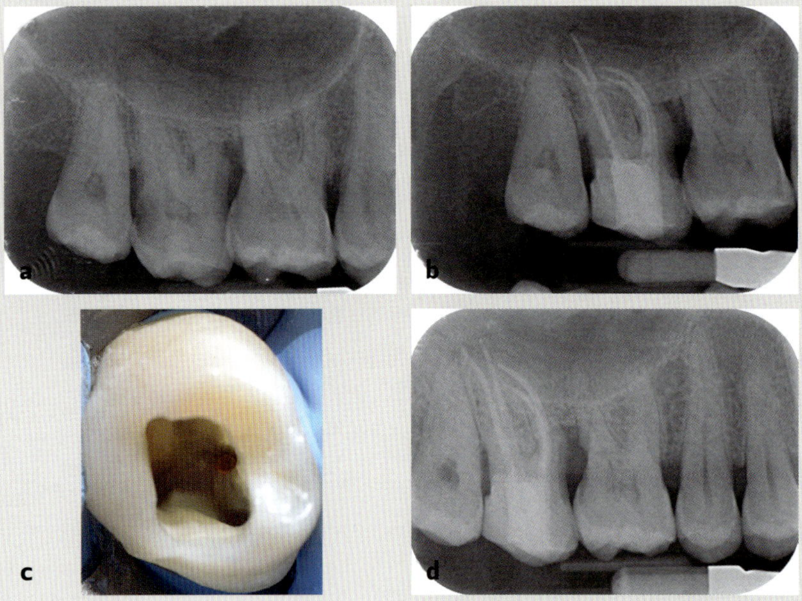

图6.18 （a）右侧上颌第二磨牙远中深龋的术前X线片；治疗结束时的X线片（b）和临床照片（c）。3年后随访X线片（d）。

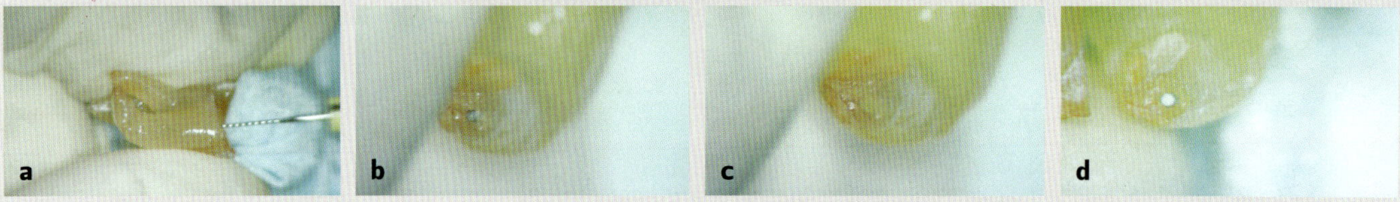

图6.19 离体牙的近中颊侧根部，弯曲角度达到90°（a）；在使用非常柔软的40号、锥度0.04器械进行根尖预备（b）时，没有发生根尖偏移（c）。因此，根管充填时它可以完美匹配一个圆形的主牙胶尖，证明预备过程中达成完美的圆度（d）。

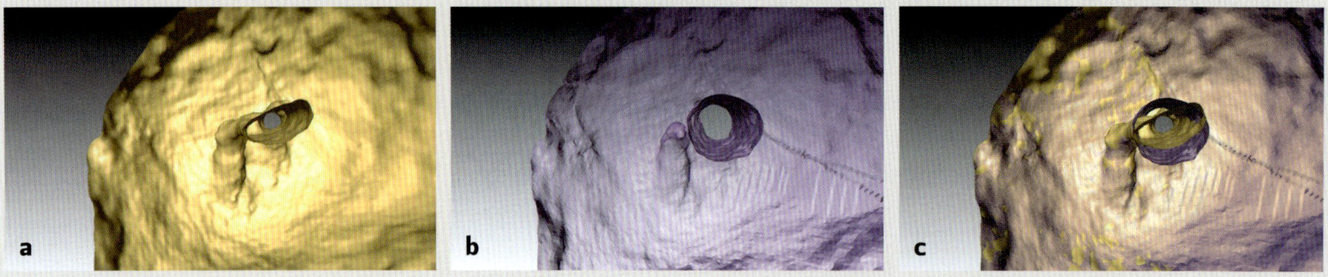

图6.20 显微计算机断层扫描三维渲染图，显示了一个椭圆形根尖，在使用器械进行环周预备前（a）和后（b）进行比较，器械预备前（黄色）和后（紫色）的影像重叠呈现（c），证明器械能够与根管壁完全接触。[来源：Grande NM, Plotino G, Sinibaldi R, Gambarini G, Somma F. The impact of endodontic anatomy on clinical practices micro-CT study and tribute to Prof. Francesco Riitano. GIE 2015;29(1): 30-36.]

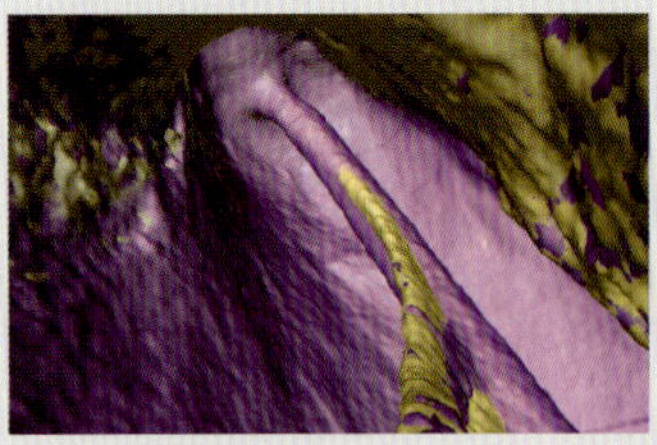

图6.21 对图6.8所示的根管进行了显微计算机断层扫描三维渲染，器械预备前（黄色）和后（紫色）的影像重叠呈现。注意到使用预备器械无法完全接触冠部和中部长度上的整个椭圆形区域，而适当大小的根尖段根管预备则使得器械能够在根尖水平与根管壁环周接触，从而实现对该部分根管的合理预备。

rootcanalanatomy.blogspot.com/search?q=Mechanical+Preparation+Systems+in+Endodontics。

通常情况下应使用锥度较小（最大为0.04）且更具柔韧性的器械，特别是在最弯曲和复杂的根管中[83-85]。一个实用的建议是在弯曲根管病例中使用柔韧性高的热处理马氏体器械。

根尖段根管预备的临床策略

从临床角度来看，为了实现最佳的根尖段根管预备，可以确立2个主要目标：机械成形目标和生物学目标。

作为机械成形目标，理想的器械预备顺序应扩大根尖1/3以便器械与根管壁环周接触，并为根管塑形：在横截面上呈圆形，在轴向截面上呈锥形。这种形状也有利于促进充填阶段中的三维密封效果，并能够长期保持有效和稳定（图6.20）。实现这个机械目标也有助于实现第一个生物学目标：通过在根尖1/3机械性去除感染的牙本质，减少细菌污染。第二个生物学目标还需要达到足够的根尖段根管预备尺寸，以便最有效地渗透冲洗液，并促进临床医生使用所有其他额外清理技术来高效改善治疗预后。这些技术将在第7章详细描述。

正如本章开头所强调的，从解剖学角度来看，临床医生应该致力于在根管根尖1/3尽可能环周接触根管壁。一般而言，尽管存在侧支根管、根尖分支以及根尖三角等情况，这个区域内的根管形状比中部和冠部更加规则和圆滑（图6.21）。

然而，每个根管都应被视为一个独立的实体，具有自己的解剖学和尺寸特征，这些特征通常是由于根尖周病变引起的改变。这也就是为什么不可能制定表格来推荐标准的根尖孔预备尺寸。因此，必须将每个根管视为独一无二的，并且在治疗过程中才能根据该特定根管的特殊解剖学、生物学和微生物学条件决定适当的根管预备直径。正如先前强调过的那样，根管根尖末端直径测量（gauging）技术是选择MAF的最常用方法之一。然而，它也经常不够精确，因此在临床上不可靠。为了克服这些限制，提出了通过使用大于根管初始测量所用锉几个尺寸的锉来扩宽根尖的想法，但这仍然是一个理论，并不能以标准化方式应用于每个独立的根管。

临床医生可以使用CBCT作为三维诊断辅助工具来精确测量根管长度，同时也可能有助于估计根管直径。然而这种技术仍然不够精确，特别是对于测量根尖段根管直径而言更是如此，因为这些设备的分辨率仍无法清晰地显示如此小的结构。

目视评估法

根据经验，笔者想提出一种最初由Vinio Malagnino教授分享的临床技术，可以应用于所有根管，但它尚未得到科学验证：目视评估法。实际上，在决定根管预备的最终大小时，可以依靠仔细观察成形阶段使用镍钛合金器械顶端残留的碎屑类型进行评估。

为了最有效地进行这种评估，建议使用放大设备，包括放大镜或手术显微镜。而且这种技术必须使用机用镍钛合金器械，其在旋转切削时会将被去除的牙本质收集于其凹槽内。某些类型的镍钛合金器械更适合此目的：推荐使用在器械最远端（4～5mm）含有宽阔凹槽和较多刀刃数量的锉，因为这样更容易收集并随后观察旋转切削过程中去除的物质。

通过对器械去除的牙本质碎屑的分析，可以确定一些情况：

① 如果在器械的尖端3～4mm处的凹槽中发现

牙髓残留物（图6.22）或“（粉）红色”牙本质碎屑（图6.23），这种情况下由于根尖1/3容易残留残髓，因此需要增加根尖段根管预备直径以去除剩余牙髓组织和促进更好的器械-根管接触。而对于体内牙齿而言，正确的工作长度是一个显然的先决条件，因为超预备可能会导致根尖周出血。

② 如果在器械的尖端3 ~ 4mm处凹槽中牙本质碎屑缺乏或较少（图6.24），则说明锉可能无法切削根尖1/3段根管的牙本质，因为其大小不足以作用于该区域的根管壁。这种情况下，也应增加根尖段根管预备直径。

③ 如果在器械的尖端3 ~ 4mm处凹槽中发现“黄棕色”牙本质碎屑（图6.24），则说明锉仍然切削着感染牙本质，必须通过进一步增加最终预备直径以确保感染牙本质完全清除。这种情况在严重感染根管和根管再治疗时很常见。

④ 如果在器械尖端1 ~ 2mm凹槽中发现表面健康的白色牙本质（图6.25），则说明锉可能在切削根尖1/3根管壁的健康牙本质，但数量很少，因此有可能只有效接触到了较小直径的部分根管。在这个阶段，根尖预备目标已经基本实现了，预备直径只需要略微增加即可达到优秀结果。

⑤ 如果在器械尖端3 ~ 4mm凹槽中发现表面健康的白色牙本质（图6.26），则说明锉可能已经切削根尖1/3的大量健康牙本质，从而达到对根管壁的环周接触。在这个阶段，根尖预备和成形的目标已经基本实现，并且机械预备可以被视为完成。

如果需要进行根管再治疗，在前述原则的条件下，操作者显然需要在根尖段根管成形期间继续增加锉的尺寸大小，直到锉上不再留有任何充填材料残留物（图6.27）。

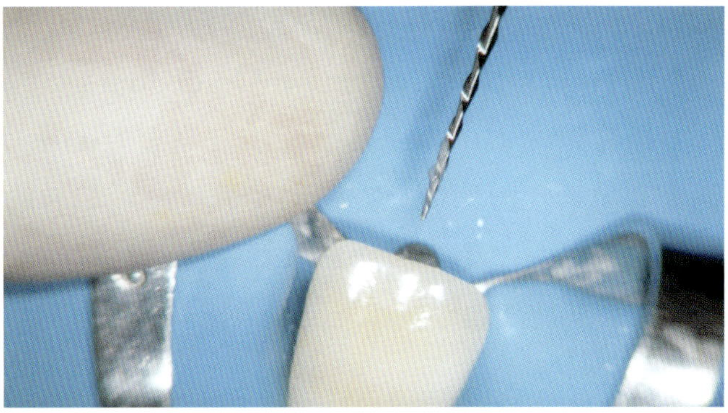

图6.22 临床图像显示一个器械尖端仅切削了根尖部的有机物，因此在器械螺纹中会发现牙髓残留物。

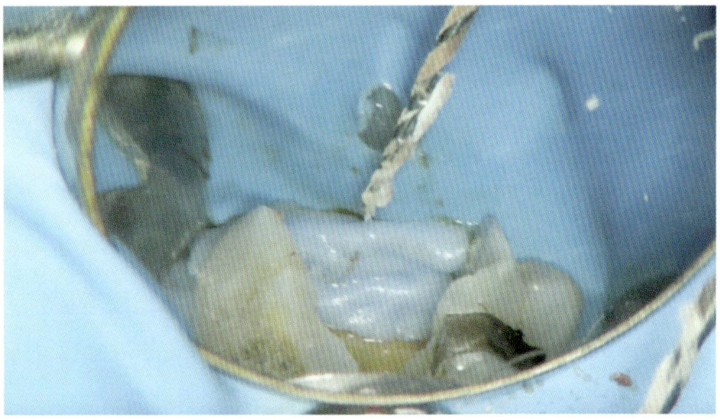

图6.23 临床图像显示一个器械尖端在根尖部切削了牙本质和牙髓组织，因此在器械螺纹之间可能会发现红色残留物。

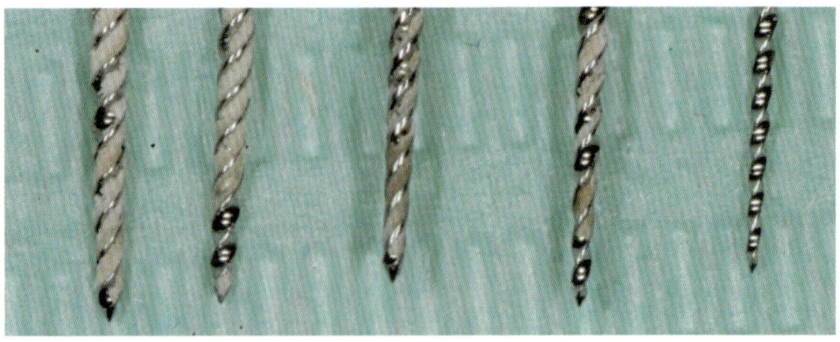

图6.24 临床图像显示已用于完成根尖部预备的器械尖端。其中一些器械尖端表明牙本质已经不存在，而其他器械螺纹中存在棕色残留物，则说明有感染的牙本质。

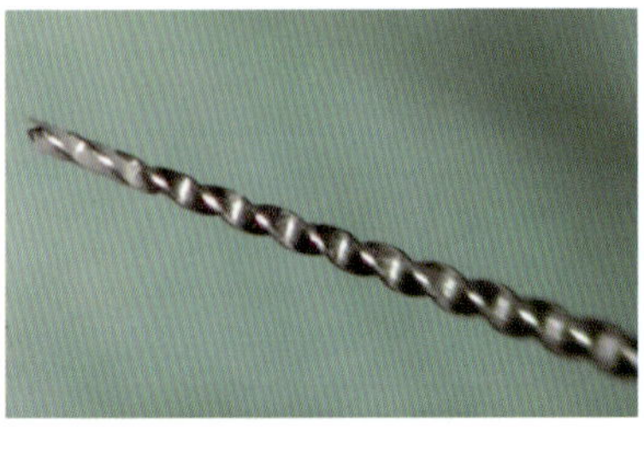

图6.25 临床图像显示器械尖端已经切削了健康的白色牙本质，但仅限于其有限的根尖部分螺纹。

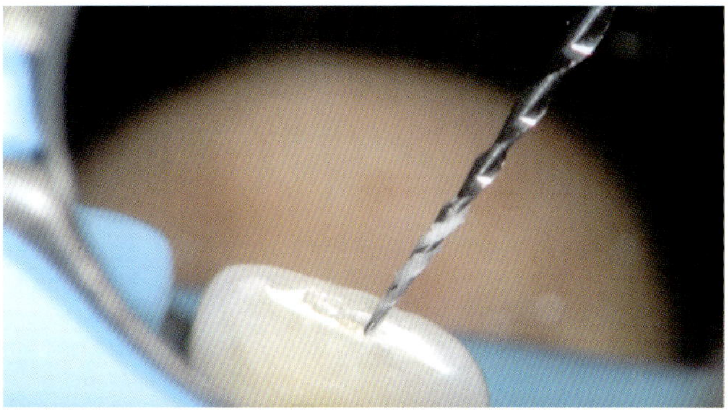

图6.26 临床图像显示器械尖端在根尖3～4mm的部分切削了健康的白色牙本质。

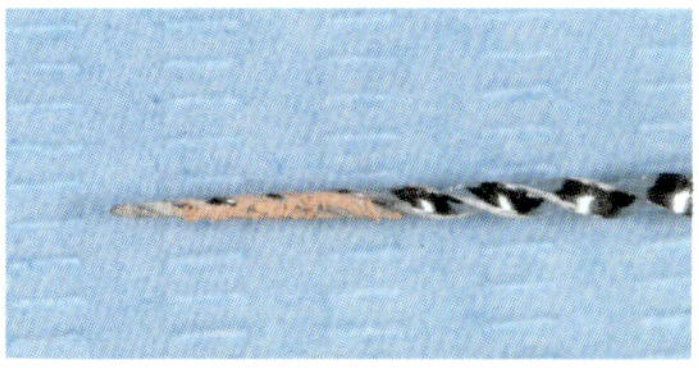

图6.27 临床图像显示器械尖端已经切削了根尖1/3的白色牙本质，但仍然存在大量旧充填材料残留物。

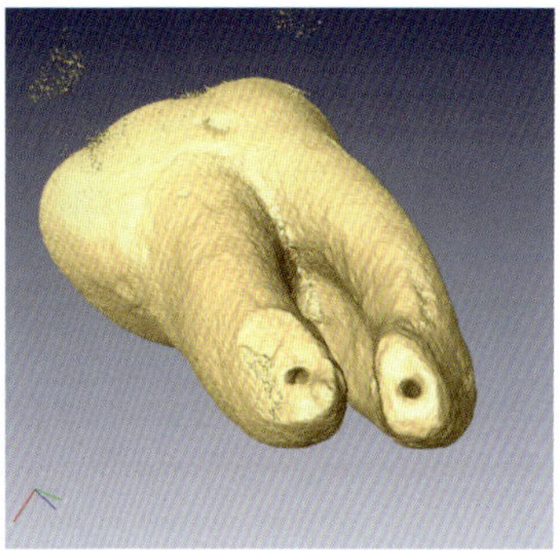

图6.28 显微计算机断层扫描三维渲染图显示下颌磨牙2个牙根严重吸收的根尖（从外部看）。

然而需要指出的是，尽管临床医生做出所有可能的努力，但解剖结构变化多样且复杂，根管壁很少能被完全清理（图6.20），更不用说整个无法触及的侧面解剖结构，包括根尖三角、副根管和分叉处等区域。这些区域无论使用何种工具都难以完全清理[86]。这个问题在根管再治疗中更加明显，文献中已经广泛证明，没有任何工具能够完全清除所有旧的根管补充材料[87-88]。此外，在根管再治疗中必须特别注意，通常需要选择较大的根尖预备直径。

在原发性或持续的根尖周炎中，解剖学研究发现随着炎症的不断加重，可能导致原有解剖结构紊乱从而出现根尖吸收的现象，严重的根尖吸收使经典的临床参考标准不再适用，且与完整的根尖相比尺寸会不可避免地增大（图6.28）[89-91]。

适当对根尖1/3进行成形，除了可以促进这个区域更好的机械和化学清洁外，还旨在给根管一个形状，使其尽量适配根管充填材料的形状，从而有利于实现后续的根尖密封性。考虑到这一点，所选择的预备直径非常重要，但也需要用锥度均匀的方式来塑造根管根尖1/3，提供所谓的“深部形状”，以实现更有效的根管充填。

特殊情况

在活髓牙中，根管治疗的主要目标是促进根管内牙髓组织的完全清除，并防止进行预备时新的微生物侵入“无菌”系统。前文引用的解剖学研究表明，即使在活髓牙中也存在低估根尖1/3根管直径实际大小的倾向。因此在这些情况下，临床医生必须遵循之前说明的建议，稍微增加根管预备直径以实现完全清除主要根管内的牙髓，并记住此时不存在感染性牙本质。然而，预备尺寸必须尽量提升从而更好地清洁那些器械无法达到的区域（如侧支根管、根分叉处、副根管和根尖三角区）。这些区域只能通过根管冲洗，具体来说是次氯酸钠，进行有效清洁。

为了降低根管特别是在根尖水平的有机内容物含量，一种同时去除大部分完整牙髓组织的技术可能非常有用，甚至可以在开始根管预备之前使用。

例如，使用血管收缩剂使牙髓缺血后再用拔髓针(一根，或在大型牙髓中可使用多根)[92]（图6.29）。

在某些活髓牙和根尖解剖结构特别复杂的情况下，可能无法完全探及根管末端，或者只能偶尔使用非常细的工具（如06号或08号）以修整、探查。在这种情况下，即使是小型的手用和/或机用器械操作也会引起医源性根尖解剖学变化，可能导致器械分离或碎屑堆积于根尖等风险，从而进一步阻塞已经难以处理的根管。

可以通过采用保守方案来避免这些并发症：在进行了第4章描述的所有探查尝试之后，可以于预测的根管位点（通常是在末端向冠部1～2mm处）停止预备，并且应将空间扩大以确保冲洗液能够有效渗透。这种称为无形根尖预备的机械-化学根尖预备方法非常依赖于冲洗的有效性，可以增加冲洗时间并利用所有可行的冲洗液激活技术，这些技术将在第7章进行详细描述。这种方式旨在尽可能促进根尖内容物的清除（假定此根尖结构非常复杂）并进行清洁，以使用有效的技术将根管充填材料推入无法使用工具到达的空间中[93]（图6.30），从而获得最佳密封效果。在这些情况下，从实际角度来看，在根尖段根管预备结束时，作者建议进行至少3分钟的连续激活，并频繁更换新

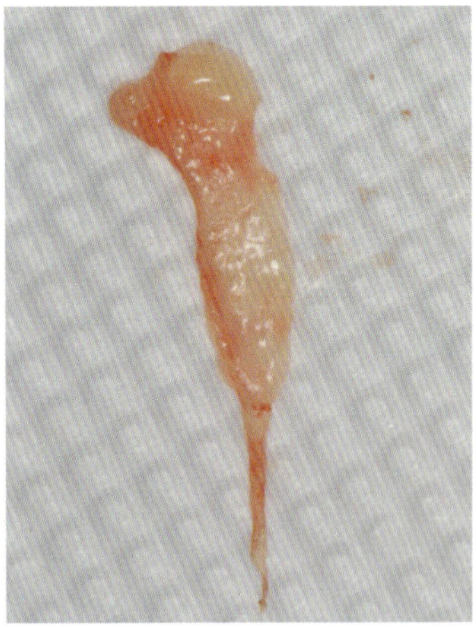

图6.29 下颌磨牙远中根管中完整拔除的牙髓。

的次氯酸钠，或者采用负压和被动超声激活技术(将在第7章中进行描述）。

其他情况下，重要的是处理可能存在的预备限制并提高清洁技术的有效性。这些情况包括由于根管弯曲度复杂或非常细（有时根管的较大和较小直径不成比例）而导致解剖学结构特别复杂的情况，使得使用更大器械具有断裂或医源性侧穿的风险（图6.31）。

在牙髓部分坏死的牙齿中，根尖组织尚未受到细菌感染的影响[94]，因此处理方法与活髓牙相同。在这些情况下，主要预防措施遵循所谓的“冠向下预备技术”：如果无法完全拔除牙髓，则必须首先去除冠部牙髓，然后使用器械逐渐朝根尖方向推进，防止将微生物从已感染的冠部区域转移到未感染的根尖区域[95]。

在这些情况下，应该在治疗的初始阶段就采用所有清洁和化学消毒技术，以及尽早尝试彻底去髓。同样的方法也适用于多根牙的一个或多个根管内牙髓坏死的情况，以预防“医源性”感染的进展。如果临床观察到有活髓和出血的根管（例如，存在不具备这些特征的根管组织），则应从有活髓的根管开始进行预备，以避免其他根管中的微生物内容物污染此根管。

在牙髓明显坏死的牙齿中，如果术前X线片没有显示明显的根尖周炎，为了试图去除所有感染组织，评估器械尖端所切削到的牙本质类型是至关重要的。同时，必须注意不要损坏根尖解剖结构，因为它可能仍然完好无损且没有发生根尖吸收。

相反，如果在X线片中根尖周溶骨性病变清晰可见，则根尖解剖结构可能已经发生病理改变，并且之前提到的许多解剖参考点可能已经失去参考意义[96]。因此，为了实现器械与管壁之间的三维接触，可以使用适当直径大小的根管治疗器械来预备根尖

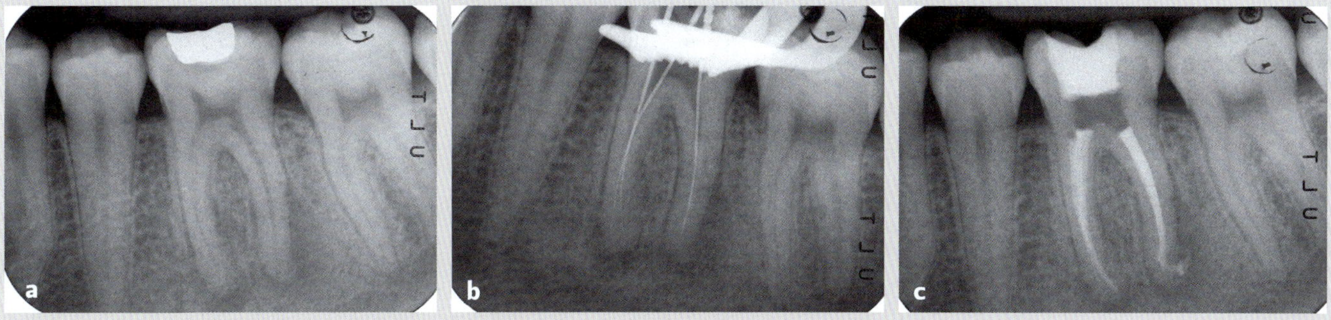

图6.30 （a）发生龋坏的左侧下颌第一磨牙的术前X线片。（b）术中X线片显示根尖1/3操作困难。（c）治疗后X线片显示难以进行器械操作的根尖区域的清洁和密封程度。

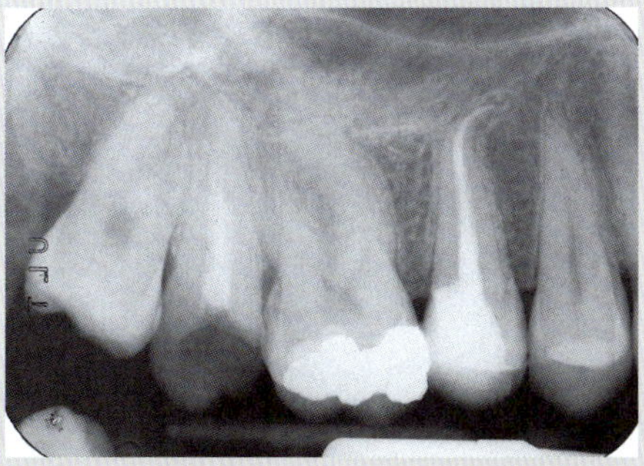

图6.31 上颌前磨牙治疗后的X线片，其根尖部非常细小，因此必须限制根尖预备直径以避免过度削薄根壁。

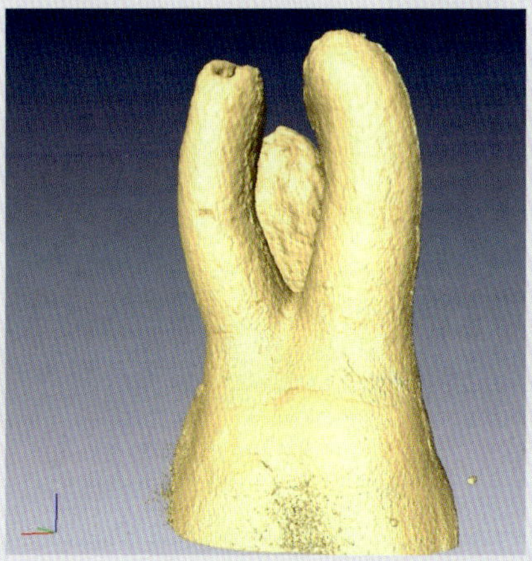

图6.32 显微计算机断层扫描三维渲染图，从外部侧面观察被极度吸收的根尖。[来源：Grande NM, Plotino G, Gambarini G, Testarelli L, D' Ambrosio F, Pecci R, Bedini R. Present and future in the use of micro-CT scanner 3D analysis for the study of dental and root canal morphology. Ann Ist Super Sanità 2012;48(1):26-34, doi:10.4415/ANN_12_01_05, permission granted by courtesy]

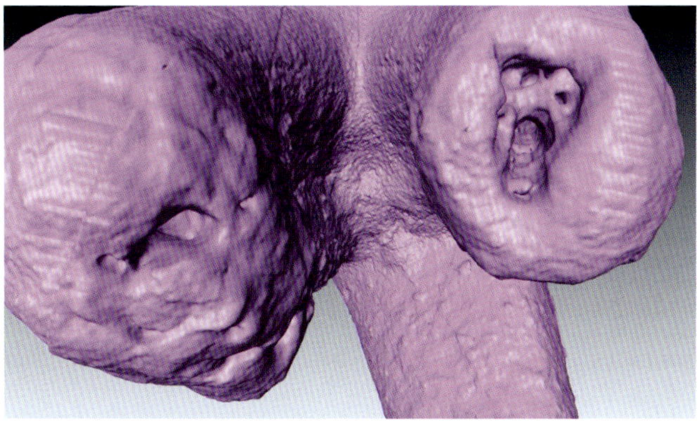

图6.33 显微计算机断层扫描三维渲染图，从根尖外部观察被极度吸收的根尖。

区域（图6.32，图6.33）。然而在目视评估法之后，为了避免过度削弱根管壁，应该在合理保守的前提下选择适当的根尖段根管预备大小，并且在这种情况下必须特别注意化学冲洗的时机和有效性。

根尖吸收的范围可能会多种多样，主要导致两种临床情况。如果根尖吸收还不太严重，通常可以通过机械进行圆形的环周预备，使其具有足够大的直径，让足够的机械－化学消毒和根管充填成为可能。接下来就可以利用传统的牙胶和糊剂来进行根管充填，尽量在获得最佳根尖封闭性的同时避免材料的超充（图6.34）。例如，在根管充填技术时，建议采用多次压实的经典Schilder技术，而不是连续波技术[97]。

Schilder技术可以更好地控制根尖1/3的根管充填。其他技术措施包括减少根管充填糊剂的使用量，并在热压时保持主尖略微短于预备的根尖止点。

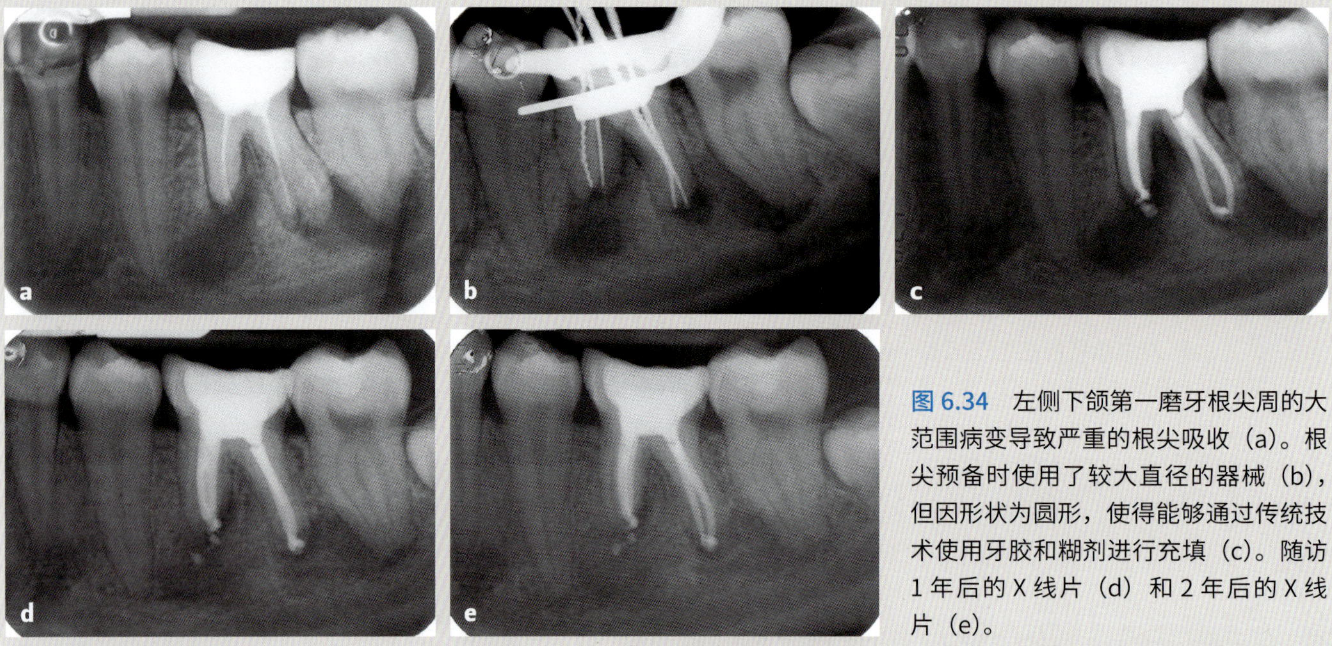

图 6.34 左侧下颌第一磨牙根尖周的大范围病变导致严重的根尖吸收（a）。根尖预备时使用了较大直径的器械（b），但因形状为圆形，使得能够通过传统技术使用牙胶和糊剂进行充填（c）。随访 1 年后的 X 线片（d）和 2 年后的 X 线片（e）。

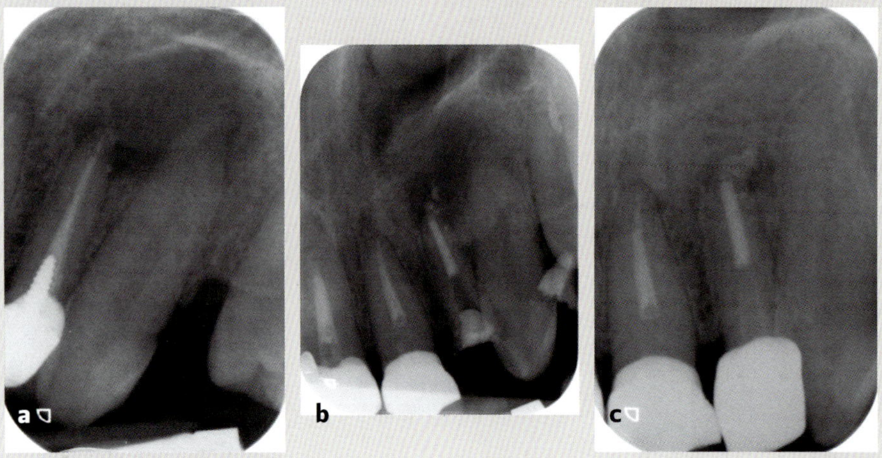

图 6.35 （a）左侧上颌侧切牙根尖周有大范围的病变和明显根尖吸收，采用生物陶瓷糊剂和改良垂直加压法进行治疗（b）。（c）2 年随访显示病变几乎完全愈合。

这个距离通常为0.5mm，在根尖明显吸收的情况下，甚至可以达到1 ~ 2mm。目前可行的一种替代方法是使用基于生物活性硅酸钙类根管充填糊剂进行单尖充填，无须根尖加压或只需更温和的改良牙胶加压技术（图6.35）。

在根尖吸收范围极为广泛的根管损伤情况下，可能会出现第二种情况，即广泛和不规则的解剖标志物丧失，以至于无法使用标准预备技术进行处理。此外，根尖区域的形状可能十分不规则以至于无法使用经典技术进行适当填充。因此，需要使用生物活性糊剂（例如MTA或生物陶瓷）来替代经典的充填方法，通过压实以更贴合这些解剖结构来获得更好的结果，以获得有效的长期密封效果(图6.36)。应该强调的是，在这些情况下，以及所有不能保证根尖1/3长度或大小能被器械有效处理的情况下，临床医生必须特别注意增强化学清洗。

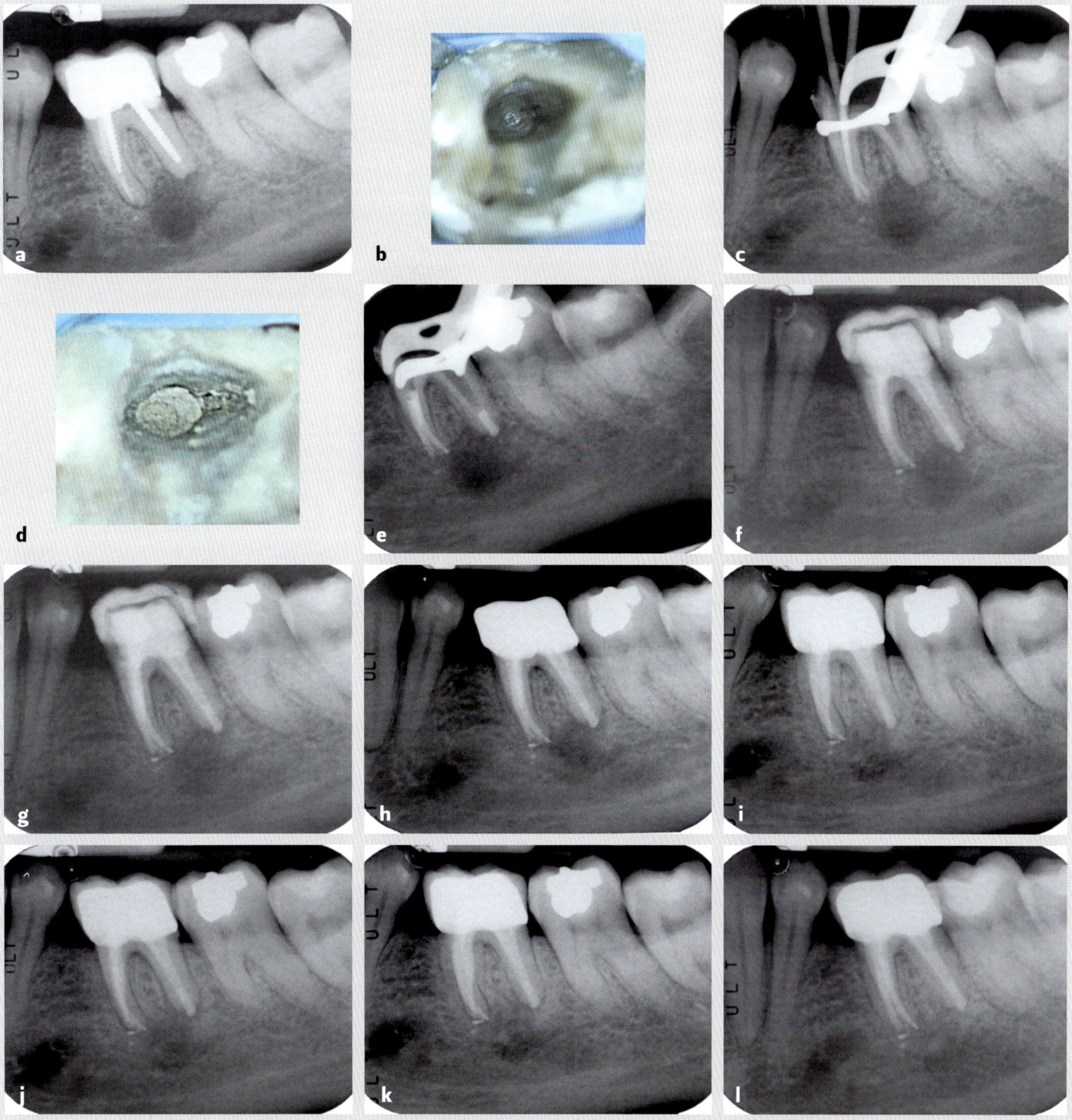

图6.36　左侧下颌第一磨牙周围有大范围的根尖周病变（a），导致广泛的根尖吸收，特别是远中根（b）。颊侧根管采用宽直径、圆形的预备器械，使得能够通过传统技术使用牙胶和糊剂进行根管充填（c）。然而，远端根管根尖非常不规则且尺寸较大（b），无法通过传统技术使用牙胶和糊剂进行充填。因此，该根管的根尖1/3采用MTA进行了密封（d、e），随后放置了桩核并安装了临时冠，等待症状在临床和影像学上有所缓解（f）。在3个月随访中，观察到临床症状消失和影像上开始愈合（g），因此立即进行了最终的固定修复（h）。在1年（i）、2年（j）、3年（k）和5年（l）后进行影像学随访。

结论

根管根尖1/3的预备和成形对于根管治疗的长期成功至关重要。最佳的根尖预备应该通过机械性去除感染的根管牙本质以减少细菌污染，并使根管冲洗液和封药更有效地渗透到根尖1/3。扩大根尖1/3的根管直径可以使器械与牙本质壁之间获得尽可能多的环周接触，同时将根管壁塑造成圆形形状，实现有效和稳定的长期三维密封。根尖测量是最常用于测量根尖直径并决定使用哪种器械进行终预备的技术之一，但它不够精确，因此在临床上不够可靠。笔者提倡使用目视评估法，它基于对在根尖修整过程中使用的器械尖端上残留物质类型进行仔细观察以决定根尖预备的最终大小。根尖预备的最终目标是在器械尖端的刀刃内存在健康的白色牙本质。在这种情况下，若器械正在切削足够数量的健康牙本质，那么就意味着器械有效地环周接触根管壁。

第 7 章
根管系统的清理
CLEANING OF THE ROOT CANAL SYSTEM

背景

牙髓疾病，包括牙髓和根尖周的病变，常有微生物学病因（图 7.1）[1-2]。在动物模型中进行的体内实验研究表明，在没有微生物菌群存在的情况下，暴露于口腔环境中的牙髓组织能够自我防御并且不会发生根尖周炎；反之，当存在微生物时，根尖周炎就会发生[3-6]。

如果认为根管治疗的主要目的是预防或治疗根尖周疾病，那么可以通过尽可能完全清除根管系统内发现的微生物，并在治疗期间和治疗后谨慎预防根管系统的感染和再感染，来实现这一目标。基于上述概念的描述，在整个根管治疗过程中，控制感染成为首要目标：从使用橡皮障隔离患牙开始，到在开髓及根管预备时保持手术区域尽可能无菌，直至根管充填及冠方修复。

即使进行了相对充分的根管治疗，一般来说主要由于根管内细菌感染的残留[1]，根尖周炎也可能无法愈合。治疗过的牙齿持续存在根尖周炎其次的原因可能是由于缺乏完善的冠方密封、根尖周外感染或者病损组织病理学特征（真性囊肿）引起的再感染[1]。还有与宿主相关的因素，如全身健康情况或免疫抑制药物的使用等，可能进一步导致延迟愈合或完全无法愈合。

因此，根管的清理可通过机械预备和各种根管冲洗液的使用来达成。仅凭手用或机用器械进行根管机械预备而不使用冲洗液和 / 或诊间封药，只能部分减少根管系统中的微生物数量，机械性地去除根管内容物和被感染的牙本质[7-8]。然而，它并不能充分消毒被污染的根管系统，也无法完全去除根管内容物和碎屑，无论有机或无机碎屑[9]。多年来发表的众多关于这个主题的论文指出：在根管成形过程中没有任何器械能够接触到根管壁的整个表面，这意味着每个根管中都有一定数量的根管壁未被处理，并且可能存在相当数量的感染性碎屑[10-11]。

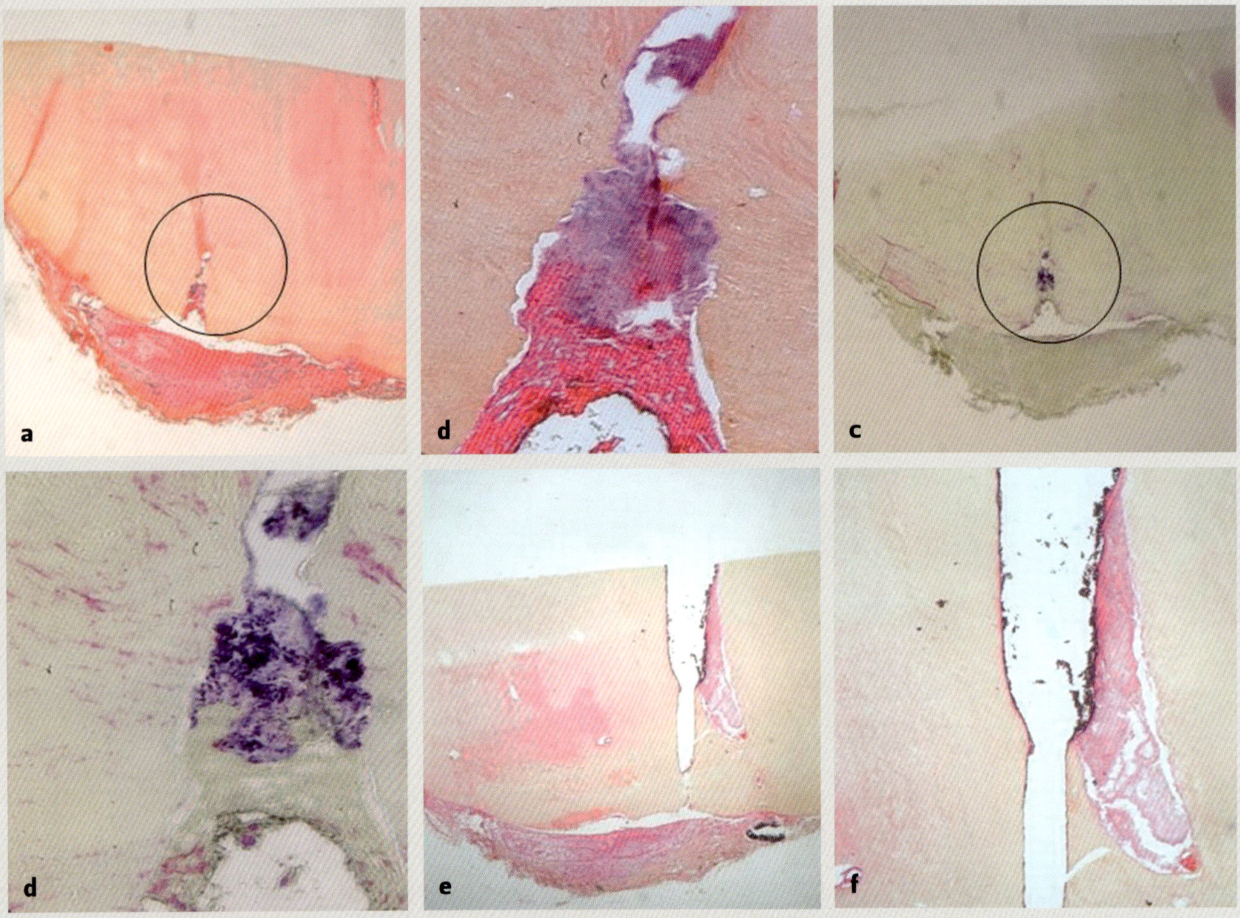

图7.1 (a～d)受感染根管根尖处的坏死组织和细菌(a,c: 40倍; b,d:400倍)。(e,f)主根管和副根管内的组织(e: 40倍; f: 400倍)。(来源: Giardino L, Grande NM, Savadori P, Del Fabbro M, Plotino G. Clinical and histological findings of post-treatment infection in the presence of vertical root fracture and apical periodontitis: case reports. European Endodontic Journal 2019:4:45-48, permission granted by courtesy)

同时，如果在不进行根管机械预备的情况下使用根管冲洗液，也无法对髓腔及根管进行充分的消毒，因为这些冲洗液只能进入器械所能到达的水平[12-13]。在这方面，已有研究表明，尽管近年新技术层出不穷，仍需要一个尖端直径大于0.30mm的器械来进行最小根尖预备，以允许冲洗液有效地到达根尖1/3[14]。

根管机械预备一方面将清除大部分感染性牙本质，另一方面会为冲洗液和消毒药物创造空间，以对抗微生物及其产物[15-17]。

在根管机械预备期间需要解决的另一个问题是去除玷污层和无机牙本质碎屑。玷污层是根管机械预备过程中器械在根管内工作形成的，覆盖根管壁，由牙本质残留物、细胞碎屑、微生物和坏死组织等有机物和无机物组成。

基本的根管冲洗方案

如果没有根管感染，基本的根管冲洗方案应包括使用一种既可以抗菌也可以溶解以牙髓组织为代表的有机内容物的冲洗液；它可以通过超声振荡技术激活冲洗液，促进其扩散到最难到达的区域。此外，还应该使用一种能够溶解机械预备时所形成的无机物碎屑及玷污层残留物的冲洗液（图7.2）（表7.1）。

存在根管感染（图7.3）及根管再治疗（图7.4）时，特别是在看起来已经做得很好的情况下（图7.5），这种基本冲洗方案可以结合额外的抗菌剂和冲洗液进行激活、清理和消毒，尽量加强对感染区域的清理。详细的方法如下所述。

表7.1 基本的根管冲洗方案（在机械-化学预备过程中使用的冲洗液种类与机械预备相关）

	什么时候使用	特点	优点
次氯酸钠（NaClO）	对根管进行机械预备时	通常5%～6%	强效抗菌剂且可以溶解有机物
次氯酸钠的激活	对根管进行机械预备和使用最后一个器械后	机械预备过程中需持续20秒；最后一次机械预备后每个根管1分钟（3×20秒一个循环，并不断更新冲洗液）	提升液体的流动性、溶解能力和抗菌能力；有效移除根管壁上的碎屑
乙二胺四乙酸（EDTA）	机械预备结束，激活次氯酸钠后	通常17%	溶解无机物，去除玷污层

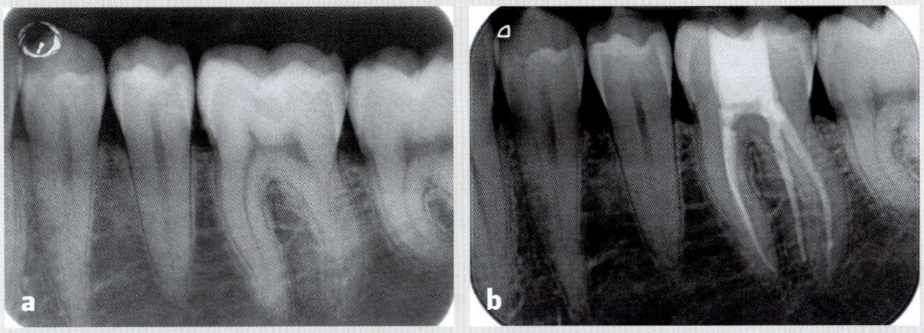

图7.2 （a）活髓的左下颌第一磨牙术前X线片。（b）15年后的随访X线片，显示此牙仍然保持着原来的状态。

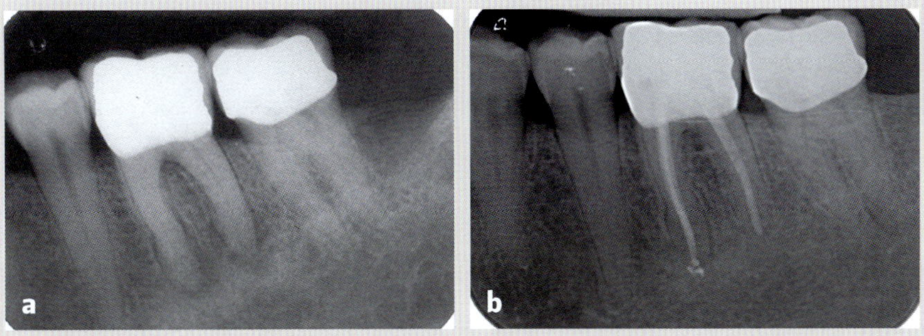

图7.3 （a）近远中根都受到根尖病变影响的左下颌第一磨牙的术前X线片。（b）3年后的随访X线片，显示根尖周病变已完全愈合。

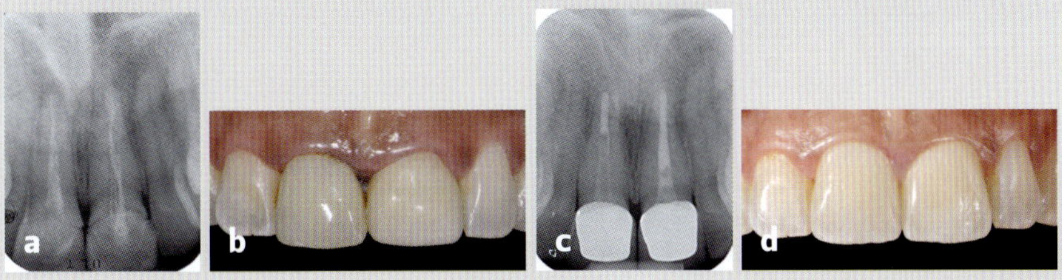

图7.4 （a）2颗接受了不完善根管治疗的上颌中切牙X线片，右边的中切牙发生了根尖周病变。（b）术前状态的临床照片。（c）根管再治疗5年后的随访X线片，显示病变部位已经完全愈合。（d）5年随访后的临床照片，显示了美学良好的修复治疗。

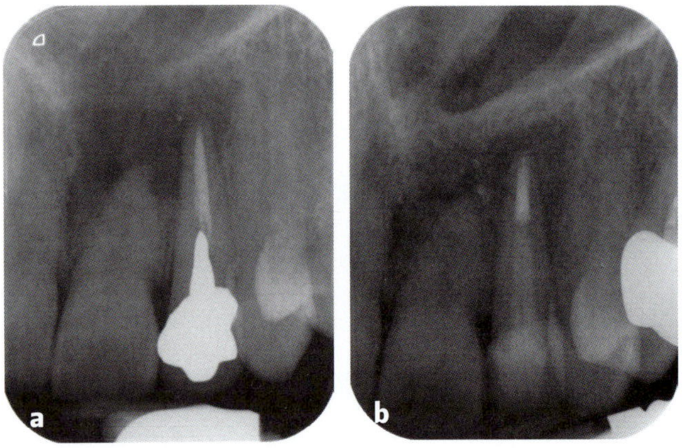

图7.5 (a)经过了良好治疗的左侧上颌侧切牙的术前X线片。显示了大面积的根尖周病变。(b)二次治疗3年后的随访X线片，显示根尖周病变已愈合。

次氯酸钠（NaClO）

次氯酸钠（NaClO）是根管治疗中主要的冲洗液，因为它可以溶解根管内有机成分，具有显著的抗菌性能[18]。次氯酸钠被用于整个机械预备过程，在没有其他冲洗液改变其化学特征时，尽可能延长其在根管内的作用时间[19]。次氯酸钠的大量使用和良好保存状态似乎是影响其效果的重要因素[19]。次氯酸钠的使用浓度可为0.5%～6%，而使用较高浓度的（5%～6%）和加热的（45～60℃）溶液似乎能够产生更大的溶解能力和抗菌活性[18,20]、更小的黏度[21]，并更好地渗透到牙本质小管中[22]。根据一些作者的观点，向次氯酸钠中添加表面活性剂似乎可以降低其黏度、改善其润湿性，并促进其渗透到最难到达的根管区域[23-26]。表面活性剂降低了液体与牙本质壁的接触角和表面能，而不影响其自由基含量、毒性和抗菌特性[27]。然而，并非所有研究都证实了这种观点，一些研究表明与无额外添加的经典次氯酸钠相比，这些溶液并未提供更好的溶解能力[28]。

在冲洗过程中，仔细选择要使用的针头以及进行冲洗的方式十分重要。根管冲洗针应该很小，甚至可以是31号（相当于直径0.28mm）（表7.2）[31-34]，因为已证实较小尺寸的根管冲洗针在清洁根尖1/3时更有效[30-35]。这些针应插入距离工作长度1～2mm处，以便将冲洗液输送到根尖1/3（图7.6）。以这种方式注入的液体不会流到超过针尖1～2mm处[30-34]。最近推出的塑料根管冲洗针（Irriflex；Produits Dentaires，Vevey，Switzerland）的使用也可以帮助到达距离根尖1～2mm处，因为它们比金属针更易弯曲。

特别要注意防止次氯酸钠流到根尖周组织中，因其已被报道会造成严重的损害[29]。使用专门设计的侧方开孔的根管治疗冲洗针和无压注射技术，可以大大降低溶液流到根尖周组织的风险（图7.7）[30]。

文献中提出了一个问题，即在根管预备过程中使用浸泡在次氯酸钠中的镍钛合金器械是否会对器

表7.2 Gauge尺寸和对应的标称外径

Gauge尺寸(G)	标称外径(mm)
16	1.6
18	1.2
19	1.1
20	0.9
21	0.8
22	0.7
23	0.6
25	0.5
26	0.45
27	0.41
28	0.36
29	0.33
30	0.3
31	0.28
32	0.26
33	0.24

注:Gauge是一个直径的单位,不属于国际单位制单位,但仍在医学领域使用,主要用于针。

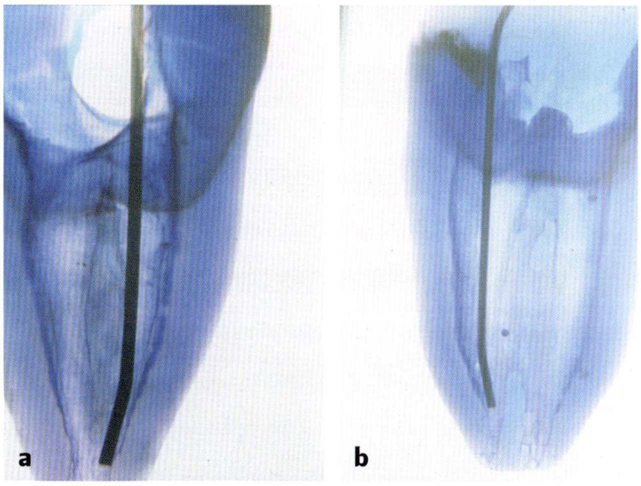

图7.6 （a，b）Francesco Riitano博士展示了根管冲洗的过程，表明根管冲洗时针尖需要伸到距离根尖1～2mm的位置以实现有效的冲洗。（来源：Francesco Riitano博士，深刻缅怀Francesco Riitano博士）

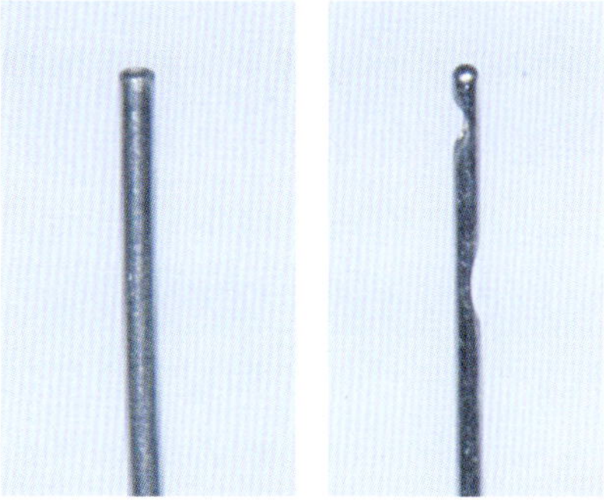

图7.7 根管冲洗针：左边的冲洗针是平的、具有开放的尖端；右边的是两侧均有开口的冲洗针。

械的金属质量产生不利影响，导致其腐蚀并改变其机械性能[36]。

目前研究已经表明，次氯酸钠对器械的临时作用引起的任何腐蚀都不会影响它们的机械性能[37-38]。然而，应避免将根管治疗器械在次氯酸钠中浸泡清洁和“消毒”数小时，因为这可能导致进一步的腐蚀并对其临床上的作用产生不利影响[39]。

次氯酸钠的超声激活

尽管一些研究已经证明，基本冲洗方案通过使用次氯酸钠和有效的器械可以达到根管空间充分的消毒效果（图7.8）[40]，而在根管预备术中和术后应用超声波是提高根管消毒效果不可或缺的步骤[41]，其中超声波设备所采用的频率范围为25000 ~ 40000Hz[41]。超声在根管冲洗中的功效是由于它们产生“空穴”和“声流”的能力。空穴作用有限，并且仅限于仪器的尖端，声流作用更为显著。超声波在接触液体分子时会产生正负压气泡，这些气泡不稳定且会崩塌，形成类似于低压的真空环境。通过这种方式，它们释放出冲击能量，增强次氯酸钠的冲洗效果。事实上，目前已有证据表明通过超声激活的次氯酸钠可以提高根管清理的效果，因为它显著提高了液体流动率、改善溶解能力和抗菌能力，并且有助于去除根管壁上的有机和无机碎屑[41]。通常使用小号超声锉来激活冲洗液（图7.9）。这种冲洗液激活技术被定义为被动超声波荡洗（PUI）[42]，但后来更名为超声激活荡洗（UAI），因为在冲洗液激活期间，超声锉与根管壁不断接触，不能被严格界定为被动[43]。

在机械预备阶段结束时，使用超声波对次氯酸钠的激活足以完成对根管的清洁，其时间范围为30秒至1分钟，分为3个循环：每个循环10 ~ 20秒，每次使用新的冲洗液[44]，并且超声锉到达距离工作长度1 ~ 2mm处[45]。

笔者建议无论何时使用次氯酸钠，包括在根管机械预备阶段，都进行10 ~ 20秒的激活，以减少

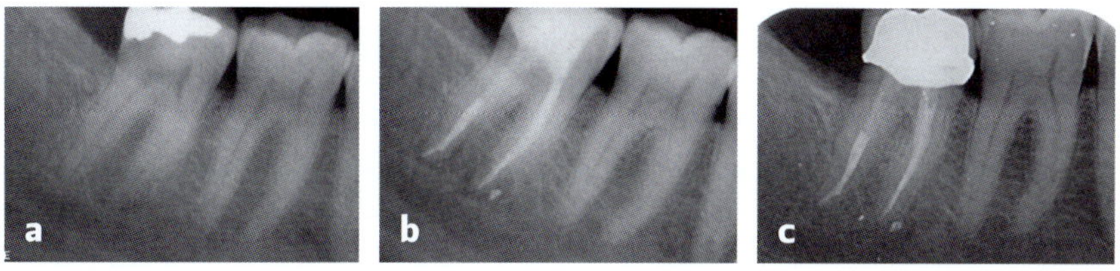

图 7.8 （a）2 个牙根均发生根尖周病变的右侧下颌第二磨牙的术前 X 线片。（b）根管治疗结束后的 X 线片。（c）10 年后的随访 X 线片，显示根尖周病变完全愈合。

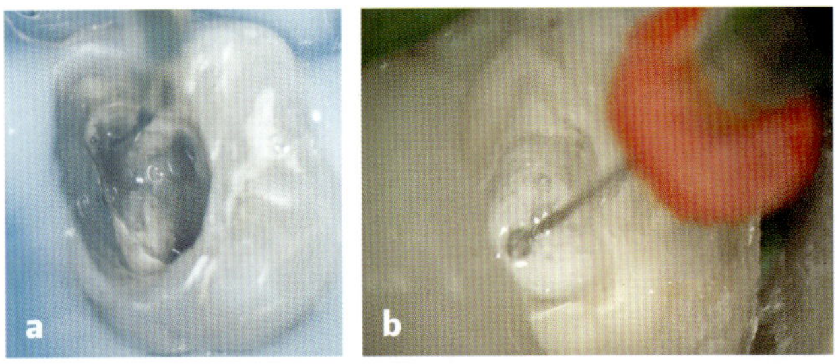

图7.9 （a）超声尖激活被动冲洗的临床照片。（b）超声波激活对次氯酸钠的作用：产生液体的振荡和气泡。（图b来源：Plotino G, Cortese T, Gambarini G. New technologies to improve root canal disinfection。这篇文章最初发表于 Clinical Masters™ Magazine, vol. 2, issue 2016. 收到了Dental Tribune International GmbH的准许并重印）

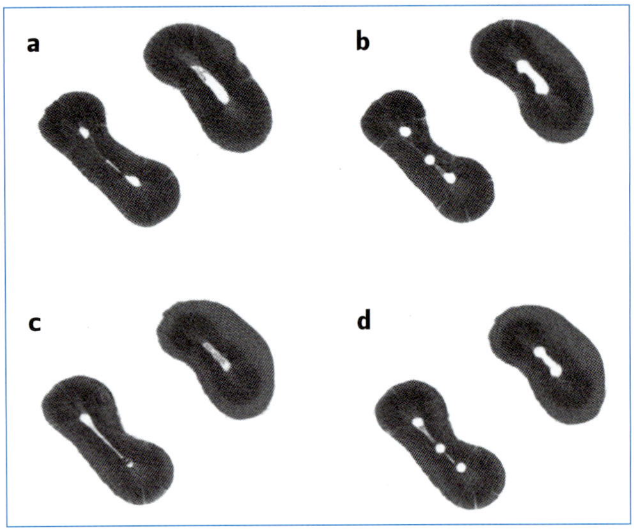

图7.10 （a，c）未进行机械预备的下颌磨牙冠部（a）和中部（c）的显微计算机断层扫描图像。（b，d）进行机械预备后同一磨牙在同一平面（b，冠部；d，中部）的显微计算机断层扫描图像。其近中根的3条根管贯通处，可清楚地看见机械预备产生且不能被冲洗清除的碎屑。

由机械预备过程产生的较大碎屑的积累（图7.10），这种技术被称为“分步式术中激活”（SIA）。

根管预备过程中，特别是在使用单个器械进行根管成形时，根管侧支系统（如峡部、侧支根管、根尖不规则等）中的残留物积累成为了近期广泛研究的问题。

有关这个问题的研究表明，超过50%的机械预备产生的残留物不会被随后的冲洗过程和最终的冲洗液激活去除[46]。因此，临床医生应尽一切可能防止残留物积累并逐渐堆积在根管侧支系统中。理想情况下，这些残留物应该在形成时或形成后短时间内立即清除，以防止它们被推入更深的层次，在以后的阶段变得更难清除。

每一次在根管内进行超声激活次氯酸钠，甚至在序列机械预备之间或单支锉技术预备步骤之间的根管成形阶段，都可预防机械预备产生的残留物在器械所难到达区域的积累[46]。

临床上，将次氯酸钠激活约20秒，可使其到达先前所用器械到达的位置，有助于溶解和清除产生的碎屑。尽管迄今为止没有研究证明渐进式冲洗液激活程序（分布式术中激活）在根管治疗过程中有效，但笔者正在进行显微计算机断层扫描和扫描电镜研究，并且研究成果倾向于此类方法有效。此外，笔者最近发表的一项研究证明，尽管理论上认为EDTA（后面会讨论到这种化学试剂）这样的无机化合物螯合剂可以更有效地清除机械切削产生碎屑[47]，但在这个阶段使用的液体(次氯酸钠或EDTA）在体外不会影响对难以触及的侧支系统中的碎屑的清除率。液体的机械作用[47]，而不是液体本身的化学成分，已被证明对清除这些碎屑有实际影响，这也表明在机械预备过程中进行次氯酸钠激活以预防或减少根管内碎屑积累的重要性。

为了达到这个目的，可以使用超声激活针头(图7.11）进行连续超声荡洗，将冲洗液释放到根管中的同时使其被针头超声作用所激活[48]。市场上提供了由针头和超声手柄组成的套装，可用于传统的注射器冲洗，同时利用针头直接连接的超声源对冲洗液进行激活[49-53]。通过释放并同时振荡冲

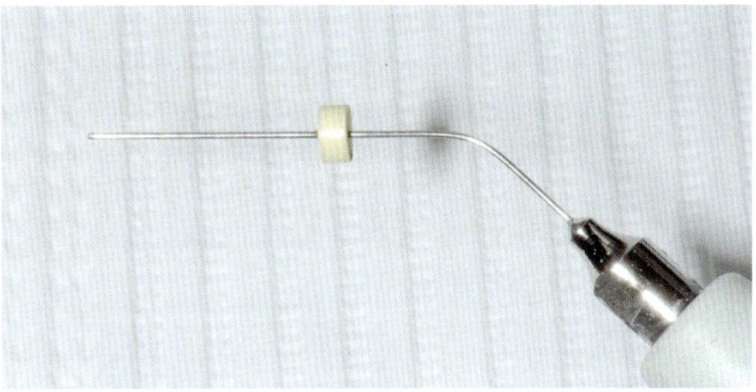

图7.11 可直接进行超声激活的冲洗针，在挤压液体过程中会产生持续的超声波。

洗液，针头会引起更高的冲洗液流量，有效防止碎屑累积[49-53]。这些正压、主动冲洗系统的主要问题是如果它们达到工作长度，就会存在冲洗液溢出根尖的风险[54]。

笔者团队进行的一项研究的初步结果显示，传统的冲洗液激活和连接超声源的针头连续超声激活，在去除碎屑方面没有显著差异[55]。事实上，就像之前一项研究已经观察到的结果[49]，两种激活系统都无法完全清除根管中，特别是根尖部的碎屑。

尽管一些研究表明，使用高频超声锉会产生更大的振荡作用，能更有效地清洁根管[56]，但使用时应不超过每个超声锉推荐的特定功率范围，从而将锉断裂的风险降至最低。

由于空穴作用和声流作用都取决于锉在根管中振动的幅度，因此有人提出根管预备后根尖段根管直径至少应到达0.4mm，可能促进超声器械更好地振荡，并促进随之产生的空穴作用和声流作用[57]。

在某些情况下，为了更有效地激活次氯酸钠，可以使用“主动”超声锉，即能够对根管壁进行机械切削作用的超声K锉（Active Ultrasonic Irrigation，AUI）。它们在再治疗中可能具有一定优势，可加强去除残留根管充填材料的效果（图7.12）。由于这些锉可能更容易形成台阶，在弯曲根管中使用时要特别注意[58]。根管弯曲度对于被动超声锉所激活的冲洗液的流动程度没有负面影响[45]。因此，建议在宽直根管和修复阶段中进行桩道预备时使用主动超声锉，以更精准地清洁牙本质表面，实现良好的粘接基础。

也有人提出，超声激活可能通过提高次氯酸钠的温度来增加其溶解能力[59]。不幸的是，这种现象发生在使用超声波进行液体激活约5分钟后，因此在临床上是无关紧要的，而在通常使用的临床时间范围内（20 ~ 60秒），它仅导致次氯酸钠温度比体温升高2 ~ 3℃[60]。

在一些临床情况下，建议增加冲洗液激活的强度和时间，以克服治疗过程中可能出现的某些问题：无法处理根尖最后1mm或临床医生认为根尖部位解剖结构特别复杂时（图7.13），开放性根尖（图7.14）或根尖解剖结构因根尖周病变发生改变而存在大量吸收时（图7.15），存在感染的根管穿孔时（图7.16），或者可能存在多个根管间交通的复杂解剖学情况时（图7.17）。

理想情况下，超声增强激活可能有助于冲洗液渗透到特别“复杂”的解剖结构中，从而提高清洁度并可能改善器械无法到达区域的封闭性（图7.18）。

激活次氯酸钠对另一种临床情况也十分有益，即用于去除诊间封药时所使用的氢氧化钙[61]。一篇论文中提及，尽管没有一种技术能够完全去除进入根管不规则区域的氢氧化钙，但超声激活（正压）与下面将描述的负压激活系统相结合，被认为是目前最好的去除根管中氢氧化钙的技术[62]。

此外，另一项研究表明，进行被动超声激活的根管治疗后，进行根管充填时可以获得更有效的封闭[63]。

超声激活也有益于去除所有牙髓组织残留物，

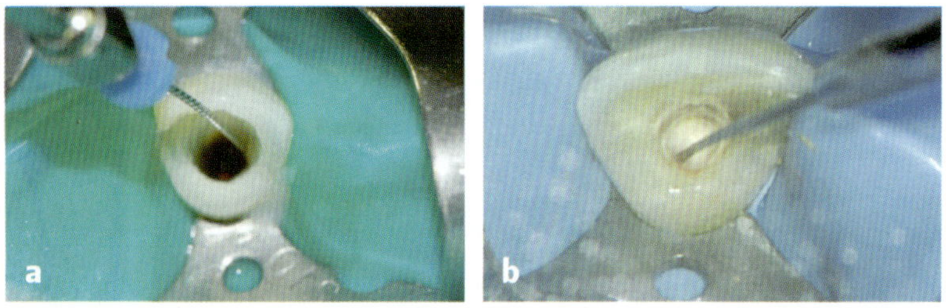

图7.12 （a）用于搅动冲洗液的超声波K锉的临床照片。（b）次氯酸钠主动超声冲洗的效果。（图b来源：Plotino G, Cortese T, Gambarini G. New technologies to improve root canal disinfection. 这篇文章最初发表于 Clinical Masters™ Magazine, vol. 2, issue 2016. 收到了 Dental Tribune International GmbH的准许并重印）

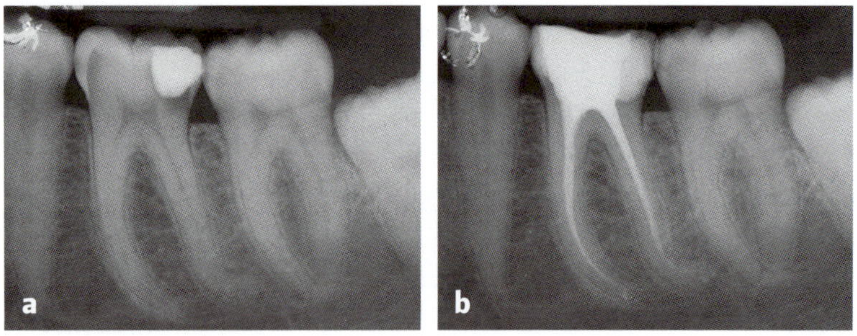

图7.13 （a）牙根十分细长且弯曲的左侧下颌第一磨牙术前X线片。（b）根管治疗结束时的X线片，显示了不可忽视的根管解剖结构的复杂性。

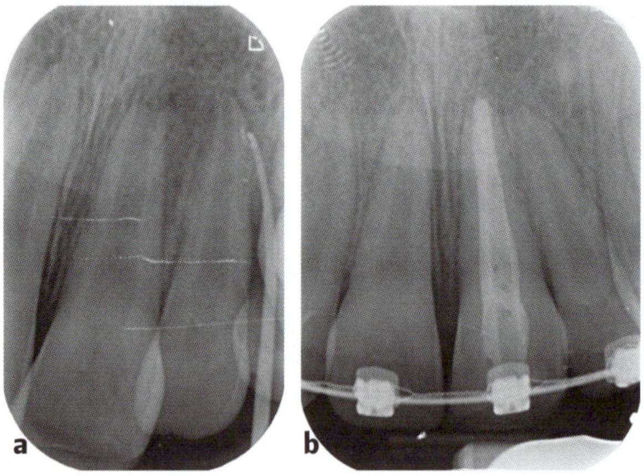

图7.14 （a）具有根尖周病变的未成熟左侧上颌中切牙的术前X线片。（b）治疗1年后的随访X线片，显示根尖周病变完全愈合。（来源：Staffoli S, Plotino G, Nunez Torrijos BG, Grande NM, Bossù M, Gambarini G, Polimeni A. Regenerative endodontic procedures using contemporary endodontic materials. Materials 2019; 12:908, doi:10.3390/ mal 2060908）

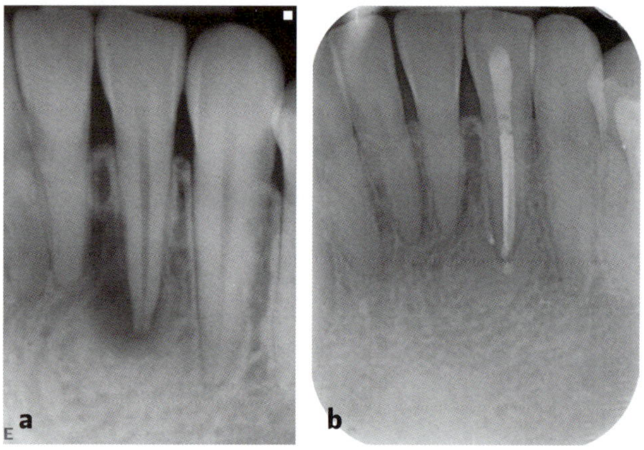

图7.15 （a）具有大范围根尖周病变和严重根尖吸收的左侧下颌侧切牙的术前X线片。（b）治疗8年后的随访X线片，显示尽管根尖因吸收而具有复杂的解剖结构，根尖周病变已愈合。

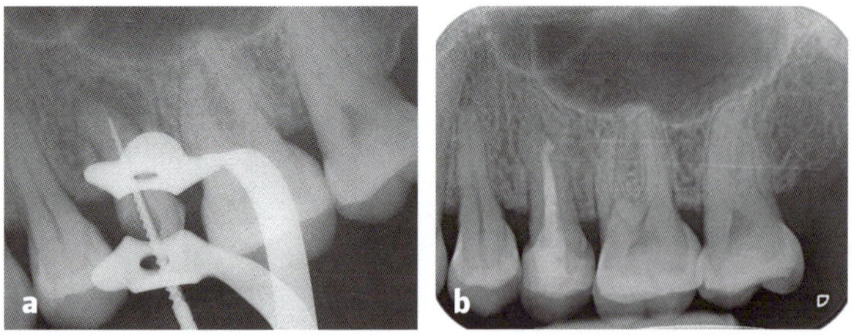

图7.16 （a）侧穿并对应有大面积根尖周病变的左侧上颌第二磨牙的术前X线片。（b）修补穿孔5年后随访X线片，显示病变已完全愈合。

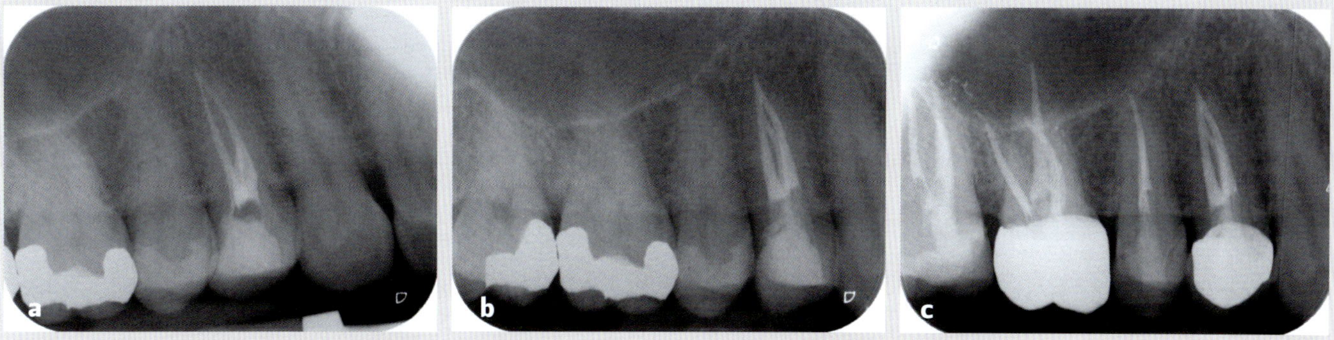

图7.17 （a）接受过治疗的右侧上颌第一前磨牙的术前X线片。（b）治疗后的X线片，显示3个根管之间有多处连通。（c）4年随访X线片。（来源：Plotino G, Cortese T, Gambarini G. New technologies to improve root canal disinfection. 这篇文章最初发表于 Clinical Masters™ Magazine, vol. 2, issue 2016. 收到了 Dental Tribune International GmbH 的准许并重印）

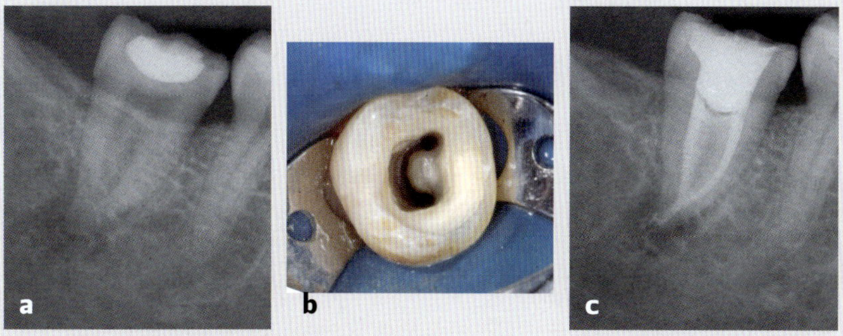

图7.18 右侧下颌第二磨牙的术前X线片（a）和治疗过程中的照片（b），显示牙根融合和C形根管的存在，而且还有细长、弯曲的牙根。（c）根管治疗结束时的X线片，显示在冲洗和根管充填封闭阶段根管的复杂结构。

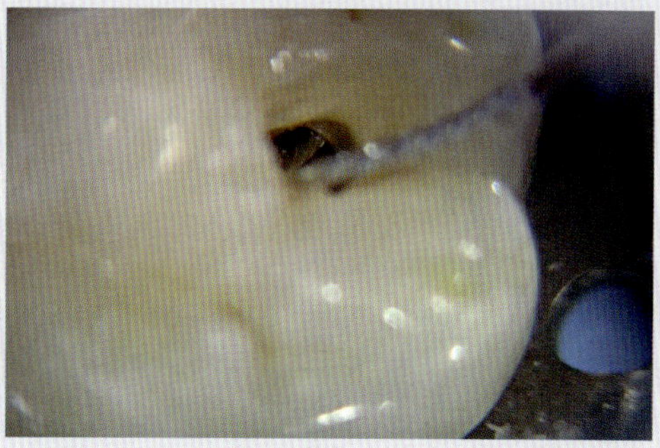

图7.19 预弯的超声锉，用于冲洗具有难以疏通的冠状通路的髓角。

或者再治疗中可能隐藏在未事先正确处理或故意保留的进入倒凹中的材料（图7.19）[64-65]。

其他冲洗液激活技术

已经强调过，尽管机械预备可以减少根管内的微生物数量，但仅靠其无法确保根管系统有效和完全的清洁[66-67]；如果仅靠冲洗液而不借助机械预备的帮助则无法显著减少根管内的细菌感染[68]。目前的研究专注于开发通过机械激活冲洗液来改善根管消毒效果的方法。这些冲洗液激活技术大多已经过时间的检验[69]，并取得了不同程度的正面结果[70]（表7.3）。

手动激活

手动激活是进行机械性冲洗液激活最简单的方法，可以使用各种系统进行操作：

- 根管手用锉使用时在根管垂直方向上来回运动。锉的使用可以有效促进冲洗液渗透到根管更深处并减少根管内气泡的产生[71]，但这种技术似乎并不能改善根管整体的最终清洁度[70]。
- 牙胶尖使用时需在垂直方向上运动直至冲洗液充满至根管的工作长度（图7.20）。这种方法似乎对于提高根管内清洁度并不是非常

表7.3 根管冲洗液的其他激活方法

激活方法	特点
手动激活（手动器械、牙胶尖、根管刷）	简易性（提升溶液根尖渗透性；减少根管内气泡）
机械激活（旋转刷、光滑塑料锉或短毛刷）	与更好的激活系统（如超声冲洗系统）相比，效果不稳定
根管机械预备中的持续激活（振动、声波、超声波）	由于预备质量不高，现已不再使用声波和超声波进行机械预备。振动机械预备系统（SAF）效果极好
声波激活	高频率声波系统（6000Hz）效果极好；与超声激活产生的效果相似 低动力声波/次声波系统在根管清洗方面十分有效，但不如超声激活
根尖负压冲洗	效果好，与超声激活产生的效果相似
激光激活冲洗	近期研究显示其具有较好的效果
GentleWave	近期研究结果具有争议性

有用[48,70]。然而，为了达到清洁目的，大锥度牙胶尖比锥度0.02的牙胶尖更有效，但仍然不如被认为是金标准的超声激活效果好[48]。

- 手用根管治疗微型刷或带有刷毛的根管冲洗针，总是需要在垂直方向上来回运动。这些系统已被证明对于清除根管壁上的玷污层有效，并且在后文的EDTA冲洗阶段可能有所作用[72]。

机械性激活

手用系统的发展已经带动了一些非常容易安装在低速反角手机上的工具开发，其可以在充满冲洗液的根管内被激活和旋转。这些工具非常类似于安装在金属手柄上的牙刷，它们太大了，不能在工作长度附近使用，并且仅限于在根管的冠部和中部使用，例如在清洁根管内的桩道时可能有用。其他工具是表面光滑和锥度较大或表面带有侧向塑料刺的塑料锉，类似于有刺的针，可以在根管预备结束时充满冲洗液的根管内低速使用。研究机械性振荡系统疗效的研究报告结果具有争议性，一般来说比注射冲洗法好，但比超声激活系统差[69]。

预备过程中的持续激活

几年前推出的根管预备系统包含一种由研磨圈制成的工具，通过垂直振荡运动摩擦扩大根管，振幅为几十分之一毫米。工具刃部可适应根管，并在运动过程中向其内输送冲洗液[73]。这个系统的设计基于根管解剖学并在清洁复杂解剖学区域（例如峡部、扁根或“C形”根管）方面显示出极佳的效果[74]。然而，该系统的切削效果较差，在某些情况下可能会限制其在机械预备阶段的使用，但它仍然是在预备结束时改善根管系统清洁和消毒程度的极好补充[75]。

在根管预备期间持续冲洗的概念并不新奇，目前已经开发了声波和超声波根管预备的机械工具，可同时利用激活的冲洗液进行根管清洁。但由于这些工具预备质量较差出现了一些问题，目前这些技术已经停用。

声波激活

声波激活不同于超声波，因为它有较低的频率（1000 ~ 6000Hz）和较长的振幅。

最新的声波系统由一系列尺寸的光滑塑料尖组成，可通过手柄激活（图7.21）。虽然已经证明其能够有效地清除玷污层和主根管内的碎屑并促进更多侧支根管的封闭[70]，但一般来说，声波激活系统被认为比超声波系统效果差[70,76-77]。

然而，这些结果主要是通过低频率声波系统获得的，该系统能够产生的最大振动频率低于200Hz，即亚声波[78]。使用高频率声波激活系统（6000Hz）进行测试时，该系统可由空气喷射器类型的手柄激活（图7.22），并至少与超声波激活系统一样有效[47,79-81]。如今，它为根管冲洗液的超声激活提供了真正可行的替代方案。尤其是Neuhaus等学者[79]表明高频率声波激活在减少直根管和弯曲根管内微生物负载方面与超声激活效果相同或者更好。Conde等[80]发现这个新系统的高频率声波激活增加了冲洗液的溶解性，类似于超声激活系统。Urban等[81]发现，高频声波激活的尖端能够有效地清除根管内的碎屑和玷污层，并且使得根管壁几乎没有残留物，与被动超声激活相比没有差异。

笔者进行的最新体外研究表明，高频率声波激活系统与一系列超声激活系统相比，在离体实验中从侧副根管中彻底清除有机和无机碎屑方面同样或更加有效[47]。而且，即使是在用较小锥度的器械进行微创预备的根管中，也几乎清除了根管中1/3和冠1/3的侧壁残留物[82]。

这个带有塑料尖的声波系统可以在避开断裂器械碎屑的情况下有效激活根尖区的冲洗液。而使用金属超声尖时由于其可能与根管内的金属碎屑接触而存在断裂风险，所以不予推荐。其对于在根管充填阶段应用或去除作为诊间封药的氢氧化钙，或在

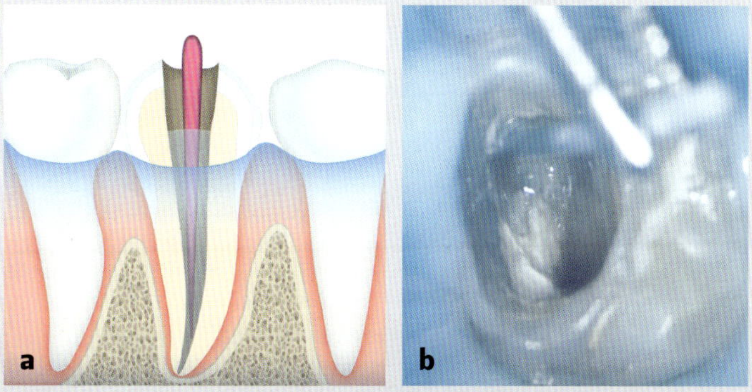

图7.20 （a）利用牙胶尖进行手动冲洗液激活的简图。（b）利用牙胶尖进行手动冲洗液激活的临床图片。

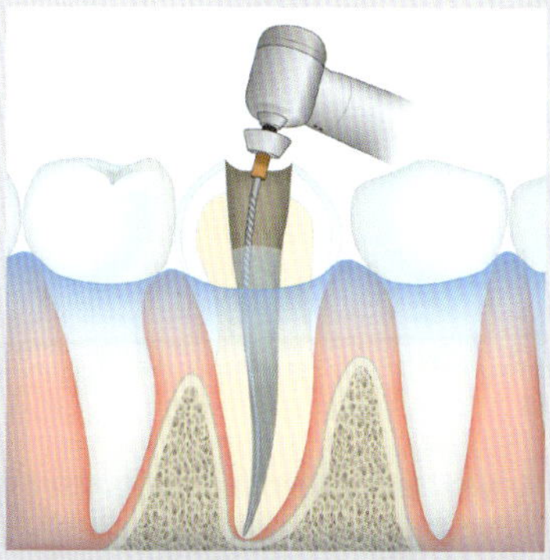

图7.21 利用低频声波器械进行冲洗液激活（<200Hz）。

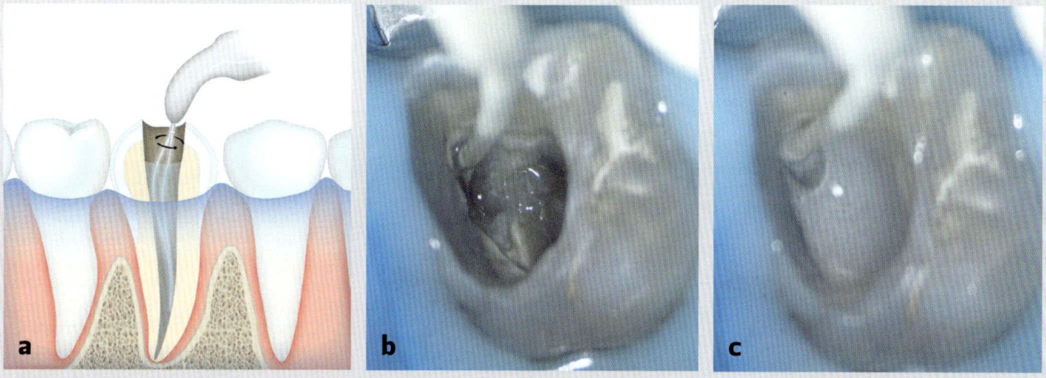

图 7.22 （a） 利用高频声波器械进行冲洗液激活的简图（约6000Hz）。（b，c）利用高频声波器械进行冲洗液激活的临床图片（约6000Hz）。

根管充填阶段应用根管封闭剂也会有一定帮助。

根尖负压冲洗

在冲洗过程中，实现有效地去除组织、碎屑和微生物的主要难点之一是将冲洗液输送到根管根尖部，并使其直接接触这些区域的根管壁。

有一种系统被发现可以确保冲洗液到达根尖部并在该区域提供适当的液体流动，其中同时包括冲洗液的输送和抽送[83]。这个系统被称为根尖负压，配有用于根管中部和冠部的较大导管以及用于根尖部的微型导管[83]。导管连接到冲洗器及牙椅的集成抽吸系统。在冲洗过程中，装在注射器上的针头将冲洗液释放到髓腔中，同时通过连接的抽吸系统吸取多余的液体，而放置在根管中的导管通过连接的抽吸系统施加负压，由导管本身抽吸将冲洗液从髓腔输送到根管的根尖部（图7.23）。该系统安全地确保了根尖部有持续不断流入的新冲洗液并降低了外溢的风险[84]。对这种技术进行的大多数研究表明，该系统在输送更多的冲洗液和清除根尖部碎屑[85-86]以及清理冲洗液难以到达的区域[87]等方面非常有效，取得了与超声激活技术[88-90]类似的效果。

从临床角度来看，根尖负压冲洗可以有效地补充传统的冲洗激活技术（超声或高频率声波系统），它们通过不同的机制协同作用，从而在根尖部的根管空间和最难以到达的区域内实现更好的清洁效果。

激光激活

冲洗液与激光在根管内的相互作用是根管治疗消毒研究领域中相对较新的关注点。这个概念是“激光激活冲洗”（LAI）和所谓的“光子激活光声流”（PIPS）技术的基础，后者也被称为光波增强光声流（SWEEPS）（图7.24）[91]。

根管内冲洗液与激光的相互作用机制是：次氯酸钠吸收激光光线，产生蒸汽泡。它们扩张并通过二次空化效应破裂，诱导液体高速运动。PIPS技术基于Er:YAG激光在冲洗液内产生的直接冲击波。当光能量脉冲进入液体时，激光系统可产生光机械效应。

激活有限体积的液体时，激光光线在次氯酸钠中被高度吸收，再加上短脉冲持续时间（50μs）产

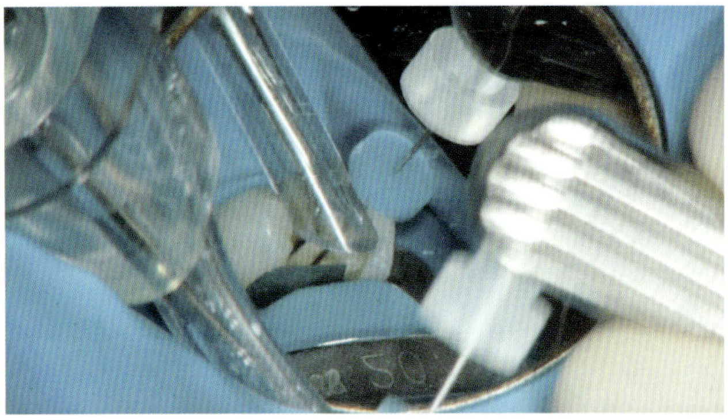

图7.23 用于根尖负压冲洗液激活系统的微型导管。（来源：Plotino G, Cortese T, Gambarini G. New technologies to improve root canal disinfection. 这篇文章最初发表于Clinical Masters™ Magazine, vol. 2, issue 2016. 收到了Dental Tribune International GmbH的准许并重印）

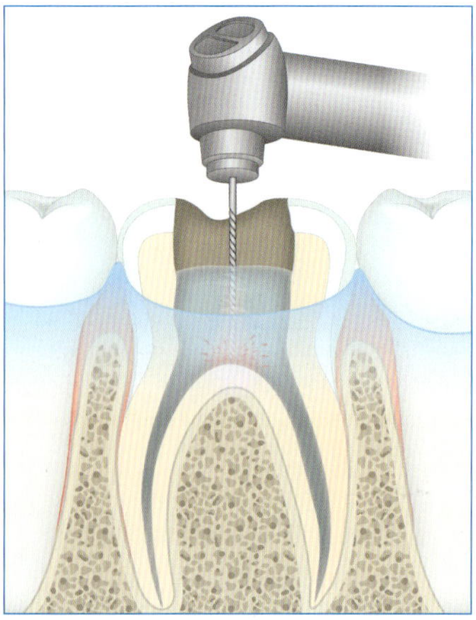

图7.24 用PIPS/SWEEPS系统进行激活的简图。

生的高功率峰值，导致光机械效应[91]。

Pedullà等进行的一项体外研究表明，与单独使用次氯酸钠相比，激光激活的次氯酸钠在细菌减少方面没有差异[92]。Peters等还研究了激光激活的冲洗过程在根管消毒方面的有效性，特别是其在体外清除管壁上产生的细菌生物膜的能力[93]。该研究表明，激活消毒无法完全清除根管的根尖部和感染的牙本质小管中的细菌生物膜。然而，激光激活产生更多不适宜细菌培养的环境并且在根尖部发现细菌数量较少，这是一个积极的、支持这种技术有效性的结果，其已被更近期的研究证实[94]。从临床和实际角度来看，这种系统的高成本导致其在市场上的传播有限，降低技术成本可能会在未来取得更大的成功。

乙二胺四乙酸（EDTA）

EDTA是一种螯合剂，用于去除堵塞在根管中的玷污层和无机物（图7.25）。该化合物可以分解机械预备过程中产生的根管固体残留物的无机部分，并减少其积累[46]；通常使用浓度为10%～18%的EDTA。由于次氯酸钠对根管内固体残留物的无机成分，特别是玷污层无效，因此现今它与EDTA一起用于基础根管冲洗程序[18]。

文献指出，EDTA可能会降低次氯酸钠的抗菌和溶解能力，因此如果要充分利用它们的特性，这2种冲洗液不应同时在根管中使用[95]。一般来说，机械预备阶段会大量、频繁地使用次氯酸钠进行冲洗，而在机械预备结束时会使用EDTA，在根管预备阶段末作用2分钟以完全清除管壁上的无机残留物和玷污层。

研究发现，这种使用顺序十分有效，可以促进根管充填时的封闭剂渗透到牙本质小管中，从而封闭得更充分[96]。然而，建议不要让EDTA与根管壁接触超过2分钟，因为EDTA可能会过度侵蚀和降解牙本质壁，并对根管充填过程可能获得的封闭性产生潜在的负面影响[97-98]。

多年来，研究人员已经提出过了许多替代EDTA的螯合剂[99-104]，每种溶液都具有不同的特性，但迄今为止，似乎没有一种溶液显示出明显的临床优势，而EDTA由于相对廉价且易于获取，仍然是根管治疗螯合剂方面的首选冲洗液。

研究还表明，在根管内，次氯酸钠与凝胶具有相同的润滑作用。凝胶是专门生产用于降低牙本质壁摩擦力的[105]。因此，在机械预备阶段，仅限于根管疏通时存在初步探查困难的情况下，才使用EDTA润滑凝胶或溶液以促进细小器械在根管内的滑动。

尽管一些研究发现，声波和超声波激活的EDTA

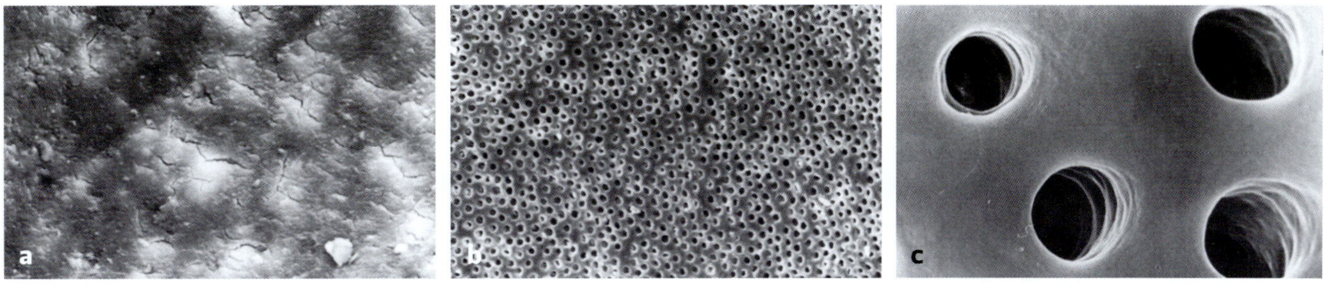

图7.25 (a) 根管壁被玷污层完全覆盖的扫描电镜图像。在低 (b) 和高 (c) 放大倍数下完全去除玷污层后管壁的扫描电镜图像。[来源：Grande NM, Brigante L, Butti A, Milano L, Plotino G, Somma F. SEM evaluation of the cleaningyability of some endodontic irrigants. Il Dentista Moderno 2005; 23(5):105-128]

对去除根尖和弯曲根管中的玷污层更为有效[106-108]，但超声波对EDTA作用的增强效果似乎不如其他方法[41]。这是因为超声波作用产生的热量和空穴作用可能对EDTA激活不利[109]。实际上，像EDTA这样的螯合剂有一个预设的温度范围，在这个范围内它们的作用最有效。温度增加会降低它们结合和溶解钙离子的能力，而这种能力对于去除根管内的无机残留物是必要的[110]。一项研究结果表明，按照标准临床方案使用超声波可能只会使EDTA的温度比体温升高几摄氏度[60]。因此，使用EDTA时，在临床规定时间内使用超声波激活不太可能导致其温度升高以至降低其临床疗效，但可能会对牙本质壁产生更强的侵蚀作用[111]。

用于连续螯合的多合一冲洗液

理想的根管治疗冲洗液应具有强大的抗菌效果，并且同时从根管壁去除有机和无机残留物以及玷污层，而不会损害牙本质。连续螯合概念已被推荐用于将次氯酸钠的优点与螯合剂的优点相结合，同时清除无机残留物、消毒和溶解有机组织。可以将一种温和的螯合剂混入次氯酸钠中，以获得双重作用的根管治疗溶液。该溶液可以在整个根管治疗机械预备阶段使用，也可以作为最后的冲洗液；其无须按照先前描述的次氯酸钠/EDTA顺序进行冲洗，也不需要添加第三种消毒剂以进行下文所述的更深层次的消毒。

目前有2种不同的冲洗液可进行根管治疗中的连续螯合。Dual Rinse HEDP（Medcem GmbH；Weinfelden，Switzerland）是一种以乙二酸粉末（HEBP）为基础并混合次氯酸钠，以获得一种温和的螯合剂粉末；而Triton（Brasseler；Savannah，US）则是一种多合一的、具有双重作用的根管治疗冲洗液。在使用之前需要将两种溶液（A部分和B部分）混合：A部分由具有新型专利的温和螯合剂、表面活性剂、pH调节剂、稳定剂和水组成；而B部分由8%的次氯酸钠、pH调节剂和水组成。

与传统的次氯酸钠/EDTA序列冲洗流程相比，连续螯合似乎在玷污层/残留物去除、抗微生物能力和减少牙本质侵蚀方面同样或更加有效，因此其代表着一种可能更简单、快速和有效的替代方案。

额外消毒系统

除了研究可以激活和提高常用根管冲洗液清洁能力的系统外，目前的研究还集中在替代溶剂和设备，以进一步改善消毒效果、帮助破坏生物膜和灭活消除微生物。为此，多种物质和技术多年来已被多次使用并产生了不同的结果（表7.4）。

氯己定（CHX）

在治疗牙髓坏死患牙和根管再治疗中，除了经典的冲洗程序外，建议最后用2%氯己定溶液进行冲洗，以利用其广谱抗菌性和持久性，特别是在顽固感染的情况下[30,112-117]。大量研究已经证明，微生物可以在很短的时间内深入牙本质小管内[1,118]。同时研究也已经表明，虽然2%氯己定溶液无法溶解细菌生物膜（生物膜主要是通过器械的机械作用破坏的）[119-120]，但它可以高效杀死生物膜中的细菌[120-122]。因此，对氯己定溶液的使用应被视为正常冲洗程序的有利补充步骤。它还可以更好地完成对特殊扁形根管的消毒[123]。

临床上建议在根管充填前用5mL的2%氯己定溶液进行1 ~ 2分钟最后的冲洗[124]。过去，在去除玷污层和打开牙本质小管后常使用次氯酸钠进行最后的冲洗以深度消毒。然而，这无法在重要的临床时间范围内限制EDTA的螯合作用[125]。

表7.4 额外化学消毒系统

消毒	特征
2%氯己定	广谱性和持久性、良好抗菌性，可以辅助达到更好的消毒效果，避免和其他冲洗液的反应
光活化消毒（光动力消毒）	机械-化学预备和LAD的结合可以有效减少微生物负载
激光活化消毒	目前没有证据支撑使用激光进行直接根管消毒
臭氧消毒	臭氧的抗菌能力明显低于次氯酸钠
纳米颗粒消毒	广谱抗菌性，减少细菌对牙本质的黏附力
生物活性玻璃消毒	抗菌能力具有争议性
自然萃取剂消毒	抗菌能力极低

次氯酸钠在螯合剂（如EDTA）后使用可能对牙本质壁具有明显的侵蚀作用[126]。这种作用在临床上是否具有显著影响，是否会对随后的根管充填过程封闭性产生不利影响尚未得到证明。

虽然超声或振荡激活氯己定可以产生比单独使用氯己定更好的抗菌效果[127]，但在标准临床方案中很少推荐这一步骤。目前还不建议在标准临床方案中使用氯己定，因为它与次氯酸钠相互作用会形成潜在的诱变沉淀物，甚至可能使牙本质染色。这就是为什么氯己定不应与次氯酸钠一起使用或紧接着次氯酸钠使用[128]。在使用氯己定和次氯酸钠两个步骤之间用无水乙醇、盐水或蒸馏水进行冲洗，可以预防或减少两者之间的相互作用[129]。如果使用上述的多合一冲洗液，则无须在治疗活髓牙或无感染的牙齿时进行氯己定的补充消毒步骤。

从修复的角度来看，使用2%氯己定也可能具有一些好处，因为在粘接程序中使用该液体可能会提高混合层和粘接层的长期稳定性[130]。

光活化消毒

另一种应用于根管治疗的消毒方法是光活化消毒（Photo-Activated Disinfection，PAD）[131]，基于光敏剂可与细菌膜相结合的原理。特定波长光线的辐射与光敏剂的吸收峰相结合，可导致自由氧的产生，将其转化为高活性形式，这种转变会导致与被光敏剂结合的细菌细胞壁的破坏，从而产生杀菌作用[132]。其中十分重要的一点是，当两个组成部分单独使用时，对细菌或组织没有影响[132]。

一种名为光动力消毒（Light-Activated Disinfection，LAD）或光动力抗菌疗法的系统已经被开发用于根管治疗，其基于上述原理，包括特定的光源和所需的化学物质。光敏剂对微生物细胞膜具有亲和力并会结合到其表面，再从光中吸收能量，然后以氧（O_2）的形式释放此能量。氧转化为高活性形式，破坏微生物。除了对细菌生物膜的作用，LAD还对其他微生物有效，包括病毒、真菌和原生动物。由于光敏剂与机体细胞的亲和力较低，这些系统似乎不会引起不良副作用。

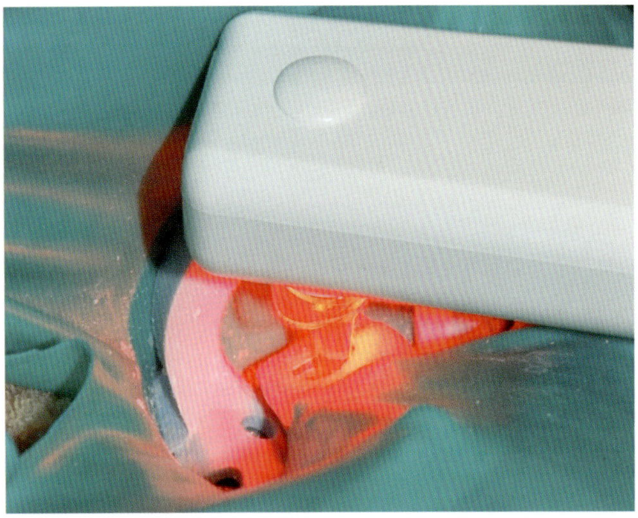

图7.26 在光激活消毒技术中，用于激活光敏液体的光。（来源：Plotino G, Cortese T, Gambarini G. New technologies to improve root canal disinfection. 这篇文章最初发表于 Clinical Masters™ Magazine, vol. 2, issue 2016.收到了Dental Tribune International GmbH的准许并重印）

临床上，在根管预备结束后，光敏剂溶液（主要是甲苯胺蓝）可通过根管注射器和针从根管注入根尖，并保持60秒，以便其与细菌接触并通过所有的生物结构（如细菌生物膜）扩散。然后将根管内光导管尽可能深地插入根管内，并在每个根管内进行30秒的光照射（图7.26）。

在体外实验中，这种技术已经被证明可以有效消除人造根管感染中常发现的高浓度细菌[133]。操作过程中必须注意确保光敏剂的最大渗透限度，因为它必须直接接触细菌，否则光敏化过程就不会发生。LAD原理似乎也对生物膜有效[30]。

当前的研究主要在探讨将光动力疗法与具有生物活性玻璃和纳米颗粒的优势相结合，从而增强LAD对抗生物膜效力的可能性，将在后文进行描述。LAD目前不被认为是一种替代方案，而是对现有标准消毒方案的可能补充[30]。

激光

目前根管抗菌冲洗液的一个主要缺点是它们的杀菌效果主要局限于根管腔内。激光辅助消毒需要按传统方式进行根管预备，因为用于消毒的激光不会对牙本质组织产生切削效应。红外激光，如CO_2、Nd:YAG、二极管和Er激光等，都可以用于根管消毒。激光的杀菌效果取决于其波长和能量规格，而且在许多情况下是由于其热效应。激光诱导的热效应会导致细菌细胞壁变化，从而导致渗透梯度的改变，最终导致细菌细胞死亡。

一些研究得出结论，单独使用激光照射并不是一种替代方案，但可能可以纳入现有的根管消毒方案中[134]。光纤尖端发出的激光能量是沿着管道方向而不是侧向照射到管壁上的。因此，几乎不可能使用激光对管道表面产生任何作用。为了克服这个限制，已经开发了一种改进的激光束输送系统，它由一个中空管组成，可以使激光侧向发射。这种改进的目的是增强激光的基本抗菌效果，以便穿透和摧毁根管侧壁及牙本质小管中的微生物。尽管进行了这些创新，但在消除生物膜和细菌方面，激光的直接效果与传统的次氯酸钠相比不那么显著[135]。

总之，目前没有证据支持高功率激光在直接消毒根管方面应用的可行性[136]，但它在上文提及的次氯酸钠激活中具有很大的潜力。

臭氧

臭氧是一种充满能量且不稳定的氧气气态形式，它会迅速解离，释放出一种能够氧化细胞的高活性氧形式。有人认为，臭氧可能具有抗菌功效，且不会产生耐药性，这也是在根管治疗中尝试使用它的原因之一。然而，有关臭氧对根管病原体功效的研究结果并不一致[137]，特别是臭氧对生物膜的作用。已经发现臭氧的抗菌功效比次氯酸钠低[137]。

其他抗菌系统的应用

纳米颗粒是大小为1 ~ 100nm的颗粒，具有良好的抗菌性能、广谱性，且与传统抗生素相比引起的耐药性更低。

例如，氧化镁、氧化钙或氧化锌纳米颗粒可作为细菌抑制剂和杀菌剂[30]。

这些粉末的抗菌效果由活性氧形成、正电荷纳米颗粒与负电荷细菌细胞之间的静电相互作用，导致大量纳米颗粒在细菌细胞膜上积累并增加其渗透性，从而导致细菌细胞膜功能丧失。目前，由银、氧化铜和氧化锌粉末合成的纳米颗粒由于其抗菌活性而被广泛使用[30]。此外，能够改变牙本质物理化学性质的纳米颗粒可以减少细菌与牙本质间的黏附力，从而限制细菌的再次定植和生物膜的形成。

生物活性玻璃或生物活性玻璃陶瓷由于其优良的抗菌性能最近在根管治疗消毒领域内引起了相当大的关注，但结果存在争议[30]。纳米颗粒在根管治疗中的应用潜力主要取决于它们的抗微生物能力被利用的程度，以及开发能够让它们被放置在复杂根管中的方法的可能性。

在微生物学领域的一个非常新的发现是石墨烯。这种化合物是由一层碳原子组成的材料，因此其厚度相当于单个原子的大小。它的机械特性很好，具有与钻石相同的机械强度和与塑料相同的柔韧性。它的抗微生物作用已经在各种科学研究中得到证实[138-139]，并且可能与这些纳米颗粒的锋利边缘对细菌细胞壁施加的机械作用有关，细菌细胞壁与石墨烯接触处会受损并分解[140-141]。石墨烯目前是生物材料领域中研究最广泛的物质之一，并应用于最多样化的工业和研究领域。然而，到目前为止，这种纳米颗粒在根管治疗中尚未进行过测试，但已被建议作为牙科领域潜在的抗微生物试剂[142]。笔者的研究小组正在进行此类实验，实验结果十分乐观，支持其作为潜在的抗微生物试剂的使用，并且其还可以防止根管系统二次感染。

另一个近期的趋势是利用天然植物提取物，探究通常用于食品保存的多酚分子的抗菌活性[30]。尽管这些化合物的抗菌功效较低，但它们具有一定减少生物膜形成的能力，其机制目前还不清楚[30]。

天然多酚与纳米颗粒和光动力疗法的结合可能在抗菌领域中开辟新的前景[30]。

无预备清洁技术

最初的一种无须根管预备的清洁技术是由Lussi等提出的非机械预备技术（Non-Instrumentation Technique，NIT）[143]。其不涉及通过机械性预备扩大根管，而是利用低浓度次氯酸钠进行根管内清洁，并通过一个附加的电动真空泵将其注入和排出根管，从而在牙髓内形成交替的压力场。这些压力场引起了气泡的内爆和水动力湍流，促进了次氯酸钠渗入根管侧支，同时增加了其溶解能力。这些清洁过程结束时，用相同的真空泵填充根管并向根管内输送封闭剂。然而，这个系统的效果并不很理想，所以从未上市。

最近，另一个系统被提出（GentleWave；Sonendo Inc., Laguna Hills, USA），旨在通过冲洗液传递一系列声波以清洁和排空整个根管系统，从而迅速清除牙髓组织、碎屑和微生物[144]。这种技术似乎能比传统的冲洗设备更快地溶解牙髓组织[143]。目前需要进一步的研究在临床上验证这种技术，以了解此类技术在微创预备或未进行根管预备的情况下是否仍然有效。

结论

根据最新的观点，牙髓疾病是由细菌（特别是生物膜）引起的感染（图7.27）。因此从生物学角度看，根管治疗必须消除根管系统中的微生物和细菌生物膜，并防止可能的再感染。

然而根管系统的解剖复杂性使得有效消除其内的细菌生物膜具有挑战性。根管的机械－化学预备涉及机械预备和抗菌冲洗液化学冲洗，是对髓腔空间消毒最重要的阶段。

镍钛合金器械的技术进步已经显著提高了成形根管的能力，减少了操作并发症，同时多种抗微生物制剂已被应用于治疗感染后的根管系统。一些临床措施，例如增加根管根尖部分的预备程度以及使用冲洗液输送和激活系统进行更强的、更有效的抗菌剂冲洗方案，可以促进根管系统内细菌负载的减少，特别是对于机械预备无法到达的根管区域。次氯酸钠的超声激活仍然是最有效的一种方法，是目前为止和今后几年中所有机械冲洗激活系统所需参考的金标准。

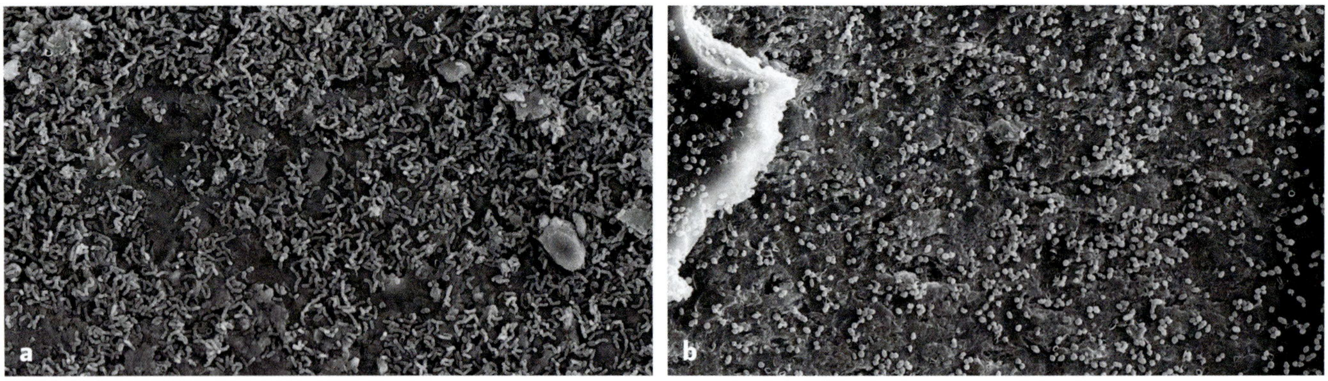

图7.27 （a，b）在根管壁上发现的不同类型细菌的扫描电镜图像（5000倍）。